全国医用设备使用人员业务能力考评教材

核医学影像技师

主　审　李亚明
主　编　王　铁
副主编　尹大一
编　委　（按姓氏笔画排序）
　　　　王　铁　首都医科大学附属北京朝阳医院
　　　　尹大一　中国人民解放军总医院
　　　　朱　虹　南京军区总医院
　　　　杨　志　北京大学肿瘤医院
　　　　李亚明　中国医科大学附属第一医院
　　　　李春林　首都医科大学附属北京友谊医院
　　　　陈英茂　中国人民解放军总医院
　　　　林岩松　北京协和医院
　　　　耿建华　中国医学科学院肿瘤医院
　　　　贾　强　天津医科大学总医院

人民卫生出版社

图书在版编目（CIP）数据

核医学影像技师/王铁主编. —北京：人民卫生出版社，2015

全国医用设备使用人员业务能力考评教材

ISBN 978-7-117-20964-9

Ⅰ.①核⋯ Ⅱ.①王⋯ Ⅲ.①核医学-影象诊断-资格考试-教材 Ⅳ.①R814

中国版本图书馆 CIP 数据核字（2015）第 133958 号

人卫智网	www.ipmph.com	医学教育、学术、考试、健康，购书智慧智能综合服务平台
人卫官网	www.pmph.com	人卫官方资讯发布平台

核医学影像技师

主　　编：王　铁

出版发行：人民卫生出版社（中继线 010-59780011）

地　　址：北京市朝阳区潘家园南里 19 号

邮　　编：100021

E - mail：pmph @ pmph. com

购书热线：010-59787592　010-59787584　010-65264830

印　　刷：三河市博文印刷有限公司

经　　销：新华书店

开　　本：787×1092　1/16　　印张：15

字　　数：374 千字

版　　次：2015 年 7 月第 1 版　2019 年 10 月第 1 版第 2 次印刷

标准书号：ISBN 978-7-117-20964-9

定　　价：42.00 元

出版说明

　　为了规范和加强医疗卫生机构医学装备的科学、安全管理,提高医用设备使用人员的业务素质,保障医疗卫生事业健康发展,原卫生部印发了《医疗器械临床使用安全管理规范(试行)》的通知(卫医管发〔2010〕4 号)和《医疗卫生机构医学装备管理办法》的通知(卫规财发〔2011〕24 号),按照文件精神,医疗卫生机构应当对医用装备使用人员(包括大型医用设备相关医生、操作人员、工程技术人员)进行应用培训和考核,业务能力考评合格方可上岗操作。目前考试科目为 18 个专业,均采用闭卷纸笔作答的方式进行考试。

　　为了帮助广大考生做好考前复习工作,特组织国内有关专家、教授编写了《全国医用设备使用人员业务能力考评教材》。本系列图书根据最新考试大纲中的具体要求,参考国内外权威著作,将考试大纲中的各知识点与学科的系统性结合起来,以便于考生理解、记忆、熟悉和掌握知识点。

　　欢迎广大考生和专业人士来信交流学习:2560318096@ qq. com。

前　言

核医学在中国已有将近 60 年的历史,最近 10 年随着 PET(PET/CT)和 SPECT(SPECT/CT)等大型核医学影像设备的进步,核医学已经成为临床诊疗疾病不可或缺的平台。目前全国 PET(PET/CT)已经安装 200 余台,并且每年以 20% 的速度增长,SPECT(SPECT/CT)将近 600 台,同时 PET/MRI 也在陆续装机。全国核医学大型设备年检查量 230 万例,从业人员 8600 多人。但是在规范临床操作,保证诊疗质量方面还有待进一步提高。由于核医学在临床的应用越来越广泛,诊疗价值越来越重要,规范常规诊疗工作已成为保证诊疗质量的关键所在,这对于提高核医学诊疗质量、保护患者的利益、促进学科发展具有极其重要的意义。

为切实提高核医学大型设备使用人员的业务能力,中华医学会和国家卫生健康委人才交流服务中心自 2004 年开始分别组织对全国医用设备使用人员进行培训和专业技术知识统一考试。为使应试者了解考试范围,国家卫生健康委人才交流服务中心组织有关专家编写了《全国医用设备资格考试大纲》,作为应试者备考的依据。由于没有正式出版的配套教材,应试者感觉备考很迷茫。为此,来自全国 19 所院校和医疗机构的核医学专家编写了本套教材。

本套教材包含了《核医学影像医师》《核医学影像技师》和《核医学影像物理师化学师》三本书。《核医学影像技师》共十八章:第一章至第八章是核医学总论、基础知识、仪器设备、放射防护和放射性药物的相关知识,第九章至第十八章是核医学在各系统的临床应用,主要以核医学在各系统检查中的临床操作,如显像原理、给药方法和给药途径、图像采集、图像处理和注意事项为重点内容。力求通过对本书的学习,能够使核医学大型设备使用人员的业务能力达到考核所要求的水平。

本书除作为全国医用设备使用人员业务能力考评教材外,还可作为住院医师规范化培训的参考书以及从事核医学专业人员的基本教材。尽管经过编写人员的认真修改与完善,但仍难免有所疏漏或错误之处,欢迎各位读者批评指正。

王　铁

目 录

第一章

核医学总论

第一节 核医学的定义、内容及历史

1. 核医学的定义 核医学是利用核素或核射线诊断、治疗疾病和进行医学研究的学科。

核医学是核技术与医学相结合的产物;广泛应用于疾病诊断、治疗及临床研究,几乎涉及医学各个学科和专业领域。核医学的应用可以使疾病诊断更加全面、深入,使疾病治疗更加科学、合理,是现代医学重要组成部分。在医疗单位,核医学是一门独立的临床医学学科。

2. 核医学的内容 核医学分为实验核医学和临床核医学两部分。

实验核医学主要包括放射药物学、放射性核素示踪技术、放射性核素示踪动力学分析、活化分析、放射自显影以及稳定性核素分析等。其任务是利用示踪技术进行医学研究,发展、创立新的诊疗技术和方法,推动临床核医学的发展,促进医学科学的进步。

临床核医学是核医学的重要部分,有显像、功能测定、体外分析及治疗等 4 大技术手段。临床核医学利用核医学的各种原理、技术和方法来研究疾病发生、发展,研究机体病理生理、生物化学和功能结构的变化,为临床提供病情、疗效及预后信息,达到诊治疾病目的。根据应用目的的不同,临床核医学分为诊断核医学和治疗核医学两大部分。诊断核医学包括显像、功能测定、体外分析等;治疗核医学分为内照射治疗和外照射治疗两类。外照射治疗是用放射性核素体表敷贴进行照射的治疗;内照射治疗是将放射性核素引入体内病变靶区进行照射的治疗,内照射治疗是治疗核医学的主要内容。

随着临床核医学的不断发展和完善,又逐步细化形成了各系统核医学,如心血管核医学(又称核心脏病学)、内分泌核医学、神经系统核医学、消化系统核医学、呼吸系统核医学、造血系统核医学、泌尿系统核医学以及肿瘤核医学等分支学科。它反映了核医学不断成熟与完善的过程。

3. 核医学发展简史 1896 年法国物理学家亨利·贝可勒尔发现铀(U、92 号元素)的放射性,第一次认识到自发放射现象。1898 年波兰化学家玛丽·居里与她的丈夫皮埃尔·居里共同发现了镭(Ra、88 号元素)盐具有"放射性",此后又发现了钚(Pu、94 号元素)和钍(Th、90 号元素)也具有放射性,并把它们命名为"放射性元素"。1903 年贝可勒尔和居里夫妇共获诺贝尔物理学奖;1911 年居里夫人又获得诺贝尔化学奖。

1899 年,出生于新西兰的英国科学家欧内斯特·卢瑟福发现了穿透力很强的 α、β 粒子。1910 年英国科学家弗雷德里克·索迪提出了核素假说。1903 年二人合作并确立了核素衰变理论。分别于 1908 年和 1921 年获诺贝尔化学奖。

1

1923 年匈牙利化学家格奥尔格·赫维西(乔治·海韦希)利用 Pb-212 在豆类植物进行生物示踪实验;1934 年用氚水测全身含水量,第一次在人体应用稳定性核素;1935 年他首次用 P-32 用于生物示踪研究;同年又创立了中子活化分析法。1943 年获诺贝尔化学奖。在核医学界,被称为"基础核医学之父"。1926 年美国波士顿医院内科医师赫尔曼·布卢姆加特首先应用氡研究循环时间,第一次应用了示踪技术,后来又进行了多领域的生理、病理和药理研究。在核医学界,被称为"临床核医学之父"。

1930 年美国物理学家劳伦斯生产出第一台回旋加速器。1934 年艾伦·居里和她的丈夫约里奥用 α 粒子照射 Al 生成 ^{30}P,第一次用人工方法生产了放射性核素。1942 年费米在芝加哥大学建立了世界上第一座核反应堆。这些为此后人工放射性核素的大量生产奠定了基础。

1951 年美国加州大学的卡森(Cassen)研制第一台扫描机,通过逐点打印获得器官的图像,促进了显像的发展。美国核医学协会专门设立了"Cassen 奖"。1957 年 Anger 研制出第一台 γ 照相机,称 Anger 照相机,并在日内瓦原子能和平会议上展出。

1959 年美国戴维·库赫研制出双探头扫描机,并首先提出了发射式重建断层技术。1972 年应用三维显示法,用 ^{18}F-FDG 测定了脑局部葡萄糖的利用率。他的发明成为正电子发射型计算机断层成像(PET)和单光子发射型计算机断层成像(SPECT)技术的基础。被人们称为"发射断层之父"。

1960 年美国 Berson 和 Yalow 建立了放射免疫分析法,并用于测定血浆胰岛素浓度,1977 年为此获得了诺贝尔生物医学奖。

1968 年美国 John Hopkins 医学院的 Henry Wager 教授确立了"核医学"的概念,1969 年医院的同位素科开始改名为核医学科。

此后核医学发展的主要标志是:计算机技术广泛应用于核医学领域;SPECT、PET、PET/CT 相继研制成功并应用于临床。

我国核医学发展较晚。1956 年,在军委卫生部领导下,丁德泮和王世真教授主持,在第四军医大学举办了"生物医学同位素应用训练班"。标志着中国核医学的诞生。1958 年,在北京举办了第一个"同位素临床应用学习班",标志着我国临床核医学正式起步。同年北京苏联红十字医院(现首都医科大学附属北京友谊医院)和北京医学院第一附属医院(现北京大学第一医院)等医院在前苏联专家的帮助下建立了同位素室。1977 年开始,我国将核医学列为医药院校本科生必修课程。1980 年,中华医学会核医学分会成立,1981 年,《中华核医学杂志》创刊,2012 年《中华核医学杂志》更名为《中华医学会核医学与分子影像学杂志》。

第二节 放射性核素示踪技术

放射性核素示踪技术是核医学最基本、最核心、最重要的技术,也是核医学应用的方法学基础。核医学的特点都和放射性核素示踪技术有关,核医学优势取决于它,核医学不足也源于它。放射性核素示踪技术是利用放射性核素及其标记化合物作为示踪剂(tracer),应用射线探测方法来检测它的行踪,用以研究生物体内各种物质的分布以及变化规律的一门技术。可以通过放射性探测仪器追踪该放射性核素示踪剂在体内位置、数量及变化过程,来研究生物体内相应物质的吸收、分布、代谢、排泄、转移等规律。

1. 示踪剂的概念 示踪剂是一种能显示它踪迹的物质。放射性核素示踪剂就是示踪剂中标记有放射性核素,探测、追踪的是放射性核素所发出的射线。

2. 示踪技术的原理 包括放射性核素示踪技术在内,示踪原理都是基于示踪剂具有"同一性"和"可测性"两个性质:

(1)同一性:放射性核素及其标记化合物和相应的非标记化合物具有相同的化学及生物学性质,生物体不能区分,可以无差别参与生物代谢,其化学及生物学过程是同一的。因此,放射性核素标记化合物和相应的非标记化合物具有同一性。例如,放射性核素标记的 ^{18}F-脱氧葡萄糖与相应的非标记的脱氧葡萄糖在体内的化学及生物学过程完全相同。

(2)可测性:放射性核素示踪剂在体内的生物学行为取决于被标记物,而能够探测到其行踪则取决于放射性核素发出的射线。例如,用 ^{99m}Tc 等单光子核素标记的示踪剂可以被 SPECT 等仪器探测,而用 ^{18}F 等正电子核素标记的示踪剂可用 PET 探测。

3. 示踪技术的优点

(1)灵敏度高:可以精确地探测出极微量的物质。目前的核探测技术可测量最低 37Bq 的放射性核素,相当于能检出 $10^{-18} \sim 10^{-19}g$ 水平的放射性核素。这对于研究体内或体外微量生物物质的含量具有特殊价值。

(2)操作简便:只需测定放射性核素发射的射线数量即可确定核素的量。不受反应体系中其他非放射性杂质的干扰,不需要化学分析方法中的分离、提纯等繁杂步骤。

(3)干扰因素少:示踪剂中放射性核素的衰变有其自身固有的衰变规律,不受物理和化学等因素影响。示踪实验条件的改变不会影响其衰变,只要测量技术可靠就可获得较高的准确性。

(4)合乎生理条件与安全:由于放射性核素示踪技术方法灵敏度高,所需示踪剂化学量很少,不会干扰和破坏体内生理过程的平衡。反映的是被研究物质在生理状态下的代谢变化,所得结果更接近于真实的生理情况。由于使用示踪剂化学量很少,在引入体内时发生过敏等不良反应的机会很少。

(5)定量及定位功能:放射性核素示踪技术不仅能定量测定和进行动态研究,而且还可进行细胞水平的定位分析。

4. 示踪技术的缺点与局限性

(1)辐射分解:放射性核素发射的射线照射示踪剂自身,可引起辐射分解。其分解产物影响测量准确度。因此示踪剂应随生产随使用,不宜长时间保存。

(2)同位素效应:由于同位素的中子数不同,质量不同,可能影响其化学性质及生物学行为,即同位素效应。同位素效应轻元素较明显,临床核医学同位素效应很小,可忽略不计。

(3)放射防护问题:由于放射生物效应,使用不当可能会对受检者、工作人员产生一定的伤害。因此需要采取必要的放射性防护措施。

5. 示踪技术的主要类型及应用 放射性核素示踪技术主要分为体内示踪技术和体外示踪技术两大类。放射性核素示踪技术是核医学的精髓。以放射性核素示踪技术为基础,吸收、融合其他科学技术,建立了许多重要的方法。例如,将放射性核素示踪技术与生理数学模型结合,建立了放射性核素动力学分析方法,用于药代动力学分析、增殖细胞的细胞周期时间测定和脏器功能测定;将放射性核素示踪技术与成像技术结合建立了放射性核素显像方法,用于组织和脏器的功能、代谢显像;将放射性核素示踪技术与免疫学结合,建立了放射免疫分析技术,进一步结合单克隆抗体技术,发展了放射性免疫显像技术与放射性免疫治疗技术等。

第三节　放射性核素显像技术

一、显像原理

放射性核素显像技术是以示踪技术为基础的临床核医学常用技术,是放射性核素示踪技术与成像技术结合的产物。放射性药物引入体内后,将根据药物与脏器或组织的相互作用,参与机体的代谢过程,被脏器或组织吸收、分布、浓聚和排泄。由于放射性核素在自发地衰变中能发射出射线,如γ射线,因此,利用显像仪器能够准确获得核素及其核素标记物在脏器、组织的分布和量变规律,从而达到诊断疾病的目的。

二、脏器或组织摄取显像剂的机制

1. 合成代谢　脏器和组织的正常合成功能需要某种元素或一定的化合物,若用该元素的放射性核素或利用放射性核素标记特定的化合物引入体内,可被特定的脏器和组织摄取,从而进行体外显像。例如,^{18}F 标记的脱氧葡萄糖($^{18}F-FDG$)与一般葡萄糖一样可作为能源物质被心肌细胞、脑细胞和肿瘤组织摄取,用正电子发射计算机断层仪(PET)获得图像,观察和分析心肌、脑及肿瘤组织的葡萄糖代谢状况。

2. 细胞吞噬　单核-吞噬细胞具有吞噬异物的功能。将放射性胶体颗粒等由静脉注入体内,放射性胶体作为机体的异物被单核-吞噬细胞系统的吞噬细胞所吞噬,可用于肝、脾、骨髓显像。而将放射性胶体颗粒注入皮下或组织间隙,则可以被淋巴组织吞噬,用于淋巴回流及淋巴结分布显像。

3. 循环通路　利用放射性核素进入循环通路的过程,可显示该通路及有关器官的影像。如经腰椎穿刺将放射性药物注入蛛网膜下腔,用于了解脑脊液循环异常;吸入放射性气体或放射性气溶胶,用于判断呼吸道的通气功能;通过静脉"弹丸"式快速注入放射性药物后,可以做放射性核素心血管显像;当显像剂随血流从动脉向相应脏器血管床灌注时,还可获得该脏器的动脉灌注影像;静脉注入直径大于肺毛细血管的放射性药物时,这些颗粒被肺毛细血管床阻断,暂时性的阻塞于部分肺微血管内使肺显像,可以观察肺内血流灌注的情况;将放射性药物引入体内某一空间可以显示该空间的大小和形态可用于心、肝等血池显像等。

4. 选择性浓聚　病变组织对某些放射性药物有选择性摄取作用,静脉注入该药物后在一定时相内能浓集于病变组织使其显像,如肿瘤阳性显像。

5. 选择性排泄　某些脏器对一些引入体内的放射性药物具有选择性摄取并排泄的功能,可显示脏器的形态,还可观察其分泌、排泄功能和排泄通道情况。如静脉注入经肾小管上皮细胞分泌或肾小球滤过的放射性药物,可以显示肾的形态、功能以及尿路通畅情况。使用经肝多角细胞分泌至毛细胆管并随胆汁排泄到肠道的放射性药物则可显示肝、胆囊、胆道及其通道的影像,用以判断肝、胆功能及胆道通畅情况等。

6. 通透弥散　进入体内的某些放射性药物借助简单的通透弥散作用可使脏器和组织显像。例如,静脉注入 ^{133}Xe 生理盐水后,放射性惰性气体(^{133}Xe)流经肺组织时从血液中弥散至肺泡内可同时进行肺灌注和肺通气显影。某些放射性药物能透过正常的血-脑屏障并较长期地滞留于脑组织,通过显像可了解脑局部的血流量。

7. 化学吸附和离子交换 静脉注入^{99m}Tc-亚甲基二磷酸盐(^{99m}Tc-MDP)后可使骨骼清晰显像,其影像分布可以反映骨代谢的活跃程度。其原理就是基于骨骼类似于一个离子交换柱,可以与某些离子或性质类似者进行交换和化学吸附。

8. 特异性结合 放射性标记的受体配体只与该受体结合,放射性标记的抗体只与相应的抗原结合,从而可使受体和含有特殊抗原的组织显影,这种影像具有高度的特异性。例如放射性碘标记的间位碘代苄胍能与肾上腺素能受体结合,使富含肾上腺素能受体的嗜铬细胞瘤及其转移灶等特异性显影。

放射性核素显像反映了脏器和组织的生理和病理生理变化,属于功能代谢影像。核医学显像已经由单纯功能代谢显像,向分子、功能代谢与形态相结合的显像。

三、显像类型

1. 静态显像 显像剂在脏器组织和病变内达到分布平衡时所进行的显像称为静态显像。

2. 动态显像 显像剂引入人体后以一定速度连续或间断地多幅成像,用以显示显像剂在脏器组织和病变内放射性在数量或位置随时间而发生变化的显像称为动态显像。

3. 局部显像 指显影范围仅限于身体某一部位或某一脏器的显像。

4. 全身显像 显像装置沿体表从头至脚或从脚至头做匀速移动,将采集全身各部位的放射性显示成为一帧影像称为全身显像。

5. 平面显像 放射性探测器置于体表的一定位置显示某脏器的影像为平面显像。

6. 断层显像 显像装置围绕体表作180°或360°连续或间断采集多体位的平面信息,或利用环状排列的探测器获取脏器各个方位的信息,经计算机重建,获得横断、冠状和矢状位或三维立体影像称为断层显像。

7. 早期显像 一般认为显像剂引入体内2小时内所进行的显像称为早期显像。

8. 延迟显像 显像剂注入体内2小时以后所进行的显像称为延迟显像。

9. 阴性显像 正常脏器和组织细胞可选择性摄取显像剂,而病灶区不能摄取显像剂,呈现放射性分布稀释或缺损(即"冷区")的显像称为阴性显像,又称为"冷区"显像。

10. 阳性显像 病灶部位的放射性活度高于正常脏器组织的显像称为阳性显像,又称"热区"显像。

11. 静息显像 在显像剂引入人体或采集图像时,受检者处于安静状态,没有受到任何生理性刺激或药物干扰所进行的显像称为静息显像。

12. 负荷显像 在显像剂引入人体或采集图像时,给予受检者特定的生理性刺激或药物干扰所进行的显像称为负荷显像,又称介入显像。

四、图像质量的评价

一幅好的图像应具备:影像轮廓完整、对比度适当、病灶显示清楚、解剖标志准确、图像失真度小等。

五、核医学显像的不足与图像融合

组织结构解剖分辨率低和解剖定位能力差是以放射性核素示踪技术为技术基础的核医学显像固有缺点,而这些恰恰是CT等影像技术的优势。为弥补核医学影像的不足,将核医学影像与 CT、MRI 等解剖形态影像进行融合,称为"图像融合"。目前的图像融合技术分为同机图像融合和软件图像融合两种,前者主要包括 PET/CT 和 SPECT/CT 等,一次显像同时可以获得 CT 解剖影像和核医学功能代谢影像,大大改善了核医学影像质量。而后者精确性不如前者,但可以进行不同时间影像的比较,了解疾病的发展变化。同机图像融合技术是医学影像技术又一新的里程碑。

(李春林)

第二章

核物理学基础

第一节　原子与原子核

原子与原子核的有关知识是深刻理解核素的放射现象,掌握核医学诊疗方法和技术的基础。

一、原 子 结 构

1. 分子、原子和元素

(1)分子是能保持物质化学性质的最小单位。

(2)原子是用化学方法不能再分割的物质存在的最小单位。

(3)原子的质量:不同的原子,质量不同。通常用质量的相对值来表示原子的质量。把自然界中最丰富的原子碳-12 的质量定为 12.000 个原子质量单位,将其作为原子质量的标准单位,其他原子的质量与碳-12 比较,定出质量值,称为原子量。原子量的单位为原子质量单位,简写为 amu 或 u,因为是以碳-12 为标准制定的,因此原子质量单位也称为碳单位。元素周期表中给出的原子量就是以原子质量单位为度量单位的值。

(4)原子的大小:不同的原子,大小也不同,但半径的数量级均为 10^{-10} 米(m)。

(5)元素:原子序数相同的一类原子总称为元素。到目前为止,发现的元素已经有 110 多种。

2. 原子的结构

(1)电子:电子的质量:$m_e = 9.10939 \times 10^{-31}$ 千克(kg);电子的电量:$e = 1.6022 \times 10^{-19}$ 库仑(C);电子带电符号为负。

(2)原子的结构:①结构:在原子的中心是一个原子核,电子在它的周围按一定的运行轨道绕核运行。②电量:原子不带电,是电中性的。电子带有负电荷,原子核带有与核外电子等量的正电荷。③受力:绕核旋转的带负电的电子受到原子核所带正电荷的静电吸引力,绕核高速旋转。④质量分配:原子核的质量比核外绕行电子的总质量大得多。一个电子的质量与氢原子核的质量之比为 1/1836。原子序数越大,核外电子的总质量与核的质量的比值越小。因此,原子的质量绝大部分集中在核内。⑤体积分配:原子核所占据的体积只是整个原子空间的极小一部分,原子核的直径一般在 10^{-15} m ~ 10^{-14} m 之间。⑥壳层结构:原子核周围的电子是按壳层排布的,每个电子都在其确定的圆形或椭圆形的轨道上绕核运行。这些电子轨道按其离核远近分为不同的壳层,离核最近的是第 1 层,其次是第 2 层,……,直到第 n 层(n 代表正整数)。习惯上用大写字母 K,L,M,N,O,P,Q 等代表核外电子轨道的不同壳层,分别对应于 1,2,3,……n。⑦能级:核外电子受到核的吸引,具有势能。同时具有一定质量的电子以接近光速的速度绕核旋转,又有动能。在不同轨道上,电子的能量不同,且只能取某个特定的值。这些特定的能量值是分离的、不连续的,称这些分离的能量值为原子能级。电子轨道越靠近核,其能级越高。允许的最低能级称为基态,高于基态的能级称为激发态。基态为稳定的能级状态,激发态是不稳定的能级状态,其寿命很短。⑧激发与跃迁:在一定的条件下,原子核外的电子可以从一个轨道壳层跃迁到另一个壳层,同时吸收或者放出一定的能量,一般情况下为吸收或发射一个光子。从低能级跃迁到高能级过程称为激发,从高能级跃迁到低能级过程称为退激。跃迁前后两轨道能级之差等于吸收或发射的光子的能量。

原子外层的电子轨道之间能级差较小,而内层轨道之间能级差较大,由此造成电子在较外层之间跃迁时,会放出紫外光、可见光或红外光;而在内层轨道间跃迁时,如跃迁到 K 层或者 L 层轨道,则会放出高能光子,即 X 射线。

X 射线、紫外线、可见光、红外线、广播电视信号、微波及由核能级变化发出的 γ 射线,本质上都是电磁波即光子,只是波长、频率不同,即具有的能量不同。

二、原子核的结构

人类对原子核的结构的认识是从放射性的发现开始的。

1. 原子核的组成 原子核是由质子和中子组成的,它们在核内不停地运动。质子和中子统称为核子。

原子核具有一定的能量,并且能量是量子化的。如同原子一样,最低的能级称为基态,高的能级称为激发态。在正常情况下,原子核都处于基态。只有在核反应、核衰变过程中以及裂变产物中,核才会处于激发态。核在激发态的寿命很短,它将很快跃迁到基态或先跃迁到较低能级而后再跃迁到基态,并放出 γ 射线或放射出粒子而变成新的核素,γ 射线的能量等于两个能级的差值 ΔE。

$$\Delta E = h\nu$$

式中:h 为普朗克常数,h = 6.6262Js;ν 为 γ 射线的频率。

在核物理中,能量的单位常用电子伏特(eV)表示,与焦耳(J)之间的关系为:

$$1eV = 1.6022 \times 10^{-19}J$$

核医学中常用千电子伏特(keV)和兆电子伏特(MeV)。

2. 原子核的大小 不同的原子核,其大小也不同,但其半径的数量级均为 10^{-14}m。

3. 质子 质子是原子核的组成部分,质子数等于核外电子数,质子带正电,一个质子所带电量与一个电子所带的电量大小相等、符号相反。质子的质量为:$m_p = 1.672\ 614 \times 10^{-27}$kg。

氢原子核实际上就是一个质子,因此有时也用 ^{1}H 表示质子。

4. 中子 中子不带电,中子的质量为:$m_n = 1.674\ 920 \times 10^{-27}$ kg。可见中子略重于质子。

5. 原子的质量数 原子的质量数等于原子核中质子数 Z 与中子数 N 之和,即核子数。原子的质量数用 A 表示,因此:A = Z + N。

6. 原子表示法 现在国际上表示元素原子的通用方法是将元素的符号写在正中央,把质量数 A 写在元素符号的左上角,把原子序数 Z 写在元素符号的左下角,而右上角有时用来表示元素原子的化合价、所带电荷或者激发态 m,激发态 m 也可与质量数 A 一起写在左上,右下角有时用来表示分子状态。

$$_{Z}^{Am}X^{M}$$

例如:$_{9}^{18}F$、$_{6}^{11}C$、$_{53}^{131}I$ 等。

在核医学中通常省略左下角的原子序数 Z 及右边的标志,只在左上角写出质量数即可。例如:^{18}F、^{11}C、^{131}I 等。对原子核处在激发态的原子,用在左上角或右上角加 m 表示,例如,用^{99m}Tc 或$^{99}Tc^{m}$ 表示原子核处在激发态的^{99}Tc。

三、放射性与放射性核素

1. 放射现象　1896 年法国物理学家 H. Becquerel(贝可勒耳)实验时发现铀的化合物能使附近包在黑纸里边的照相底片感光,他当时断定铀能自发地放射出一种看不见但穿透力很强的射线。这是人类首次发现元素的放射现象。为了纪念他的功绩,定义放射性活度的国际单位为:Becquerel 简称 Bq(贝可)。

2. 放射线的本质　通过磁场对射线的分解实验,得知放射性元素可以发射出三种射线,将之命名为:α 射线、β 射线、γ 射线。

(1)α 射线:①本质:α 射线的本质为带正电的粒子流,该粒子称为 α 粒子。它由两个质子和两个中子组成,其实就是氦原子核。②穿透能力:α 射线与 β、γ 射线比较,它的穿透能力最弱。它很容易被物质吸收,一张薄纸就能将 α 射线全部挡住,在空气中也只能穿透几个厘米。③电离本领:α 射线与 β、γ 射线比较,它的电离本领最强。

(2)β 射线:①本质:最早发现的 β 射线为高速运动的电子流。但是后来又发现了正电子,因此,β 射线包括两种:β⁻ 和 β⁺ 射线。β⁻ 射线为带负电的电子流,β⁺ 射线为正电子流。②穿透能力:β 射线的穿透能力比 α 射线强,但比 γ 射线弱。它很容易穿透黑纸,甚至可以穿透几个毫米的铝板。③电离本领:β 射线的电离本领比 α 射线弱,但比 γ 射线强。

(3)γ 射线:①本质:γ 射线的本质为光子流,属于电磁辐射。它的性质和 X 射线很相似。②穿透能力:γ 射线与 β、α 射线比较,它的穿透能力最强。③电离本领:γ 射线的电离本领很小,和 β、α 射线比较最弱。

除上述的性质外,这三种射线还有一些共同的性质,比如都能使物质发生电离,都能引起生物和化学变化,都能产生荧光,都能使周围的介质升温,都能使胶片感光等。

3. 核素　在核医学中经常会遇到元素、同位素、核素、同量异位素、异质素、同中异荷素、同质异能素等概念,下面将之分述如下。

(1)元素:元素为原子序数相同的一类原子的总称。到目前为止,发现的元素已经有 110 多种。

(2)同位素:核内具有相同的质子数而具有不同的中子数的原子互为同位素。它们在元素周期表中占据同一位置,由此得名同位素。大多数元素都有其同位素。例如磷元素有 7 种同位素:$_{15}^{28}P$、$_{15}^{29}P$、$_{15}^{30}P$、$_{15}^{31}P$、$_{15}^{32}P$、$_{15}^{33}P$、$_{15}^{34}P$,每一种原子都是磷的同位素。它们的核内都有 15 个质子,却有 13 ~ 19 个数量不等的中子。

(3)核素:核素为原子核具有一定质子数、中子数和一定能态的一种原子。原子核有不同的能级,处在不同能级上的原子核其放射性不同。例如^{99m}Tc 与^{99}Tc 两种核素,它们核内的质子数和中子数是相同的,是同一种同位素,但核处的能级不同,在高能级的^{99m}Tc 是核医学中最常用的放射性核素,而处在低能级的^{99}Tc基本上没有放射性。目前,已知核素有2000多种。

(4)同质异能素:质子数和中子数都相同,核能级不同的核素互为同质异能素。比如:^{99m}Tc和^{99}Tc,互为同质异能素。

(5)同量异位素(也称异质素):指质量数A相同,质子数不同的一类原子。比如:$^{32}_{15}$P和$^{32}_{16}$S。

(6)同中异荷素(也称同中素):指中子数相同,质子数不同的一类原子。比如:$^{2}_{1}$H和$^{3}_{2}$He。

4. 放射性核素

(1)稳定核素:指不能自发地放射出某种射线,也不能自动地发生核转变的核素。目前已知的2000多种核素中,稳定的核素有300余种,这些稳定核素都是天然存在的,其余的都是不稳定的,即具有放射性的。

(2)放射性核素:指具有放射性的核素,即原子核不稳定,能够自发地从核内放射出 α 射线、β 射线或 γ 射线等,从而使核发生转变的核素。这个过程称为放射性衰变。

目前世界上已有2000多种放射性核素,根据来源不同可以分为:天然放射性核素和人工放射性核素。

(3)天然放射性核素:自然界中原来就存在的放射性核素称为天然放射性核素。目前发现的天然放射性核素有60多种,广泛地存在于自然环境中,如空气、水、土壤和动植物体内。天然放射性核素多为重核核素,因为核越重,核内的质子数就越多,质子间的库仑斥力越大,核就越不稳定。

按其产生的方式天然放射性核素又可分为宇生和原生两类:①宇生放射性核素:射向地球的宇宙射线与大气层中和地球表面的物质相互作用而产生的放射性核素。在来自地球以外的被宇宙射线照射过的沉降灰中、大气层中以及地壳表面 $1\sim2m$ 的地方,由于受宇宙射线照射而产生的放射性核素有20多种。例如:$^{3}_{1}$H、$^{14}_{6}$C、$^{7}_{3}$Pe、$^{22}_{11}$Na等。这些核素的半衰期较长,有些已被人们利用。例如碳-14($^{14}_{6}$C)已广泛用于考古工作中。②原生放射性核素:地球形成时就存在于地壳内的放射性核素。例如:$^{3}_{1}$U、$^{14}_{6}$P、$^{7}_{3}$Pe、$^{22}_{11}$Na等。这些核素是核电站的原料。

(4)人造放射性核素:为了满足人们在科研、医疗等方面的需求,人工制造出来的核素。人工制造放射性核素的方法有三种:①由加速器加速的带电粒子轰击稳定性核素;②反应堆(反应堆是一种用人工方法控制核链式反应的装置)中的中子轰击稳定性核素;③核素发生器。

(5)核素图:正像把元素按原子序数排列在一张表(元素周期表)中一样,将核素排列到一张图中,这张图就是核素图。在核素图中,横坐标为中子数N,纵坐标为质子数Z,每一个核素对应于图中的一个点。

在核素图中,稳定的核素几乎全落在一条光滑的曲线上或紧靠曲线的两侧,这个区域称为核素的稳定区。对于轻核,这条曲线与直线N=Z相重合,当N、Z增大到一定的数值后,稳定曲线逐渐向N>Z的方向偏离。位于稳定线下侧的核素和稳定核素相比中子数偏少,质子数偏多,称为贫(或缺)中子核素,也称为富(或丰)质子核素;位于稳定线上侧的核素和稳定核素相比中子数偏多,质子数偏少,称为富(或丰)中子核素,也称为贫(或缺)质子核素。中子数或质子数偏多或偏少都是不稳定的核素。例如,$^{127}_{53}$I是一稳定的碘核素,它含有53个质子和74个中子。不过,当Z大到一定的程度(Z=82),稳定核素不复存在,再大到一定程度($Z = 92$),连长寿命的放射性核素也无法存在,$Z > 92$ 的核素基本上均为人工制造的放射性核素。

第二节　原子核的放射衰变

不稳定的原子核能够自发地放射出某种射线,从而转变成另外一种核素的过程称为核衰变。把衰变前的核称作母核或母体,用 X 来表示。而把衰变后新生的核称作子核或子体,用 Y 来表示。如果子核还是放射性的,就还会继续衰变,因此就有第一代子核、第二代子核之分。

1. α衰变　放射性核素的原子核自发地放射出 α 粒子的衰变称为 α 衰变。核素衰变后,其质量数 A 要减少 4,其质子数即原子序数 Z 要减少 2。α 衰变可用下列通式表示:

$$_{Z}^{A}X \rightarrow {_{Z-2}^{A-4}}Y + \alpha$$

发生 α 衰变的放射性核素多位于重核区($Z > 82$)。例如:$_{88}^{226}Ra \rightarrow {_{86}^{222}}Rn + \alpha$。

2. β衰变　β 衰变分为 3 种类型:β^- 衰变、β^+ 衰变和电子俘获。

(1)β^- 衰变:放射性核素的原子核自发地放射出电子的衰变称为 β^- 衰变。此时放射出的电子称为 β^- 粒子。核素衰变后,其质量数 A 不变,质子数即原子序数 Z 要增加 1。β^- 衰变可用下列通式表示:

$$_{Z}^{A}X \rightarrow {_{Z+1}^{A}}Y + \beta^- + \nu^-$$

发生 β^- 衰变的放射性核素均为富中子核素,衰变过程中,一个中子转变成一个质子,同时发射出一个 β^- 粒子和一个反中微子。例如:$_{15}^{32}P \rightarrow {_{16}^{32}}Rn + \beta^- + \nu^-$。

(2)β^+ 衰变:放射性核素的原子核自发地放射出正电子的衰变称为 β^+ 衰变。此时放射出的正电子称为 β^+ 粒子。核素衰变后,其质量数 A 不变,质子数即原子序数 Z 要减少 1。β^+ 衰变可用下列通式表示:

$$_{Z}^{A}X \rightarrow {_{Z-1}^{A}}Y + \beta^+ + \nu$$

发生 β^+ 衰变的放射性核素均为富质子核素,衰变过程中,一个质子转变成一个中子,同时发射出一个 β^+ 粒子和一个中微子。例如:$_{9}^{18}F \rightarrow {_{8}^{18}}O + \beta^+ + \nu$。

(3)电子俘获:如果放射性核素为富质子核素,但又达不到发生 β^+ 衰变的条件,则原子核可以从核外靠近核的内层电子轨道上(通常是 K 层,有时是 L 层)夺取一个绕行电子,用这个电子使核内一个质子转变成一个中子。这种核衰变过程称为电子俘获(EC),如果俘获的电子为 K 层电子,称为 K 电子俘获。

核素发生电子俘获以后,Z 减少 1,中子数 N 增加 1,质量数 A 保持不变。电子俘获可用以下通式表示:

$$_{Z}^{A}X + e \rightarrow {_{Z-1}^{A}}Y + \beta^+ + X$$

发生电子俘获的放射性核素均为富质子核素,衰变过程中,一个质子转变成一个中子,同时发射出一个中微子。例如:$_{53}^{125}I + e \rightarrow {_{52}^{125}}Te + \nu$。

发生电子俘获衰变后的新生核素,其内层轨道(K 或 L)上出现了空缺,此时会有内层以外的轨道电子跃迁下来,补上空缺,并将多余的能量以 X 射线的形式发射出来;但实验发现,当一个电子从外层(如 L 层)轨道上跃迁到内层(如 K 层)轨道上时,并不完全是以电磁波的形式释放多余的能量,而有时是将多余的能量转移给 L 层(或更外层)的另外一个电子上,从而把这个电子从原子中抛射出去,成为自由电子,这个被抛出去的电子就叫做"俄歇电子"。因此发生电子俘获衰变的同时会有 X 射线和俄歇电子的发射。

能满足电子俘获的条件,并不一定能满足 β^+ 衰变。但能满足 β^+ 衰变的条件一定能满足电子俘获的条件。在许多人造放射性核素中,同时具有这两种衰变,即同时有 β^+ 和 X 射线放出,伴随 X 线发射的有时还有俄歇电子。

3. γ衰变 γ衰变一般不能单独发生,而是伴随着 α 衰变或者 β 衰变同时发生。因为有些放射性的原子核,当放出 α 粒子或 β 粒子以后,新生子核仍然处在激发状态,处在激发状态的原子核是不稳定的,它要向基态跃迁,将多余的能量以 γ 光子的形式发射出来,同时核内实现核子重排,进入稳定的基态,这个过程称为 γ 衰变。

γ光子本质为电磁波,不带电荷,静止质量为 0,所以在发生了 γ 衰变后,原子核的质量数 A 和原子序数 Z 都不发生改变,只是从激发态跃迁到稳定的基态。γ衰变可用如下通式来表示:

$$_Z^{Am}X \rightarrow {}_Z^AX + \gamma$$

式中:母核的质量数 A 后面的 m 代表该核素的核处于激发态。

例如:$^{99m}Tc \rightarrow {}^{99}Tc + \gamma$。

4. 内转换 某些情况下,原子核从激发态向低能级跃迁时,并不发射出 γ 射线,而是把它的能量传递给核外的一个轨道电子,该电子获得如此大的能量,就脱离了原子的束缚,离开原子。这个过程称为内转换(IC),释放出的电子称为内转换电子。内转换电子主要是 K 层电子,也有 L 层电子或其他壳层的电子。

内转换发生后,在原子的 K 层或 L 层留下空缺,因此还会伴有 X 射线或俄歇电子发射。

原子核能级之间发生跃迁时,发射 γ 射线的几率和发生内转换的几率完全由核能级特性决定。一般情况下,当核的激发态的寿命较长,能量较低(小于 100keV)时,发生内转换的几率比较大。

γ衰变和内转换统称为同质异能跃迁(IT)。

第三节 放射性活度

一、放射性活度的定义和单位

放射性活度是描述放射性核素的放射性程度的一个物理量。在放射性物质的应用、研究、测量和比较中,放射性活度是最常用的量。

单位时间内,放射性物质核衰变的次数称为放射性活度。通常用 A 表示。

放射性活度的单位

(1)贝可勒尔(Becqerel):国际单位制(SI)专用名称,用符号 Bq 表示。

$$1 \text{ 贝可勒尔(Bq)} = 1 \text{ 次衰变/秒}$$

核医学应用中,以 Bq 为单位往往太小,常用 MBq 来描述活度的大小。

$$1MBq = 10^6 \text{ Bq}$$

(2)居里(Curie):是放射性活度的专用单位,记作 Ci,它是为了纪念为放射性研究作出卓越贡献的居里夫妇而得名。

在核医学中,以居里为单位往往太大,常用单位为毫居里(mCi)和微居里(μCi)。

$$1Ci = 10^3 mCi = 10^6 \mu Ci$$

居里和贝可勒尔之间的换算关系为:

$$1Ci = 3.7 \times 10^{10} Bq$$

$$1mCi = 37MBq$$

二、放射性浓度

放射性浓度用来描述气态和液态的放射性物质的比放射性。放射性浓度是指单位体积的放射性样品所具有的放射性活度。放射性浓度的单位为,kBq/ml,mCi/ml 等。在 PET 图像中,像素值就是以 Bq/ml 表示的。

第四节　放射性核素的衰变规律

放射性元素的核衰变是原子核自发产生的,不受任何外来的物理和化学因素的影响,它完全由原子核的不稳定性来决定。对于单个核来说,它的衰变是随机的、无规律的。但是对于足够多的放射性原子核,作为一个整体,它的衰变是有规律的。

一、衰变规律

放射性核素的衰变服从指数衰减规律。假定在 $t = 0$ 时刻,有 N_0 个放射性原子核,经过 t 时间衰变后,放射性原子核数变成 N 个,则有衰变公式:

$$N = N_0 e^{-\lambda t}$$

式中,λ 为衰变常数,对于某确定的放射性核素,衰变常数 λ 是一个不变的常量。我们在实际工作中,无法准确地测定放射性原子核的总数 N_0 和 N,只能测定某一放射性样品的活度。由活度定义:

$$A = -dN/dt$$

得:$A = \lambda N$。因此,放射活度的衰变规律与放射性核素数量的变化相同。如果在 $t = 0$ 时刻,样品的放射性活度为 A_0,经过 t 时间衰变后,放射性活度变成 A,由衰变公式可以得出:

$$A = A_0 e^{-\lambda t}$$

这是放射性核衰变公式的另一种形式。

二、衰变常数

衰变常数 λ 是放射性核素的固有常数,与放射性核素数量及外界因素无关,只由核素的放射性决定。对于确定的放射性核素,衰变常数 λ 是一个恒量。由衰变公式得:

$$\lambda = (-dN/dt)/N$$

由此式可得衰变常数 λ 的物理意义:在单位时间内衰变的原子核数占原子核总数的比率。可以理解为衰变常数 λ 是单位时间内每个放射性原子核可能发生衰变的几率。λ 的单位为 s^{-1}。因此,衰变常数 λ 越大,放射性核素衰变越快;反之,λ 越小,放射性核素衰变就越慢。

三、半衰期

放射性核素衰变到原有核数一半所需时间称为半衰期。通常用 $T_{1/2}$ 表示。即：$t = T_{1/2}$ 时，$N = N_0/2$。由衰变公式可得：

$$N_0/2 = N_0 e^{-\lambda T_{1/2}}$$

$$T_{1/2} = \ln 2 / \lambda = 0.693/\lambda$$

可见，半衰期与衰变常数成反比，衰变常数大的核素半衰期短，放射性核素衰变得快。

可以用半衰期来表示衰变公式，将 $\lambda = 0.693/T_{1/2}$ 代入衰变公式得：

$$A = A_0 e^{-0.693t/T_{1/2}}$$

这是核衰变公式的另一种形式，在临床和实验室常用这个公式。只要知道初始（$t = 0$）活度及半衰期，就可以用它来计算任何时刻的活度。注意：应用此公式时，t 和 $T_{1/2}$ 的单位必须一致。

在实际应用中，常常计算经过若干个半衰期后，放射性核素活度为原来的几分之一。设 $t = nT_{1/2}$；$n = 1,2,3$ 正整数，表示半衰期的个数，代入上式得：

$$A = A_0 (1/2)^n$$

在防护、放射性废物处理及剂量估算中，常利用此式方便快捷地估算放射性活度值。

四、有效半衰期

核医学中，进入生物体内的放射性核素，除了自然衰变可使之减少外，还会因生物体内的代谢、排泄、扩散及其他生物过程而排出体外，二者都会使活度减少。引入生物半衰期的概念描述由于体内的各种生物过程使活度减少的程度。

由于生物过程使放射性核素在体内减少一半所需的时间称为生物半衰期（biological half-life），也称为生物半排期，一般以 T_b 表示。

在核医学中，对进入人体内的放射性药物，必须要同时考虑因放射性衰变（$T_{1/2}$）和生物排出作用（T_b）而导致放射性药物随时间的减少，为此，引入有效半衰期的概念。

由于放射性衰变和生物排出，在体内的放射性核素减少一半所需的时间称为有效半衰期（effective half-life），一般以 T_e 表示。有效半衰期 T_e 与核素的半衰期 $T_{1/2}$（为了区分生物半衰期，称之为物理半衰期）及生物半衰期 T_b 之间的关系为：

$$1/T_e = 1/T_{1/2} + 1/T_b$$

因此在体内，衰变公式改写为：

$$A = A_0 e^{-0.693t/T_e}$$

五、递次衰变

放射性核素经过两次及以上的衰变，变成稳定核素，称之为递次衰变。递次衰变得到的子核称为第二代子核、第三代子核、第四代子核、……第 n 代子核。递次衰变系列称为放射系。

在某个递次衰变系列中，母核的衰变符合指数衰变规律，子核的数量及活度受制于其上代母核的衰变，不符合指数衰变规律。

递次衰变是放射性核素发生器的工作原理，是获取放射性核素的最简便方法。例如，核医学中常用的 $^{99}Mo \rightarrow ^{99m}Tc$ 发生器，可制备放射性核素 ^{99m}Tc。

第五节　射线与物质的相互作用

当射线在某种物质中穿行时,射线要与物质相互作用,作用结果可使射线能量损失,甚至消失(转化成其他的粒子或能量)。

一、电离和激发

α、β 等带电粒子和 γ、X 等高能光子,能够直接地或间接地引起物质的电离,因此我们称这些射线为电离辐射。电离辐射与物质作用时,几乎都是通过直接的或间接的电离作用,把能量传递给介质(通常称介质为吸收物质),引起某些物理的或化学的变化,或者引起生物机体的某些效应。

1. 带电粒子引起的电离　射线使物质原子变成离子对的现象就是电离,射线所具有的这种作用就叫做电离作用。核外轨道电子要脱离原子的束缚,必须获得足够的能量,射线产生电离作用时将损失能量。由入射的带电粒子直接与物质原子的核外电子作用产生的电离称为直接电离或初级电离。带电粒子与原子碰撞,打出具有较大动能的电子,称为次级电子。次级电子也可引起电离,称次级电离。初级电离和次级电离之和构成了入射带电粒子的总电离。

2. 不带电荷的射线引起的电离　不带电荷的 γ 光子、X 射线和中子流,不能通过静电作用使物质中的原子直接电离,但它们都具有电离效应,因为它们能通过与电子的碰撞或其他各种效应(在本节后面将介绍)而产生一些高能电子,即次级电子,这些次级电子在介质中快速运动,也能引起介质发生电离。次级电离的几率比直接电离的几率要小。

3. 电离密度　当射线在介质中通过时,在径迹周围留下了许多离子对,每厘米径迹上所产生的离子对数就叫做电离密度或叫比电离,有时也称电离比值或电离比度。射线对生物机体的损伤在很大程度上由电离密度决定。不同种类及不同的射线,所产生的生物效应不同,主要原因是由于它们在机体中的电离密度不同。

(1)决定电离密度的因素有以下几点:①带电粒子的速度:带电粒子速度越大电离密度越小;②带电粒子所带的电量:粒子所带电量越大,电离密度越大,电离密度与粒子所带电量成正比;③介质的密度:电离密度与物质的密度成正比。

(2)不同射线的电离密度:具有相同能量的不同射线在同一介质中,电离本领不同,表 2-1 所示为具有 2MeV 能量的三种射线在空气中的电离密度。

表 2-1　α、β 和 γ 射线的电离密度

具有 2MeV 能量的射线	每厘米形成的离子对
α 射线	6000
β 射线	60
γ 射线	0.6

4. 激发　如果射线给予原子核外束缚电子的能量不足以使原子电离,即不足以使轨道电子变成自由电子,而只是使它从内层低能级轨道跳到较外层的高能级轨道上,此时,原子就处于激发状态,这一过程就是激发。处于激发状态的原子是不稳定的,它不能维持很久,

一般很快就要从激发态跃迁到低能的基态,同时放出能量。其释放能量的方式一般是以发出电磁波的形式,发出的电磁波的能量大小等于二能级之间的能量差。激发总是与射线相伴而生的。目前用于探测 β 射线和 γ 射线的闪烁计数器的原理正是利用射线的激发作用。

二、α 射线与物质的作用

1. α 粒子在介质中的径迹 α 粒子在介质中穿行时和电子的碰撞,如同又大又重的物碰撞又小又轻的物一样,基本上不改变运动的方向,几乎是直线。

2. α 粒子的电离作用 当从原子核中发射出的 α 粒子穿越空气时,开始速度快,与原子核外的电子作用的时间很短,传给电子的能量较少,此时电离密度就较小。随着 α 射线不断前进,与核外电子作用,其能量不断减少,其速度逐渐变小,它与核外电子作用的时间逐渐变长,传给电子的能量逐渐增多,单位径迹上留下的离子对也就逐渐增多。到一定的程度时电离密度迅速增加达到一个顶峰,同时 α 粒子的能量也迅速失去,随后电离密度迅速下降为零。

3. α 粒子的吸收

(1)射程:当 α 粒子的能量全部损失后,它就变成了一个自由漂浮的正粒子,直到碰到自由电子时俘获两个自由电子变成氦原子,于是 α 粒子就消失了,即被物质吸收了。α 粒子消失前,在物质中走的距离称为 α 粒子的射程。射程也称作全吸收厚度。在不同的物质中,α 粒子的射程是不同的。

(2)穿透本领:通常用射程来表示 α 粒子在物质中的穿透本领,射程越大,穿透本领越强。α 粒子的射程一般由通过实验作出的吸收曲线确定。

对具有确定能量的 α 粒子来讲,其电离密度与吸收物质的密度成正比,而电离密度越大,α 粒子的能量损失越快,α 粒子的射程越短。也就是说,吸收物质的密度越大,射程越短,穿透本领越弱。固体物质的密度比液体和气体的密度大得多,因此所以,α 粒子在气体中的穿透本领最强,在液体中次之,在固体中最弱。

三、β 射线与物质的作用

β 射线包括 β⁺射线和 β⁻射线,正负 β 粒子除了电荷符号相反,及正 β 粒子有湮灭效应之外,其他性质完全相同。下面介绍的 β 射线与物质的作用,如果没有特殊说明,对正负 β 粒子都适用,因此将正负 β 粒子统称为 β 粒子。

1. β 粒子在介质中的径迹 β 粒子的质量与原子比较起来太小了,当它在介质中穿行时,与介质原子发生碰撞,极易改变自己前进的方向,发生散射。

β 粒子与介质原子核碰撞的几率很小,主要是与核外电子碰撞,它给核外轨道电子一个冲力,质量与它相等的电子同时给它一个大小相等、方向相反的反冲力,其结果 β 粒子不仅损失了能量,而且改变了自己前进的方向。它在介质中运行的径迹不像 α 粒子那样近乎直线,而是弯弯曲曲的。由于多次散射,最终散射角可能大于90°,甚至180°。这种现象称为 β 粒子的反散射。

2. β 粒子的能谱曲线 在前边 β 衰变一节中曾讲过:核内放出 β 粒子的同时,还放出一个中微子。尽管每次核衰变放出的衰变能是一定的,但此能量对 β 粒子和中微子的分配是任意的,结果形成 β 粒子的能量具有从零开始的连续分布。

对某核素的 β 衰变,β 粒子数随其能量的变化曲线为能谱曲线。任何 β 衰变,β 粒子的能量都是从零开始连续分布的,具有最小能量(0)和最大能量(E_0)的粒子数较少,β粒子数的峰值位于 1/3 E_0 左右。不同的β衰变,其β粒子的能谱曲线形状相似,但最大能量 E_0 不同。最大能量 E_0 是β衰变核素的特征常数。通常所说的某放射性物质的β粒子能量,都是指其最大能量 E_0 而言。

3. β粒子能量的损失和方向的改变

(1)β粒子的电离和激发作用:β粒子带有一电子单位的正电荷或负电荷,它在介质中穿行时,能直接引起径迹附近原子的电离和激发作用。电离和激发导致的β粒子在单位路径上的能量损失(称之为能量损失率,或阻止本领)与β粒子的运动速度、介质的密度、介质的原子序数、β粒子的能量等有关。对于能量在 0.01~2.00MeV 范围内的β粒子来说,电离效率与其速度的平方大致成反比,与介质的密度 N 和原子序数 Z 成正比。

(2)β粒子的弹性散射:β粒子与原子核发生碰撞时,受到原子核库仑场的作用,如果只改变其方向而不辐射光子,也不激发原子核,碰撞前后,β粒子和原子核的动能之和相等,此时称这种碰撞为弹性碰撞。当β粒子受到多次散射时,有些β粒子出现反散射(back scattering)。散射物质的原子序数越大,反散射越严重。

(3)韧致辐射:当快速运动的电子经过原子核附近时,受到库仑场的加速,就会辐射电磁波,称之为韧致辐射。发生韧致辐射后,快速运动的电子骤然减速。韧致辐射发出的电磁波的能量在 X 射线范围内,因此可将之视为连续 X 射线光谱。韧致辐射损失率与介质原子序数 Z 的平方及β粒子的能量成正比。当β粒子的能量低时,电离损失占优势;而当能量高时,辐射损失就变得重要了。

因为韧致辐射的穿透力比β射线强得多,因此在β核素的防护中,使用双层材料屏蔽,内层为低原子序数材料,降低韧致辐射;外层为高原子序数材料,吸收韧致辐射。

(4)$β^+$ 粒子的湮灭辐射:自然界无独立存在的正电子($β^+$粒子),原子核发生衰变时从核内发射出来的正电子寿命很短,它与物质相互作用,通过电离、激发、辐射将其能量很快耗尽,然后和物质中的一个负电子相结合,并且正电子和负电子同时消失,这两个粒子的静止质量以两个光子的形式发射出来,每个光子的能量为 0.511MeV,相当于一个电子的质量。这一过程称为湮灭辐射(annihilation radiation),或正电子湮灭,也称为质湮辐射。

4. β粒子的吸收和射程 β粒子在介质中穿行时,不断地使径迹周围的原子发生电离、激发或发生韧致辐射,同时损失自己的能量,随着β能量的减少和速度的减慢,电离密度迅速增加,能量损失也越来越快,直至耗尽为止。β粒子能量耗尽而停止下来,被介质原子所俘获。β粒子的射程也叫全吸收厚度,是指β粒子全部被吸收所需要的介质厚度。

β粒子的射程有如下特点:①由于β粒子的径迹是弯曲的,所以β粒子实际上走的路程比全吸收厚度即射程大得多。②由于散射,即使是能量完全相同的电子,在同一物质中的射程也相差很大。③β衰变时发射出的β粒子能量是连续分布的,故没有确定的射程。但是为了测量和防护的方便,仍然使用β粒子的射程这一概念,并且假定射程是指具有最大能量的β粒子没有经过一次碰撞或散射,其能量损失全部用于电离或激发时所走的路程,也叫最大射程。

四、γ射线与物质的作用

γ射线与物质的相互作用比α和β都复杂得多,作用方式主要有光电效应、康普顿效应和电子对效应。

1. 光电效应 当 γ 光子与介质原子中束缚电子作用时,光子把全部能量传给某个束缚电子,使之发射出去,而光子本身消失,这个过程就叫光电效应。光电效应中发射出来的电子称为光电子。

入射光子的能量越大,光电子的运动方向与入射光子的运动方向的夹角越小。打出的光电子与物质相互作用同前述 β 粒子。电子在原子中束缚得越紧,产生光电效应的几率就越大。因此,光电子为内层电子。发射了光电子的原子,会在光电子所在的内层留下空缺,使原子处于激发态,又会产生特征 X 射线或俄歇电子。

2. 康普顿效应 γ 光子在与原子发生弹性碰撞时,把一部分能量转移给电子,使它脱离原子发射出去,而 γ 光子的能量和运动方向发生变化,这个过程称为康普顿效应,也称康普顿散射。康普顿散射中发射出去的电子称为康普顿电子,也称为反冲电子。而能量和运动方向发生变化了的 γ 光子称为散射光子。散射光子与入射光子的夹角,称为散射角。

康普顿效应与光电效应不同,它是发生在束缚得最松的外层轨道电子上。外层电子与原子的结合能是很小的,可以把外层电子看成是"自由电子",康普顿效应可以认为是具有中等能量的 γ 光子与动能为零的自由电子之间的弹性碰撞。入射光子的能量和动量就在反冲电子和散射光子两者之间进行分配。

康普顿电子与光电子相似,也能引起电离激发作用。而散射光子带有比碰撞前小的能量继续运动,有可能偏离前进方向而离开物质,也有可能继续与物质发生康普顿效应或光电效应,直至能量全部被物质吸收。

3. 电子对效应 具有高能量的 γ 光子,从原子核旁经过时,在原子核的库仑场作用下,γ 光子可以转化为一个正电子和一个负电子,这种过程叫电子对效应,也称为电子对的产生。

γ 光子在物质中产生电子对效应必须具备两个条件:①必须有原子核参加;②γ 光子的能量必须大于正负电子对的静止能量,即 $2m_ec^2 = 2 \times 0.511 = 1.022MeV$。

入射的高能 γ 光子的能量($h\nu$)除一部分转变为正负电子对的静止能量(1.022MeV)外,其余都作为正负电子的动能。

电子对效应产生的负电子,类似于光电子和反冲电子,也能使介质电离。而电子对效应产生的正电子,在介质中通过电离和辐射损失动能之后,将和物质中的一个自由电子相互结合发生湮灭辐射。

γ 光子的三种效应,不仅与 γ 光子的能量有关,而且与吸收介质的原子序数 Z 值有关。光电效应和康普顿效应发生的几率随着 γ 光子能量的增加而减小。而电子对效应出现在 γ 光子能量大于 1.02MeV 以后。

4. γ 射线的衰减 上述 γ 射线与物质的三种相互作用导致射线在其运动方向上的衰减。

(1)衰减规律:对 γ 射线来讲,衰减表现为当 γ 射线通过物质时,原射线束中的 γ 光子不断的损失。这种损失是由两种过程引起的,即:散射和吸收。散射损失指 γ 光子在与物质中粒子作用时,其方向发生改变,使之在原射线束中消失,将能量带到了其他的地方,例如康普顿散射中的散射光子。而吸收损失指 γ 光子与物质中粒子作用时,将能量转移给物质中粒子,同时该 γ 光子在原射线束消失,例如,光电效应和电子对效应。γ 射线的衰减为指数衰减规律:

$$I = I_0e^{-\mu x}$$

其中 I_0 和 I 分别为 $x=0$ 和 x 处的 γ 射线强度（或光子数），射线强度指单位时间内垂直通过单位面积的能量（或光子数），μ 为衰减系数，也称为线性衰减系数，单位为 cm^{-1} 或 m^{-1}。不同的吸收物质，对于不同的射线，μ 值不同。

该衰减规律同样适用于 α 射线、β 射线、X 射线、可见光以及其他带电粒子及中性粒子。

当 $I=I_0/2$ 时，射线穿透的物质的厚度称为半厚度，用 $D_{1/2}$ 表示，由衰减规律 $I=I_0e^{-\mu x}$ 得：

$$I_0/2 = I_0e^{-\mu D_{1/2}}$$
$$D_{1/2} = \ln2/\mu = 0.693/\mu$$

因此，射线在物质中的衰减规律又可以写为：

$$I = I_0e^{-0.693x/D_{1/2}}$$

有些情况下，在衰减公式中用质量衰减系数更为方便，质量衰减系数 μ_m = 线性衰减系数 μ/密度 ρ。质量衰减系数的单位为 cm^2/g 或 m^2/kg。衰减规律可以写为：

$$I = I_0e^{-\mu_m x_m}$$

其中，$x_m = \rho x$，表示在单位面积上射线通过的物质的质量，其单位为 $g \cdot cm^{-2}$。

在任何物质中，射线的衰减是不可避免的，医学中的投射成像（比如：X 线片、CT 等）正是利用 X 射线在不同的组织中衰减不同而成像。在核医学的成像中，都是将放射性核素注入人体，从人体中发射出的射线到达探测器的路程中，射线也有衰减，要想得到精确的影像，必须对衰减进行校正。核医学中的影像设备（如 SPECT、PET）中，都有衰减校正装置。

（2）衰减系数：由上式中可得衰减系数 μ 越大，衰减程度越大，在一定的距离内损失的 γ 光子数越多。由此式可导出衰减系数 μ 为：

$$\mu = (-dN/N)/dx$$

衰减系数 μ 的物理意义是在单位距离内从原射线束中消失的 γ 光子数占原射线束中 γ 光子数的百分率。

上述讨论是针对窄束射线而言，对宽束射线，部分散射光子仍然在透射光束中，因此宽束射线的衰减系数小于上述的窄束射线。在核医学的防护中，大部分情况将射线考虑为宽束射线。

（3）γ 射线的穿透能力：γ 射线可以穿透几十米的空气，其穿透能力比 α 射线大 10 000 多倍，比 β 射线大 50～100 倍。但是，γ 射线不像 α 和 β 粒子那样，它没有最大射程，因为 α 和 β 粒子在穿过物质时，最后能量全部损失，就停止下来，此时就认为 α 和 β 射线被吸收。而 γ 射线在穿过物质时，不可能完全被吸收，而只是逐渐地减弱。

由于散射和吸收过程的复杂性，γ 射线的衰减系数主要取决于介质的性质，在一般情况下，一定能量的 γ 射线在物质中的衰减系数随着介质原子序数的增加而变大。在实际工作中，常用高原子序数的铅作 γ 射线的防护屏。

第六节　电离辐射量及其单位

放射活度是放射性的一种量度，它不能反映发出射线的种类、射线能量大小、射线被吸收的情况以及吸收物质的反应。为了正确地度量被照射物对辐射的反应，引入新的度量"辐射剂量"。"辐射剂量"是一个比较笼统的概念，包含了照射量、吸收剂量、当量剂量和有效剂量等，本节将对这些概念及它们之间的关系分别加以介绍。

一、照　射　量

照射量是第一个被提出作为"剂量"的物理量。

1. 照射量的定义　照射量是指在单位质量的空气中,由光子(X 射线或 γ 射线)产生的一种符号离子总电荷的绝对值。即 X 射线或 γ 射线在单位质量的空气中的电离量。

由定义可知照射量是从电离本领的角度说明 X 射线或 γ 射线在空气中辐射场性质的。因此,照射量是用来量度 X 射线或 γ 射线对空气的直接和间接的电离本领大小的一个客观物理量,并不表示被照射物吸收的量。

2. 照射量的单位　照射量的国际单位为:库仑/千克,用 C/kg 表示。

照射量有一个广泛使用的非国际单位制专用单位——伦琴(Roentgen),用符号 R 表示。伦琴与库仑/千克之间的换算关系为:

$$1R = 2.58 \times 10^{-4} C/kg$$

3. 照射量率　在实际应用中,描述辐射场性质时更多使用的是照射量率,照射量率用 $\dot{X}$ 表示,其定义为:单位时间的照射量。

照射量率的国际制单位为:库仑/千克/秒,用符号 $C \cdot kg^{-1} \cdot s^{-1}$ 表示,无专名。

照射量率的专用单位有:伦琴每秒(R/s)、伦琴/分(R/min)、伦琴/小时(R/h)等。

$$1R/s = 2.58 \times 10^{-4} C \cdot kg^{-1} \cdot s^{-1}$$

$$1R/min = 1.548 \times 10^{-2} C \cdot kg^{-1} \cdot s^{-1}$$

$$1R/h = 0.9288 C \cdot kg^{-1} \cdot s^{-1}$$

4. 照射量率与放射性活度的关系　放射活度 A 为单位时间的衰变次数,照射量率 $\dot{X}$ 为单位时间的照射量,二者之间有一定的关系。对于在空气中的点状 γ 放射源,有如下公式:

$$\dot{X} = \Gamma \cdot \frac{A}{R^2}$$

式中 A 为点状 γ 放射源的放射性活度,R 是辐射场中某点距点状源的距离,$\dot{X}$ 为该点的照射量率,Γ 为该 γ 源的照射量率常数。在放射防护中,常利用此公式来控制工作人员距放射源的距离。

照射量率常数也称电离常数,是描述 γ 射线在空气中的电离能力的量,它取决于 γ 核素的衰变性质。不同的核素 Γ 常数不同。在国际单位制中 Γ 的单位为:$C \cdot m^2 \cdot kg^{-1}$。另一个单位曾经被广泛的应用,即:$R \cdot m^2 \cdot h^{-1} \cdot Ci^{-1}$,此时,活度 A 的单位取居里(Ci),照射量率 $\dot{X}$ 的单位取伦琴/小时(R/h),距离 R 的单位取米(m)。

二、吸　收　剂　量

照射量不能反映被照射物实际吸收的能量。

1. 吸收剂量的定义　吸收剂量是指单位质量的物质吸收的射线能量。

吸收剂量适用于各种电离辐射,例如:X 射线、γ 射线、α 射线、β 射线等。吸收剂量也适用于各种介质,例如:空气、水、生物组织等。

2. 吸收剂量的单位　在国际单位制中,吸收剂量的单位为:焦耳/千克,记作 J/kg 或 $J \cdot kg^{-1}$。它的专名为:gray(戈瑞),记作 Gy。

$$1Gy = 1J/kg$$

即 1Gy 的吸收剂量就等于 1kg 受照物质吸收 1J 的辐射能量。

在实际应用中,有时戈瑞显得偏大,常用毫戈瑞 mGy、微戈瑞 μGy。

历史上,吸收剂量还有一个非国际单位制的专用单位:Rad(拉德,也称作"瑞德")。拉德与戈瑞的关系为:

$$1Rad = 10^{-2}Gy$$

3. 吸收剂量率 在实际应用中,经常要用到吸收剂量率的概念。吸收剂量率用 $\dot{D}$ 表示,其定义为:单位时间内的吸收剂量。

吸收剂量率的国际制单位为:戈瑞/秒,记作 Gy/s 或 Gy·s^{-1}。在实际应用中,有时也使用毫戈瑞每秒(mGy/s)、微戈瑞每秒(μGy/s)。

4. 吸收剂量和照射量之间的关系 根据数学推导可得,在某种介质内,吸收剂量和照射量的关系成正比为:

$$D = f \cdot X$$

这个公式只适用于 X 射线或 γ 射线外照射且次级电子平衡的情况。首先在空气中测得某处的照射量 X,然后在该处放上被测介质(如生物组织、人体等),则该处的吸收剂量可由这个公式求得。在外照射的防护中,这是一个非常有用的公式。公式中的系数 f 与 X 射线或 γ 射线的能量及介质的性质有关。

三、当量剂量

吸收剂量是用来说明物质受到照射而吸收能量多少的一个物理量,它不能完全反映生物效应的情况。若射线的种类或能量不同,生物组织即使受到相同吸收剂量的照射,其生物效应也是不同的。因而吸收剂量不能满足辐射防护的需要。为了反映射线的种类或能量对生物效应的影响,引入当量剂量的概念。

1. 当量剂量的定义 被研究组织或器官 T 内由辐射 R 产生的当量剂量 $H_{T,R}$ 为:

$$H_{T,R} = D_{T,R} \cdot w_R$$

式中:$D_{T,R}$ 为辐射 R 在组织或器官 T 内产生的平均吸收剂量;w_R 为辐射 R 的辐射权重因子,与射线种类及其能量大小有关,表 2-2 是各种辐射的辐射权重因子 w_R 值。

当被研究的组织或器官 T 受到多种辐射的作用时,当量剂量 H_T 为:

$$H_T = \sum_R w_R \cdot H_{T,R}$$

表 2-2 各种辐射的辐射权重因子 w_R

射线种类	能量范围	辐射权重因子 w_R
光子	所有能量	1
电子	所有能量	1
中子	能量 < 10keV	5
	10keV ≤ 能量 ≤ 100keV	10
	100keV < 能量 ≤ 2MeV	20
	2MeV < 能量 ≤ 20MeV	10

续表

射线种类	能量范围	辐射权重因子 w_R
	能量 > 20MeV	5
质子(不包括反冲质子)	能量 > 2MeV	5
α 粒子、裂变碎片、重核	所有能量	20

注:(1)表中数据对内照射和外照射均适用。(2)表中的电子不包括结合到 DNA 的核素发射的俄歇电子

2. 当量剂量的单位 由当量剂量公式可知,辐射权重因子 w_R 是没有量纲的,因此,当量剂量 H 与吸收剂量 D 的单位相同,即 H 的国际制单位也应该是"焦耳/千克",即 J/kg。为了避免和吸收剂量 D 的单位混淆,ICRU 和 ICRP 共同为当量剂量推荐了一个专名:Sievert(希沃特),简称 Sv(希,希弗),并且规定:1Sv = 1J/kg。

应用中经常使用毫希(mSv)和微希(μSv)。

当量剂量曾经使用的另一个专用单位为:雷姆(rem),目前仍有人使用这个单位。

$$1rem = 10^{-2}Sv$$

3. 当量剂量率 在辐射防护的测量中,更多使用的是当量剂量率。当量剂量率用 $\dot{H}$ 表示,定义为:单位时间内的当量剂量。

当量剂量是辐射防护中的一个十分重要的量。在防护中常讲的"剂量",主要就是指当量剂量。

四、有效剂量

当量剂量考虑了射线的种类或能量对生物效应的影响,由此可以对生物体受到的各种类型、各种能量以及各种方式的辐射进行同一尺度的计量。但是在同样的当量剂量照射下,各种组织或器官可能诱发的恶性疾患的几率却是不相同的,也就是说各组织或器官对相同当量剂量照射的危险度是不同的。同时,当人体不同组织器官同时受到照射时,辐射对人体产生的危害在某种意义上是可以相加的。为了反映不同组织器官的不同危险度及对人体总生物效应的影响,引入一个新的量即有效剂量,以便对辐射的生物效应进行分解和综合,进而对辐射危害进行控制。

有效剂量就是计及各组织器官的相对危险度之后,人体各组织器官当量剂量的加权和。

1. 组织权重因子 在均匀照射下,各组织或器官的危险度不同,对全身总危险度的贡献份额也就不同。组织权重因子与组织危险度相对应,也称危险度权重因子。权重因子实际上就是某组织或器官可能诱发的恶性疾患的几率与全身疾患的总几率之比,即单个组织的恶性疾患率所占全身总疾患率的份额。

均匀照射下总的危险度权重因子 $W_{总}$ 等于所有器官和组织的危险度权重因子 W_T 之和,此值等于 1。

$$W_{总} = \sum W_T = 1$$

权重因子只是个比值,无单位。表 2-3 给出了人体各组织或器官的权重因子。

2. 有效剂量 有效剂量为各组织或器官 T 接受的当量剂量 H_T 与相应的组织权重因子 W_T 的乘积之和。用 E 表示:

$$E = \sum_T W_T \cdot H_T$$

表2-3　人体各组织或器官的危险度权重因子

器官或组织 T	权重因子 W_T
性腺	0.08
乳腺	0.12
红骨髓	0.12
肺	0.12
甲状腺	0.04
骨表面	0.01
结肠	0.12
胃	0.12
肝	0.04
食管	0.04
膀胱	0.04
皮肤	0.01
脑	0.01
唾液腺	0.01
其余组织或器官	0.12

可见,有效剂量是全身照射的当量剂量的加权平均值。

因为权重因子是无量纲的,有效剂量 E 的国际制单位与当量剂量 H 相同,也为 Sv。

有效剂量是对辐射产生的损伤的一种度量,剂量限值就是以有效剂量给出的。按照有效剂量的概念,不均匀照射时,受照器官或组织的有效剂量可以加权相加,这就为制定关于不均匀照射的剂量限值标准提供了依据。利用有效剂量,可以比较不均匀照射时的危险性。

（陈英茂　耿建华）

第三章

核医学设备

第一节 核医学仪器设备分类

一、核医学仪器分类

核医学射线探测仪器设备分类方式有多种。可按用途、探测原理及探测器材料分类。

按用途分类,核医学射线探测仪器设备可分为活度计、放射防护仪器、显像设备、非显像测定仪器、体外分析仪器等。

1. 活度计 用于测定放射性药物的活度。

2. 放射防护仪器 用于防护目的探测环境及工作人员所受的辐射。核医学中常用的有表面沾污检测仪、环境辐射监测仪、个人剂量仪等。

3. 显像设备 用于临床显像,测定患者体内放射性药物摄取、分布、排泄等,并以图像的形式显示结果。目前,核医学中常用的显像设备有γ相机、SPECT、PET、PET/CT。

4. 非显像测定仪器 用于临床检查,测定患者体内某些器官组织的放射性药物摄取、排泄等,以数据、曲线的形式显示结果。目前,核医学中常用的非显像测定仪器有肾功能测定仪、甲状腺功能测定仪及γ计数器等。

5. 体外分析仪器 分析体外样品,用于临床检查及研究。核医学中常用的体外分析仪器有井型γ计数器、放免仪及液闪仪等。

二、核医学探测器分类

(一)核医学射线探测的基本构成原理

核医学仪器设备尽管其外形和功能千差万别,但其基本构成由三部分组成。

1. 探头 这是仪器设备最重要的部分,仪器设备的性能主要由探头决定,探头的功能为:利用射线和物质相互作用产生的各种效应(如电离、激发等),将射线的辐射能转变为电信号。

2. 电子线路 根据不同的测量要求,对探头输出的电信号进行处理(例如,信号放大、能量甄别、信号定位、各种校正等)。

3. 各种附加部件 该部分起辅助作用,按不同的检测目的和需要而配备的机架机械系统、电子计算机数据处理系统、自动控制系统、显示系统和储存系统等,进一步完善了仪器的性能。

（二）探测器种类

按照探头的探测原理,核医学仪器设备可分为闪烁探测、气体电离探测、半导体探测、放射自显影探测等。

1. 闪烁探测

（1）原理:射线使闪烁探测材料原子激发,原子从激发态回到基态或较低能态时发出荧光,这些荧光为可见光(400nm 左右),可用肉眼观察,因此称为闪烁探测。闪烁荧光用光电倍增管探测转换成电信号。入射到闪烁探测材料的一个 γ 光子或射线粒子(β 粒子、电子),能产生多个荧光,经光电倍增管转换放大,输出一个电脉冲。电脉冲的幅度取决于荧光的数量,与闪烁探测材料吸收的能量成正比。记录电脉冲的幅度、波形、数量可以获得射线的能量、种类、强度等信息。核医学中大部分仪器设备探测原理为闪烁探测。例如,显像设备:γ相机、SPECT、PET、PET/CT;非显像测定仪器:肾功能测定仪、甲状腺功能测定仪及 γ 计数器;体外分析仪器:井型 γ 计数器、放免仪及液闪仪等。

（2）材料:闪烁探测材料有固体和液体两类。固体闪烁探测材料又分为有机和无机。目前核医学中常用的闪烁探测材料为晶体。按照不同的闪烁探测材料,探测仪器设备又可以分成液体闪烁探测器(液闪仪)和晶体闪烁探测器等。

2. 气体电离探测

（1）原理:电离辐射(γ 射线、电子、α 粒子等)可直接或间接引起气体原子的电离,产生电子-离子对。电离产生的电子-离子对的数目与电离辐射传递给气体的能量成正比。例如,在空气中产生一个电子-离子对平均需 34eV 的能量。如果用外加电场收集这些电子-离子对,在电场的作用下,电子和离子会分别向电场的两极运动,形成电流。根据电流的大小来测定射线的强度能量等。这就是气体电离探测的基本原理。

（2）组成:气体电离探测器主要组成部分是一个具有两个电极的容器,其中充以工作气体,通常为惰性气体、氮气和空气。两个电极上加电压,随外加电压的增加,电流的变化有不同的形式,随电压由低向高变化,电流-电压曲线可分为三个工作区域:饱和区、正比区和盖革区(G-M 区)。

1) 饱和区:在饱和区中,随电压的增加,电流保持不变。此时的电流与入射 γ 光子或粒子的数量成正比。通过适当刻度,电流大小代表放射性样品的活度。工作在这个区域的气体电离探测器称为电流电离室。核医学中常用的活度计工作原理为电流电离室。

2) 正比区:随着电压的增加,电流-电压曲线进入正比区。在正比区中,电流随电压的增加线性增加。正比计数器工作在这个区域。

3) 盖革区(G-M 区):在盖革区中,电压的增加使电子和离子的运动速度加快。速度快的电子会引起气体的电离,产生额外的电子-离子对,从而使电流放大。当有一个光子或粒子射入时,就输出一个脉冲信号。工作在这一区域的气体探测器称为 G-M 计数管。常用的防护用的表面沾污检测仪、多功能辐射检测仪及环境辐射监测仪等探测原理为 G-M 计数管。

3. 半导体探测

（1）原理:射线在半导体材料中产生电子-空穴对,电子-空穴对在外加电场的作用下,形成电流,这个电流可用作探测射线,通常是测量单个射线粒子产生的脉冲信号。

（2）特点:半导体探测器具有能量分辨率高、脉冲时间短、能量线性好、体积适中、工作电压低等特点,目前在核医学射线探测中应用很少,但有良好的应用前景。

4. 感光效应探测 射线使感光材料曝光,形成与射线强度相关的影像,根据影像在被测样品的部位和它的灰度对被测样品中的放射性做出定位和定量的判断。放射自显影技术及胶片剂量计原理就是依据射线的感光效应。

5. 热释光探测 探测材料为热致发光体的晶体。在晶体中,未被照射时,电子处于基态,该能带被填满,称为满带;在高能带上,没有电子填入或尚未填满,称为导带。在靠近导带下面有局部能级,能够吸附电子,称为陷阱,在没有受到辐射照射前,电子陷阱是空着的。当电离辐射照射晶体时,产生电离或激发,使满带中的电子受激而进入导带,同时产生空穴。电子在晶体导带中自由运动,直到它们被陷阱俘获。对晶体加热,俘获的电子受热以后,获得足够的能量摆脱束缚跃回低能态,同时以可见光形式释放多余的能量。晶体受热时发光量越大,表征它接受的累积辐射量越大。

目前常用的个人剂量仪为热释光剂量仪。其优点是体积小、灵敏度高、测量精度高、重复性好、发光材料可重复使用。但不能即时读出辐射量,只能定期在专用设备上测得累积辐射量。

第二节 活 度 计

一、活度计组成与工作原理

医用核素活度计由井型电离室及操作面板组成,操作面板通常有操作键盘、显示及打印装置。井型电离室的工作原理为工作在饱和区的气体电流电离室。电离室为密封的圆筒形,内部充入工作气体(通常为惰性气体),圆筒的中央孔为测量样品的井(简称测井),测井的直径为几个厘米,放置被测样品。

医用核素活度计的特点是探测效率高,可测量各种核素产生的电离电流。对常用放射性核素,利用其已知活度的标准源进行刻度,获得不同放射性核素的刻度系数或能量响应曲线。使用时,只要选择了待测核素的按钮或菜单,就能利用相应的刻度系数将电离电流转换成活度的读数。

二、活度计性能

1. 能量范围 可测量射线的能量范围。通常可测量发射 keV 以上的 X、γ 及其 1MeV 以上的 β 射线的核素。

2. 量程范围 可测量核素的活度范围。通常由 μCi(10^4Bq)到几个 Ci(10^{11}Bq)。

3. 重复性 多次测量重复性。用 $n(n \geq 10)$ 次测量的标准误差与平均值的百分比表示。

4. 稳定性 随时间的稳定性。用 7 小时内等时间间隔 10 次测量的数据计算,用每次测量值减第一次测量值,找出最大差值,用该最大差值的绝对值与第一次测量值的百分比表示稳定性。

5. 基本误差 也称基本相对误差、精度。对一标准源测量 10 次,计算平均值与源标准活度的差值,用该差值的绝对值与标准活度的百分比表示基本误差。

6. 线性 在量程范围内,活度的测量值与标准值应相同,其变化为一条直线。实际上,在量程范围内,每个测量值与标准值会有偏差,这称之为非线性。找出测量值与标准值的最大偏差,用该最大偏差的绝对值与标准活度的百分比表示非线性。

7. 几何响应 样品轴向变动时,活度的变化量。

使用活度计时,要注意几何因素的影响。样品在测量井中的位置(高度)对测量结果有一定的影响,样品离井口越近,探测效率越低。体积大的样品探测效率低于体积小的样品。

三、活度计的质量控制

活度计是核医学必备的仪器,是放射性核素诊疗中所有定量的基础。活度计的质量直接影响核素诊疗的质量。为保证活度计的质量,定期对上述性能指标进行测试,并与验收时测试结果进行比较,掌握活度计的工作状态。此外本底、污染、屏蔽等因素也会影响测量结果,需进行下列常规测试。

1. 常规质量控制 常规质量控制包含下列指标的定期测试:

(1)本底测量:每日工作前测量本底计数,如果本底过高,分析原因,判断是否测井内部污染、外部污染或环境污染。有的活度计有自动本底扣除功能。

(2)精度测试。

(3)线性测试。

(4)稳定性测试。

2. 强制检定 医用核素活度计属于强检的仪器,定期由资质单位对其进行检定,我国现行规定活度计的检定周期不得超过 2 年。

第三节 放射防护仪器

核医学常用的放射防护用仪器有多种,可分为个人剂量仪、表面沾污检测仪、环境辐射监测仪三类。

一、个人剂量仪

个人剂量仪是用来测量个人接受外照射剂量的仪器,体积较小,可佩戴在人体的适当部位。放射性工作人员必须佩戴个人剂量仪。目前我国放射工作人员用的个人剂量仪为热释光剂量仪,此外,也有可读式个人剂量报警仪。

1. 热释光剂量仪 热释光剂量仪原理见本章第一节。

热释光剂量仪特点是不能实时显示辐射剂量率或累积剂量,需专用仪器,通过加热发光,测得受照射的累积剂量。

2. 可读式个人剂量报警仪 可读式个人剂量报警仪有多种,大多数原理为 G-M 管,可以实时显示辐射剂量率;还可以显示累积剂量。可以设置不同的报警剂量率或累积剂量值。

3. 佩戴要求

(1)对于比较均匀的辐射场,当辐射主要来自前方时,剂量计应佩戴在人体躯干前方位置,一般在左胸前;当辐射主要来自人体背面时,剂量计应佩戴在背部中间。

(2)对于工作中穿戴铅围裙的场合,通常应佩戴在围裙里面躯干上。当受照剂量相当大时,还需在围裙外面衣领上另外佩戴一个剂量计,以估算人体未被屏蔽部分的剂量。

二、表面沾污检测仪

表面沾污检测仪是用于对体表、工作服、工作面等受到的放射性污染进行监测的仪器。

27

核医学工作场所应配备表面污染检测仪。

表面沾污检测仪有多种,有专用于检测 α、β 或 γ 射线的,也有可同时检测各种射线的。其大小及外形便于手持,大多数原理为 G-M 管,可以显示辐射剂量率(μSv/h、mSv/h)及计数率(每分钟计数 cpm、每秒钟计数 cps),根据需要选择测量单位。

三、环境辐射监测仪

环境辐射监测仪用于监测放射性工作场所 γ、X 射线辐射剂量率。其探头较大,通常固定在辐射场所。一个环境辐射监测仪可以有多个探头,分别置于不同方位,在显示屏上同时显示不同探头处的辐射剂量率。可以设置不同的报警剂量率进行实时监控与超阈安全报警。

多数环境辐射监测仪的探头为 NaI 晶体,也有使用半导体探测器的探头。

第四节　SPECT 与 γ 相机

γ 相机也称 γ 照相机,是较简单的一种影像设备。SPECT 是核医学临床中使用最多、最普及的设备。目前临床使用的 SPECT 均是以 γ 相机为基础的旋转型设备,其核心部件为 γ 相机,可用于获得人体内放射性核素的三维立体分布图像。SPECT 由 γ 相机旋转构成,具有 γ 相机的所有功能,其性能高于普通 γ 相机。在很多临床应用中,SPECT 只应用了其 γ 相机的功能,即未旋转采集,仅获得平面图像。

一、SPECT 与 γ 相机结构

SPECT 与 γ 相机系统均由硬件系统及软件系统组成。硬件系统由探头、电子线路部分、机架、扫描床及计算机组成;软件系统由采集软件、校正软件、图像处理软件及显示软件等组成。

1. SPECT 与 γ 相机的探头　SPECT 探头与 γ 相机的探头其结构组成及原理基本相同。不同之处是 γ 相机的探头尺寸通常较小,多为圆形(直径 30cm 左右);而 SPECT 探头尺寸通常较大,多为矩形(边长 40cm×50cm 左右)。探头是 SPECT 和 γ 相机的核心部分,其功能为探测从人体发出的 γ 射线。探头性能决定了 SPECT 和 γ 相机设备的性能及图像质量。探头由准直器、晶体、光电倍增管(PMT)组成。临床使用的 γ 相机通常只有一个探头,而 SPECT 通常配有两个或三个探头。

2. SPECT 与 γ 相机的准直器

(1)准直器的功能:准直器置于探测晶体表面。从体内发射的 γ 射线首先通过准直器再进入探测晶体。准直器的功能是限制进入晶体的 γ 射线的范围和方向,只允许一定入射方向及范围内的 γ 射线通过,从而使人体内放射性核素的分布投影到探测晶体上。准直器吸收了来自患者体内的大多数 γ 光子,只允许一小部分 γ 光子通过,这是造成 γ 相机及 SPECT 灵敏度低的主要原因。

准直器由单孔或多孔的铅合金制成,根据需要准直器被设计成不同的形状结构。不同的准直器对 γ 光子的限制程度不同,导致 γ 相机及 SPECT 探头的灵敏度及分辨率等性能不同。准直器可以从探头上卸下更换。

(2)准直器的性能参数

　　1）几何参数:准直器的几何参数有孔数、孔径、孔长及孔间壁厚度,它们决定了准直器的空间分辨率、灵敏度和适用能量范围等性能参数。

　　在同样能量下,准直器的空间分辨率与灵敏度不能同时提高,空间分辨率的提高导致灵敏度的降低,灵敏度的提高导致空间分辨率的降低。

　　2）准直器空间分辨率:空间分辨率描述区别两个邻近点源的能力,通常以点源或线源扩展函数的半高宽(full width at half maximum,FWHM)表示准直器的空间分辨率,半高宽度越小,表示空间分辨率越好。

　　准直孔越小,准直器越厚,探头距患者距离越近,分辨率越高。目前 SPECT 均配有体表轮廓跟踪的功能,保证探头与人体间的距离最近,提高图像质量。

　　3）准直器灵敏度:准直器的灵敏度反映能通过准直器的 γ 光子占入射到准直器的 γ 光子的比率。

　　准直孔越大,准直器孔间壁越薄,灵敏度越高;准直孔越小,孔间壁越厚,灵敏度越低。

　　4）准直器适用能量范围:准直器的适用能量范围由孔长和孔间壁厚度决定。高能准直器孔更长,孔间壁也更厚。

　　(3)准直器分类

　　1）平行孔型准直器:平行孔准直器是临床中应用最广泛的准直器,准直器的孔互相平行,并与探测晶体表面垂直,孔均为柱形。不同的孔径大小、孔间距及孔长度,有不同的灵敏度及空间分辨率,适用于不同能量的 γ 射线,因此平行孔准直器又可分为低能通用准直器、低能高分辨准直器、中能通用准直器、高能通用准直器、超高能准直器等,如表 3-1 所示。平行孔准直器越厚、孔径越小,分辨率越好,而灵敏度越差。

表 3-1　不同结构的平行孔准直器的物理性能及用途

准直器类型		适用的能量范围	临床应用
准直器名称	缩写		
低能通用准直器	LEGP	75 ~ 170keV	^{99m}Tc 标记的放射性药物
低能高分辨准直器	LEHR		
中能通用准直器	MEGP	170 ~ 300keV	^{67}Ga 标记的放射性药物
高能通用准直器	HEGP	270 ~ 360keV	^{131}I 标记的放射性药物
超高能高分辨准直器	UHEHR	511keV	^{18}F-FDG 代谢类显像剂

　　显像脏器通过平行孔准直器投影在晶体上的分布及大小与脏器本身相同,准直器与显像脏器之间的距离对灵敏度、视野和影像大小影响不大,但随着距离的增加,空间分辨率下降。

　　平行孔准直器是临床中应用最广泛的准直器,适用于各脏器显像。不同结构的平行孔准直器适合于不同能量的 γ 射线,用于不同核素显像,如表 3-1 所示。

　　2）针孔型准直器:针孔型准直器的孔只有一个,为圆锥筒型。

　　针孔成像的图像倒置,灵敏度低。图像大小与源到准直器的距离有关,距离小于准直器长度时,图像放大,视野缩小;反之则图像缩小,视野放大。临床使用时,尽量使探测表面与人体表面接近,由此得到放大图像。源的立体分布导致不同深度的源有不同的放大或缩小,叠加在一起,产生图像失真。

针孔型准直器只适合于小器官平面显像,例如,甲状腺显像。

3. 晶体

(1)晶体功能:晶体是探头核心部件,其功能为能量转换和光子数量放大,把1个高能的γ光子转换成光电倍增管能接收的数千百个低能可见光,通常称之为闪烁晶体,产生的低能可见光称为闪烁光或荧光。目前临床γ相机和SPECT常用晶体为NaI(Tl)晶体。

(2)NaI(Tl)晶体的特点

1)优点:①密度大($\rho = 3.67g/cm^3$),对射线的阻止本领高,即吸收率高;②荧光转换效率高;③荧光衰减时间短(0.25μs),得到高的时间分辨率,约为10^{-6}秒;④制备较为方便,大小和形状可满足临床要求;⑤价格低廉。

2)缺点:①易于潮解,使其透明度降低,性能变坏;②薄晶体加工困难;③环境温度变化超过4℃时,晶体会因热胀冷缩而破裂,因此机房温度变化须小于±2℃;④抗冲击性能差,易碎,使用时应特别小心,除了质量控制测试和准直器更换时,探头不能离开准直器保护。

(3)晶体的厚度:晶体的厚度影响着探头的性能。增加晶体厚度可增加γ射线被吸收的几率,提高探测灵敏度;但同时也增加了散射的几率,降低了空间分辨率。用于γ相机和SPECT探头的晶体一般在6.4mm(1/4英寸)~25.4mm(1英寸)。

对低能γ射线,薄晶体可提高相机的固有分辨率。理想的情况是射线进入晶体后经过一次相互作用就以闪烁光形式发射出来,这样产生的闪烁点定位准确、分辨率好。但实际情况是射线进入晶体后经多次相互作用才被光电倍增管探测,导致定位不准确,空间分辨率降低。

对Tc-99m(140keV γ射线)等低能射线,大部分相互作用发生在晶体前端2~5mm内,对此能量范围的射线,应该使用薄晶体。使用厚晶体对灵敏度没有明显改善,而空间分辨率降低。如果将晶体从12.5mm降到6.5mm,空间分辨率可提高70%,而相应的灵敏度仅损失15%。SPECT探头通常使用厚度为9.5mm(3/8英寸)的NaI(Tl)晶体。对带符合探测的多功能SPECT(SPECT/PET),为了兼顾高能511keV和140keV的γ射线探测,常使用15.9mm(5/8英寸)~25.4mm(1英寸)的厚晶体。1英寸晶体后半部分带有切缝,每条切缝形成了空气与晶体密度变化的界面。切缝形成的界面可以有效地防止射线转换的荧光在后半部分(切割部分)发生漫射,提高了系统(主要是低能成像)的分辨率。

4. 光电倍增管 晶体发射的荧光需进入光电倍增管才能被探测。为避免荧光从与光电倍增管接触的晶体表面反射回晶体,在晶体与光电倍增管之间加光导和光耦合剂。

(1)光电倍增管的作用:是把晶体产生的微弱荧光信号转换成电信号并将之放大,放大倍数高达$10^6 \sim 10^9$。

(2)光电倍增管的组成:主要由光阴极、电子聚焦系统、多级倍增极和阳极组成。

(3)工作原理:光电倍增管的光阴极上喷涂有光敏材料,将入射的光子转换成光电子。光电子经电子聚焦系统聚焦和加速后,打到倍增极上二次发射,产生更多的电子。有多个倍增极,各个倍增级上加有依次递增的电压。从阴极发射的电子逐级倍增,达到足够数量后,飞向阳极收集形成脉冲电流输出。此信号再由后续电子线路处理。

光电倍增管的输出分为两路,分别输送到位置电路和能量电路进行定位和能量甄别。

SPECT与γ相机探头中光电倍增管的数量依据探头尺寸大小不等,从十几个到几十个甚至上百个。

5. SPECT与γ相机的电路 SPECT与γ相机的电子线路部分主要由放大电路、模数转换电路、位置电路、能量电路等组成。

（1）核心电路及功能：核心电路为位置电路和能量电路，其功能为确定探测到的 γ 光子的入射位置、甄别其能量，决定是否记录此事件。

（2）核心电路工作原理：一个 γ 光子在晶体中产生多个闪烁光子，被多个光电倍增管接收，各个光电倍增管接收的闪烁光子数目随其离闪烁中心（γ 光子与晶体相互作用处）的距离增加而减少。由位置电路和能量电路根据不同位置的光电倍增管接收到的闪烁光的强度来确定 γ 光子的位置。

首先，位置电路按照每个光电倍增管的位置为其信号分配不同的权重，X 和 Y 方向的权重分别为空间坐标值 X_i 和 Y_i；然后位置电路对各个光电倍增管探测到的闪烁光强度 I_i 进行位置加权求和，输出幅度分别为 $\sum X_i I_i$ 和 $\sum Y_i I_i$ 的脉冲信号。

能量电路将各个光电倍增管探测到闪烁光的强度直接求和，输出幅度为 $\sum I_i$ 的脉冲信号，将其进一步处理后形成能谱，由脉冲幅度分析器（PHA）分析，使满足设定能窗的 γ 光子被记录，剔除低能 γ 光子（例如，散射光子）及多 γ 光子叠加形成的高能事件。对 ^{99m}Tc 发出的 140keV，能窗为 ±10%，只记录能量为 126～154keV 的光子。

位置电路的输出除以能量电路输出，得到闪烁光在 X 方向和 Y 方向的位置坐标。即：

$$X = \frac{\sum X_i I_i}{\sum I_i} \qquad Y = \frac{\sum Y_i I_i}{\sum I_i}$$

经过计算机处理，最终形成放射性核素的分布图像。将计数分布变为亮度或颜色的分布显示在计算机屏幕上，形成可视图像，即 γ 相机图像或 SPECT 平面图像。

6. SPECT 与 γ 相机的机架与扫描床 SPECT 机架与 γ 相机的机架不同。γ 相机的机架的功能仅为固定支撑探头，并使之能在一定范围内移动及旋转方向。SPECT 机架除了上述功能外还提供使探头绕扫描床旋转的功能。

γ 相机通常没有专用的扫描床。SPECT 配有专用的扫描床，扫描时，扫描床可移动获得全身图像。

7. 计算机 计算机为 SPECT 或 γ 相机的工作站，其功能为控制 SPECT 或 γ 相机的数据采集、处理、存储及显示分析图像。SPECT 的断层图像还需重建及各种校正软件，并需要更大图像存储空间，因此要求更高配置的计算机。

二、SPECT 与 γ 相机工作原理概述

将特定放射性药物注入患者体内，一定的时间后放射性药物在体内达到显像的要求，开始进行 γ 相机或 SPECT 成像。从人体中发射出的 γ 光子首先到达准直器，准直器限制入射 γ 光子的方向，只允许与准直器孔方向相同的 γ 光子透过，以便于 γ 光子定位。到达晶体的 γ 光子与晶体相互作用，被晶体吸收并产生多个闪烁光子。闪烁光经过光导被各个光电倍增管接收。光电倍增管将闪烁光转变成电脉冲信号。该电脉冲信号经过特殊位置电路定位、能量电路甄别被记录，成为一个计数。成像装置记录大量的闪烁光点，经过处理、校正，形成一幅人体放射性浓度分布图像，即为一幅 γ 相机图像或 SPECT 平面图像。

在 SPECT 断层成像采集时，探头围绕患者旋转。在旋转的过程中，探头表面总是与旋转轴平行，旋转轴与患者检查床平行。根据需要在预定时间内采集 360° 或 180° 范围内不同角度处的平面图像，任一角度处的平面图像称为投影图像（projection image）。利用在不同角度处获得的多幅投影图像，通过数据处理、校正、图像重建获得体内断层图像，即 SPECT 断

层图像。

三、SPECT 断层图像的重建

由投影数据经过计算、处理得到断层图像,该过程称为重建。重建图像有多种方法,SPECT 常用的有两种:滤波反投影法(filtered back projection,FBP)和迭代法(iterative reconstruction,IR)。

1. 滤波反投影法 滤波反投影法是核医学中普遍使用的图像重建方法,优点为计算过程简单、重建速度快,缺点为放大统计噪声、产生星状伪影及图像上产生负计数。

滤波反投影法的理论依据是傅立叶切片定理。二维傅立叶切片定理:任意函数 $f(x,y)$ 沿任意方向平行投影,得到与该方向垂直的一维投影函数。此投影函数的傅立叶变换,就等于 $f(x,y)$ 的二维傅立叶空间平面上过原点的一条线,并且这条线与一维投影函数同方向。

在 SPECT 重建时,$f(x,y)$ 就是某一横断面上示踪剂密度分布函数,即需要重建的图像。SPECT 采集的数据实质是 $f(x,y)$ 沿各个方向的一维投影函数,对各方向的投影函数进行傅立叶变换,得到傅立叶平面上的一条条线。根据上述定理,将这些线,通过原点并沿各自的方向组合起来,就得到了 $f(x,y)$ 的二维傅立叶变换函数 $F(u,v)$。对 $F(u,v)$ 实施傅立叶逆变换,即得到重建图像 $f(x,y)$。

2. 迭代法 迭代重建的图像没有 FBP 重建图像上的星状伪影及负计数,并且具有高分辨、低噪声的优点,目前为核医学图像重建的首选方法。

在迭代法中,最普遍使用的是有序子集最大期望值法(ordered subsets expectation maximization,OSEM)。它的有序子集思想(OS,即将全部投影数据分成多个组-子集)与代数重建技术(algebraic reconstruction technique,ART)的思路是很相似的;而它在迭代过程中的数据更新算法则是基于极大似然期望法(maximum likelihood expectation maximization,MLEM)。

四、SPECT 断层图像校正

1. 衰减校正 γ 光子在人体内的衰减造成 SPECT 重建断层图像"中空"或称"热边"现象,使人体深部计数减低并图像失真。为了提高图像质量及定量分析,衰减校正是必不可少的。SPECT 的衰减校正方法总体有两类:软件校正及透射扫描校正。

软件校正:用某种算法,在图像重建前或后或重建中,对衰减进行校正。在图像重建前进行校正称为预校正法;在图像重建后进行校正称为后校正法;在图像重建中进行校正称为本征法。这类方法有一共同的弊端是假设成像的组织器官是均匀的,即衰减系数假设为常数。这种假设显然不符合临床实际情况,因此对非均匀衰减的校正效果不理想。早期的 SPECT 均采用这类方法。

透射扫描校正法:用放射源或 CT 投射扫描获得成像组织衰减的分布,即衰减图。利用衰减图在图像重建过程中进行衰减校正。这种校正是针对具体的衰减分布进行的,所以对于非均匀衰减的情况能校正出较为理想的重建图像。

对用 X-CT 获取透射投影,由于 X 线和 γ 光子的能谱不同,人体组织对它们的衰减系数是不一样的,所以 X-CT 测量出的衰减系数 μ 值需要修正后才能用来校正。

获得了衰减系数的三维分布,还必须建立校正算法。目前有多种算法:①重建前校正:先校正投影数据,再重建断层图像;②重建中校正:在重建图像的过程中进行校正;③重建后校正:先不考虑衰减,重建断层图像,再根据衰减图对重建图像进行校正。

2. 散射校正 γ射线在患者体内及晶体内行进的过程中,部分γ光子会与体内组织及晶体相互作用发生康普顿散射。散射使光子能量损失,且运动方向发生偏移,使位置信息产生偏差。核医学的成像设备(γ相机、SPECT、PET)均采用在全能峰处设置能窗进行能量甄别筛选,去掉低能的散射光子。减小能窗可以限制散射光子,但也会降低灵敏度,并且能窗宽度受闪烁探测器的能量分辨率的限制。由于探测器的能量分辨率有限,那些经过小角度散射,能量损失不大的γ光子仍能通过能量甄别器,被记录下来,造成混淆和假计数,使图像变模糊,分辨率下降。散射还会使本底计数提高,造成不均匀的本底噪声,降低了图像的对比度,可使小病灶淹没在本底中。

散射校正有多种方法,基本原理为:首先估计散射光子对成像的贡献,然后将其从投影数据或重建图像中减掉散射成分。对 SPECT,准直器限制了视野外部的散射及部分视野内的散射。

五、SPECT 与 γ 相机性能指标

SPECT 是由γ相机探头旋转来工作的,因此 SPECT 系统的性能,包含了γ相机的性能、断层的性能及全身扫描性能。

1. γ相机性能指标 γ相机性能分固有(intrinsic)性能和系统(system)性能。固有性能为卸下准直器时γ相机探头的性能;系统性能为安装准直器后γ相机探头的性能,系统性能与准直器性能有关。同一性能指标又分有效视野(useful field of view,UFOV)和中心视野(central field of view,CFOV)之分。UFOV 由厂家设定,通常为探头尺寸的 95%;CFOV 为 UFOV 的 75%。γ相机性能决定平面图像的质量。

(1)固有和系统空间分辨率:空间分辨率(spatial resolution)是影响图像质量的一项重要指标,反映能分辨两点间最小距离,通常用线源扩展函数(line spread function,LSP)半高宽(full width at half maximum,FWHM)及十分之一高宽(full width at tenth maximum,FWTM)来表示。FWHM 及 FWTM 越小,分辨率越高。

固有空间分辨率与晶体、光电倍增管的性能及能窗等采集条件有关,通常固有 FWHM 在 5mm 左右;而系统空间分辨率由固有分辨率及准直器的分辨率决定,分散射和无散射两种情况。

$$系统分辨率 = \sqrt{固有分辨率^2 + 准直器分辨率^2}$$

(2)固有空间线性:固有空间线性(spatial linearity)描述图像的位置畸变程度,空间线性分绝对线性(absolute linearity)和微分线性(differential linearity)。

绝对线性由 X 及 Y 方向的线扩展函数峰值偏离距离表示。

微分线性由 X 及 Y 方向的线扩展函数峰值偏离距离的标准差表示。

绝对线性和微分线性值越小,其线性越好。

(3)固有能量分辨率:固有能量分辨率(intrinsic energy resolution)描述探头对γ射线能量的辨别能力。用光电峰的半高宽与峰值处能量的百分比表示。通常固有能量分辨率在10%左右。

(4)固有泛源均匀性:固有泛源均匀性描述γ相机探头对一均匀泛源(flood source)的响应。均匀性分积分均匀性(integral uniformity,Ui)和微分均匀性(differential uniformity,Ud)。

积分均匀性(Ui)由均匀入射的γ射线在探头视野(UFOV 或 CFOV)中产生的最大像素计数(Max)与最小像素计数(Min)按下列公式确定。

$$U_i = \frac{Max - Min}{Max + Min} \times 100\%$$

微分均匀性描述由视野中 X 方向及 Y 方向相邻 5 个像素中最大像素计数与最小像素计数按上述公式确定。具体计算是:分别在 X 方向及 Y 方向逐像素递推计算 Ud,然后在众多的 Ud 中找出最大值即为微分均匀性。

(5)多窗空间配准度:多窗空间配准度(multiple window spatial registration)描述不同能窗成像时,γ 相机对不同能量光子的定位能力。用不同能窗时一点源的图像在 X 及 Y 方向上的最大位移表示。

(6)计数率特性:当视野中的活度较低时,γ 相机计数率随活度的增加而增加;当活度增加到一定值时,计数率开始随活度的增加而减少。计数率特性(count rate performance)描述计数率随活度的变化特征。由最大观测计数率、20% 丢失时观测计数率及观测计数率随活度的变化曲线表示。计数率特征分固有(无准直器,源在空气中)计数率特征和有散射系统(有准直器,源在水中)计数率特征两种情况。

(7)系统平面灵敏度:灵敏度(sensitivity)描述探头对源的响应能力。系统平面灵敏度指某一探头对平行于该探头放置的特定平面源的灵敏度,用单位活度在单位时间内的计数表示。系统平面灵敏度与准直器的类型、窗宽、源的种类及形状有关。

(8)探头屏蔽性能:探头屏蔽性能(shield leakage)描述探头对视野之外的源的屏蔽能力。在临床应用中,患者本身 FOV 之外的放射性(例如,探测心脏时,膀胱的放射性)及可能存在于探头周围的其他放射源(例如,候诊患者)会对探测造成影响。探头屏蔽性能反映这两种影响的程度。

1)对患者本身 FOV 之外放射性的屏蔽:用点源(点源与探头平面的垂直距离为 20cm)在距探头 FOV 边缘前后 10cm、20cm、30cm 的最大屏蔽计数与在 FOV 中心处计数率的百分比表示。屏蔽泄漏 = 最大屏蔽计数率/FOV 中心计数率 × 100%。

2)对周围环境放射性的屏蔽:将点源置于距地面 1m,距探头两侧及前后 2m 处。用探头分别朝上、下、左、右时的计数率与 FOV 中心处计数率的百分比表示对周围环境放射性的屏蔽性能。屏蔽泄漏 = 最大屏蔽计数率/FOV 中心计数率 × 100%。

2. SPECT 断层性能指标

(1)断层均匀性:断层均匀性是指对均匀体源所成的断层图像中放射性分布的均匀性。断层图像的均匀性比 γ 相机平面图像的均匀性差,因为探头旋转可造成均匀性降低。另外,重建过程对非均匀性有放大作用。保证断层图像均匀性首先要使 γ 相机的均匀性处于最佳状态。断层均匀性实际上是 SPECT 对核素在体内三维分布能否真实再现的指标。断层均匀性与重建算法及总计数有关,可用肉眼评估重建均匀性,也可用断层图像上的像素计数值的相对误差来表示。

(2)断层空间分辨率:断层空间分辨率是指 SPECT 断层成像的空间分辨率,包含三个方向的分辨率:x 方向、y 方向、z 方向,或径向、切向、轴向(z 方向)。用点源或线源的扩展函数在不同断层中的半高宽(FWHM)来表示。FWHM 越小,分辨率越高。断层空间分辨率分有散射和无散射两种情况。

断层厚度也是 SPECT 的一性能指标,其对轴向分辨率影响很大。

SPECT 断层空间分辨率一般在 10~20mm 范围内。SPECT 的空间分辨率与多种因素有关,准直器的类型、衰减校正、散射、晶体厚度、重建算法等都会影响空间分辨率。

（3）旋转中心漂移：SPECT 的旋转中心（center of rotation,COR）是个虚设的机械点,它位于旋转轴上,是系统机械坐标、探头电子坐标和计算机图像重建坐标共同的重合点。任何不重合都表现为旋转轴倾斜和旋转中心漂移（center of rotation offset）。旋转轴倾斜及旋转中心漂移会在 SPECT 图像上产生伪影（artifact）。

旋转中心漂移是 SPECT 的重要指标,反映 SPECT 系统的机械转动中心与计算机图像存储中心的重合程度。系统对准调试包括各探头的旋转中心及轴向对准。

（4）系统容积灵敏度：系统容积灵敏度反映 SPECT 断层成像的计数效率。对一均匀体源成像,系统容积灵敏度为总体积内所有断层计数之和与源的放射性浓度之比。

SPECT 的灵敏度与多种因素有关,源模型的大小、形状、衰减、散射、晶体厚度、核素能量、准直器的类型等都会影响灵敏度。

3. 全身扫描性能指标　全身扫描通过探头或检查床移动进行全身扫描,获得全身扫描图像。全身扫描的性能一般只考虑全身扫描空间分辨率,它描述全身扫描图像的空间分辨率,分平行于运动方向及垂直于运动方向的分辨率,分别用平行于及垂直于探头或检查床运动方向的线源扩展函数的半高宽（FWHM）及十分之一高宽（FWTM）表示。

全身扫描空间分辨率不仅与 γ 相机探头性能有关,而且与系统的机械性能、精度及扫描速度等因素有关。

第五节　CT

一、CT 的工作原理

1. CT 的成像原理　X 线照射到物体时,物体会吸收 X 线能量,使透射的 X 射线的强度衰减,其衰减程度与物体对 X 线的吸收系数 μ 和穿透厚度 x 有关。设 X 射线入射强度为 I_0,穿过 x 厚度的物体,其透射的 X 射线的强度 $I = I_0 e^{-\mu x}$。如果 X 线穿透不均匀的多种物质,例如人体,将人体分成多个小方形体素,X 射线束穿过人体选定层面,探测器接收到沿 X 射线束方向排列的各体素吸收后的射线,透射的射线强度 $I = I_0 e^{-\mu_1 d + (-\mu_2 d) + (-\mu_3 d) + \cdots}$。其中 μ_i 为第 i 个体素的吸收系数,为未知数,d 为小方形体素的边长。当 X 射线源和探测器围绕人体旋转一周,得到不同角度处透射的 X 射线的强度。通过计算机迭代重建,求出各体素对 X 射线的衰减系数 μ_i,各体素的衰减系数即构成 CT 图像。

CT 图像只是显示组织衰减系数的差异,其衰减系数主要由密度决定,因此显示的实质是组织密度的差异,属于解剖影像。

2. CT 值　吸收系数是绝对值,人体各种软组织的吸收系数相差很小,为了突出描述组织的密度差异,引入 CT 值（CT number）,CT 值是一个与体素吸收系数成正比的相对值,它线性放大了各组织间吸收系数的差异。

CT 值的定义为：

$$CT = \frac{\mu_{物质} - \mu_{水}}{\mu_{水}} \times 1000$$

式中：$\mu_{物质}$ 为物质的线性吸收系数；$\mu_{水}$ 为水的线性吸收系数。

CT 值的单位以 CT 的发明者霍斯菲尔德（hounsfield）表示,简称为 HU。由上式可知：水的 CT 值为 0,空气（$\mu_{空气} \approx 0$）的 CT 值为 -1000。

二、CT 的基本结构与技术

目前 PET/CT 上使用的 CT 为多层螺旋 CT。

CT 组成主要由机架（Gantry）、扫描床及控制扫描和图像重建的计算机组成。在 SPECT/CT、PET/CT 中，CT 机架与 SPECT、PET 的机架组装在一起，而扫描床和计算机与 SPECT、PET 共用。

机架是 CT 的主要组成部分，其外形是中间有一圆形孔洞的方形柜子，其内包含高压发生器、X 线球管、探测器以及各种控制和驱动电路。CT 技术的 80% 都在机架中。

1. 高压发生器　高压发生器的功能是为 X 线管提供高压。目前，CT 机使用的高压发生器多为高频高压发生器，其工作原理为低压交流电经过整流变为直流电，然后经过逆变器（inverter）变为高频电流，再经过倍压器（multiplier）变为高压电流供给 X 线管。

2. X 线球管　X 线球管为发射 X 线的装置，是 CT 设备最关键的部件，只有当 X 线球管提供稳定高质量的 X 线，CT 的功能才得以实现。

X 线球管主要由灯丝、靶、管套组成。球管工作时，灯丝上通有电流。灯丝上流动的电子在高压的驱动下溢出，并被高压电场向着阳极方向加速，最后轰击到球管阳极靶面上，产生 X 线。根据不同的用途，有不同的靶材料，CT 中使用的靶材料为钨靶。

X 线球管的管电压和管电流分别决定了发出 X 线的硬度和强度。

3. 探测器　探测器是探测透过人体后的 X 线强度的部件，是 CT 的核心部件。CT 用的探测器为固体探测器。新一代探测器的闪烁体为高密度的多晶陶瓷，具有对 X 线吸收能力强、光输出率高、响应速度快、余辉小、没有放射性等优点，其探测效率非常高，普遍达到 99% 以上。同时新的加工工艺使其具有体积小、一致性好、稳定性高等众多优点。

探测器由多个探测单元组成，CT 的探测单元比 PET 的小许多，其大小为 0.5 ~ 1.25mm。

4. 滑环技术　滑环技术（slip ring technique）是 CT 采用的一种重要技术。在滑环技术之前，由于连接电缆的限制，CT 的旋转（X 线球管和探测器）只能是正、反转交替进行，极大影响了数据采集速度。滑环技术解决了旋转部件（X 线球管和探测器）的供电和控制信号的传入及探测数据的传出问题。滑环有两组：一组是电力滑环，由固定的碳刷直接压在旋转的铜环上连通。电力滑环为球管和探测器提供电源；另一组是数据滑环，由固定的电极板和旋转的铜环形成电容耦合（非接触）连通。数据滑环负责控制信号的传入及探测数据的传出。滑环技术使 CT 的 X 线球管和探测器围绕着人体长轴连续高速旋转成为现实。

5. 多层螺旋 CT

（1）螺旋 CT：传统 CT，在扫描时扫描床静止不动，扫描一周后，扫描床移动到另一层面再继续扫描。螺旋 CT 采用滑环技术，球管和探测器绕人体长轴连续高速旋转的同时，扫描床同步匀速递进，在人体上的扫描轨迹呈螺旋状前进，可快速、不间断地完成局部至全身的容积扫描。

（2）多层 CT 与多排 CT：CT 的排数和层数不是同一个概念。自从多层螺旋 CT 问世后，就出现了多层螺旋 CT 和多排螺旋 CT 的概念。

多排 CT：指的是在 CT 轴向并排排列的探测器单元个数，如 8 排、16 排、32 排等。它们均指对应的探测器单元有多少排。

多层 CT：指的是 CT 数据采集系统每旋转一周采集的横断面图像的数目。单层 CT 为完成一次旋转扫描只能采集到一层图像数据。例如，做 20cm 长度的检查，以 1cm 层厚来扫描，单层CT需完成20次旋转扫描才能完成,而以4层螺旋CT为例,它只需5次旋转扫描就能完成。

"排"与"层"不一定一一对应。如4层螺旋CT的探头结构可以有4排、8排(两排并一排使用)等。同样64层CT的探头不一定都有64排,32排(通过飞焦点或共轭采集技术)探测器也可获得64层图像。多层CT的层数及断层厚度是可变的,而PET断层的层数及厚度是固定不变的。CT图像的质量不一定与层数多少成正比,层数低的螺旋CT也有好的图像质量。

三、CT 性能指标

1. 机架的检查孔径　机架的检查孔径是表征CT性能的一项重要指标,常规CT在结构上大体形成三类规格:

标准规格CT:孔径70cm。

短轴距CT:一些经济型CT所使用的球管容量较小,工作时管电流小,为提高X线强度,缩短焦点到探测器之间的距离,孔径减小为65cm左右。

大孔径CT:指孔径在80cm以上的CT。主要用于CT模拟定位,为方便体部定位架的摆放和成像而增大孔径。

2. X线高压发生器的功率　发生器的功率直接与CT设备的档次成正比。追求越来越薄的层厚和越来越快的扫描速度使得X线发生器功率越来越大。追求减少患者不必要的曝光剂量,就要求X线发生器具有在曝光期间快速调整管电流和管电压的能力。

以往CT检查只针对单个器官进行,在扫描时其X线输出是恒定的。近年来多器官联合扫描已成为常规检查手段,这样在扫描到躯体不同位置时,由于组织密度的不同,对X线的硬度和强度要求也有差别,若能根据组织的吸收情况来时时自动调制X线的输出,就可实现保证图像质量稳定的同时减少患者不必要的曝光剂量。

3. X线球管的热容量　X线球管是CT设备关键的部件,也是最昂贵的消耗品。球管的热容量决定球管能承受螺旋扫描连续曝光时间的长短。

球管的价格与热容量相关,基本上平均每MHU热容量10多万元,其寿命十万次到几十万次。因此球管成了CT运行中最大的成本开销。

4. 曝光参数(X线球管电压和电流)　X线球管电压决定了发射X线的硬度,即X线的能量。如果X线球管电压为120kV,则发射X线的最大能量为120keV。一般要求X线球管电压的变化范围为80~140keV。

X线球管电流决定了发射X线的强度,即X线光子的个数。X线强度过低,会因信息量少而影响图像质量,强度过高会增加患者的辐射量。目前的多层CT普遍采用mA可变扫描技术,根据所扫描部位的密度不同自动调整曝光mA以达到降低总体剂量的目的。

在PET/CT临床实践中,根据不同的需求调节管电流值。例如,CT只用来做衰减校正,管电流只需0.5mA即可;用来图像融合则需30mA;若用作诊断需200mA。

5. CT的探测器

(1)探测器指标:探测器的性能是影响CT性能的重要因素。CT技术的发展一半因素取决于探测器。探测器的指标有:探测器单元大小、数量、类型、探测效率、响应速度、余辉、输出信号强度、各探测单元的均匀性等。

(2)探测器数量:通常指沿着环形方向排列的探测单元个数。探测器数越多,采集数据量越大,重建图像质量越高。沿轴向排列的探测单元个数称之为排数。探测器的排数越多,采集视野越大,采集时间越短。

(3)探测器排数:指沿轴向排列的探测单元个数。探测器的排数越多,采集视野越大,采集时间越短。另外,因探测器接受 X 线的宽度要小于照射宽度,否则图像就会出现伪影,但照射在检测器之外的射线不对图像产生任何贡献,增加了患者的 X 线辐射量。因此排数越多,无效射线就越少。

(4)探测器单元的大小:探测器单元越小,空间分辨力越高。目前探测器单元的大小有 0.5mm、0.625mm、1mm 或 1.25mm 等。

(5)探测器材料:目前,CT 探测器材料为稀土陶瓷。如$(Y,Gd)_2O_3:Eu$,掺杂铕的氧化钇钆;$Gd_2O_2S:Pr,Tb.$ 掺杂镨(铽)的硫氧化钆等。

6. 扫描速度 扫描速度指机架环携同探测器旋转一圈(360°)所用的时间。

人体自身运动所产生的伪像是影响图像质量的主要因素之一,加快扫描速度是提高临床影像质量的最有效手段。因此,扫描速度是 CT 的标志性指标之一,各种新技术大多也是以提高扫描速度为目的:滑环技术、大容量管球、螺旋扫描技术、多排阵列探测器等。目前较高档 CT 普通常规扫描只需 0.5~0.8 秒,心脏快速扫描 0.4 秒以下。

7. 扫描范围 扫描范围指轴向扫描的范围,也是扫描床可移动的距离。目前多数 CT 的轴向扫描范围可以达到 150cm 以上。PET/CT 要求配套的 CT 具有从头到脚的全身扫描能力,要求扫描范围大于 190cm。

8. 扫描视野 扫描视野指横向扫描的视野,即可重建横断面影像的范围,用可见影像的直径表示。对于 70cm 以下孔径的 CT,一般至少有两个扫描视野:进行头部检查的 25cm 扫描野和进行体部检查的 50cm 扫描野。也有些设备分的更细一些,可多达 5 种扫描野。80cm 的大孔径 CT 多了一个 60cm 的扫描野,更适合带放疗定位架和超肥胖患者的检查。

9. 层厚 层厚指横断图像所代表的组织厚度,由探测器的实际检测宽度决定。

层厚越小,轴向空间分辨力越高。但是,层厚越小,探测器单元接受 X 线光子照射的面积越小,在相同照射剂量下,信号的噪声越大。要获得好的图像,必须增加曝光 mA,这样使患者接受剂量过大,增加球管的负荷。

10. 螺距 螺距是针对螺旋 CT 的指标。螺距指数(pitch factor)定义:

$$CT\ pitch\ factor = \Delta d/(N \cdot T)$$

式中:Δd 为 CT 每旋转一圈检查床沿 z 轴移动的距离;T 为层厚;N 为每旋转一圈机器所采集的层面数量;$N \cdot T$ 为扫描时总的探测宽度。

床的移动距离和探测宽度相等时螺距指数为 1,此时每旋转一周,正好扫描宽度为探测宽度;床移动距离大于探测宽度时,螺距指数大于 1,此时采集的数据量少,图像质量会差一些,但是扫描宽度会增加。例如,采用螺距指数为 1.5,Gantry 每旋转一周,扫描距离会比螺距指数为 1 时增加 50%。因此,同样的扫描范围,如果采用螺距指数为 1 时扫描时间为 3s,则采用螺距指数为 1.5 时只需 2s。

11. 图像重建速度 多排探测器技术使得采集数据量大幅增长,对 CT 数据处理速度提出了更高的要求。临床要求更快的重建速度,目前多层 CT 最快每秒可重建 20 幅以上 512 × 512 矩阵的图像。

12. 高对比度分辨率(空间分辨率) 是描述 CT 图像质量的指标之一,反映空间分辨能力。CT 空间分辨率用在一定调制传递函数(modulation transfer function,简称 MTF,为 PSF 的傅立叶变换)值下每厘米可分辨的线对数,如:18lp/cm@0% MTF,表示 MTF = 0 时,1cm 中可分辨的线对数为18。

13. 低密度对比分辨率(low contrast resolution) 低对比分辨率也称低密度对比分辨率,表示 CT 图像分辨密度差异很小的两种组织的能力。通常认为物体与背景的衰减系数之间的差别小于1%时属于低密度对比。

低密度对比分辨力用在一定曝光剂量条件下可观察到的最低密度对比度、最小孔径的直径表示,如:3.5mm@0.3%/15mGy;其中 3.5mm 和 0.3% 分别为检测体模上测试孔的直径和密度对比度,剂量有时用 mAs 表示。

低对比分辨力与测试模型、曝光剂量及测试者有关。由于不同的体模上测试孔的直径及密度差不同,用不同的体模进行测量结果可能有差异。并且不同的曝光剂量会得到不同的测量结果。这些参数都是由人眼观测所得,受人眼主观影响,观测结果也有可能不同。从临床角度看,并不要求可观测到的测试孔直径越小越好,而是达到一定孔径和密度指标所需要的表面照射剂量越小越好。

提高曝光剂量就会提高影像质量,但现代 CT 技术所追求的并不是极端完美的影像质量,而是在可以满足诊断的情况下尽可能降低患者的辐射剂量。

高对比度分辨率和低对比分辨率是反映 CT 在空间和密度两个方面的极限性能。在临床实际中,往往对不同的器官有不同的要求,通过选用合适的滤波函数得到所需的图像效果。如检查肝、胰、胆、肾等腹部器官,要求更高的密度分辨率,应使用平滑滤波,从而抑制噪声;对中耳、肺纹理和血管等细微结构检查则要求较高的空间细节分辨能力,应选用增强高频信号的滤波函数。

14. CT 扫描剂量 CT 扫描的辐射剂量按照单位厚度轴向体层所接受的剂量——CT 剂量指数(computed tomography dose index,CTDI)来评估:

$$CTDI = \int_{-7T}^{+7T} \frac{D(z)}{N \cdot T} dz$$

式中:D(z)为剂量剖面曲线(dose profile),表示沿着与断层平面垂直的 z 轴方向上的剂量分布;N 为积分范围内所进行的轴向扫描层数;T 为扫描的层厚。

CTDI 还有几种定义方法:

(1)$CTDI_{100}$:100mm 轴向长度范围内的剂量除以层面数与层厚的乘积。

$$CTDI_{100} = \int_{-50mm}^{+50mm} \frac{D(z)}{N \cdot T} dz$$

(2)$CTDI_W$:加权的 $CTDI_{100}$,定义为:

$$CTDI_W = \frac{1}{3}CTDI_{100(center)} + \frac{2}{3}CTDI_{100(peripheral)}$$

式中:$CTDI_{100(center)}$ 为剂量体模中心的剂量;$CTDI_{100(peripheral)}$ 为剂量体模周围区域的剂量。

(3)CT 容积剂量指数($CTDI_{vol}$):对螺旋 CT,用 CT 容积剂量指数来描述 CT 的辐射剂量。其定义为:

$$CTDI_{vol} = CTDI_w/Pitch$$

CTDI 与设备设计构造、扫描和曝光条件(kV、mAs、层厚、Pitch 等)以及测量用的体模有关。

CT 临床检查时,患者所受到的辐射剂量除受设备及扫描和曝光条件(管电压、管电流、

Pitch 等)影响外,还与人体本身胖瘦和扫描范围有关。扫描范围越小,层厚越厚,患者所受到的辐射剂量就越低。

15. 噪声水平 均匀物质的图像上,某一区域内 CT 值偏离平均值的程度。噪声水平 H 用下式表示:

$$H = \frac{\overline{SD}}{k} \times 100\%$$

式中:$\overline{SD}$为感兴趣区中 CT 值的标准差;$k = 1000HU$

16. 均匀性 描述 CT 图像中心区域与边缘区域 CT 值的偏差程度。

17. CT 值的线性 描述 CT 值与密度是否具有成正比的关系。

四、CT 图像采集与处理

1. CT 定位像 快速采集 X 线透射图,利用透射图精确选择检查的部位,确定 CT 和 PET 或 SPECT 扫描范围。

2. CT 扫描 按照上述的 CT 扫描范围,进行 CT 扫描,并重建 CT 融合用图像。目前的 PET/CT,在几秒内可完成全身的 CT 扫描。采集的同时,重建图像。

为了减少患者的辐射剂量,根据需要选择 X 线的管电流值。如果 CT 扫描的目的只为衰减校正,则管电流只需 0.5mA;如果目的是和 PET 或 SPECT 图像融合定位,则管电流需要 30mA,此时对患者的辐射剂量要增加数倍;如果目的还有诊断作用,则管电流需 200mA,此时对患者的辐射剂量比只做衰减校正高数十倍。

3. 形成 CT 衰减校正图 由于 CT 成像的 X 线能量(70~140keV)与 PET 成像的 γ 射线能量(511keV)不同,需将各种组织将对 X 线的衰减系数转换成对 511keV 的 γ 射线的衰减系数,才能对 PET 进行衰减校正。

511keV 射线的吸收系数与 X 线的吸收系数之比称为刻度因子,软组织的刻度因子为 0.5,骨组织为 0.41。将 CT 图像上各点的吸收系数乘以刻度因子,得到衰减校正图。

第六节 SPECT/CT

核医学图像反映示踪剂在体内的功能分布,缺乏解剖学信息,并且核医学图像信息量小,分辨率低。CT 或 MRI 与之相比,分辨率高,具有精细的解剖结构,但缺乏功能信息。把有价值的功能信息影像与精确的解剖结构影像结合在一起,可以给临床医生提供更加全面和准确的资料。这就是 SPECT/CT 的优势。SPECT/CT 中 SPECT 的结构原理及性能与第一四节所述相同,CT 的结构原理及性能与第二节所述相同。本节中只描述 SPECT/CT 特有的性质。

一、SPECT/CT 特点

1. 硬件同机 将 CT 的 X 线球管和探测器安装在 SPECT 系统的旋转机架上,使患者可同机进行 CT 和 SPECT 检查。

一般 X 线球管和 SPECT 探头并排安装在系统的旋转机架上,X 线球管在后方,SPECT 探头在前方。扫描过程中,系统会自动移动检查床的位置,使检查部位位于 X 线球管下或 SPECT 探头下。

2. 同机图像融合 一次摆位获得 CT 图像和 SPECT 图像,实现同机 CT 图像与 SPECT 图像的融合。同机融合对位准确,可获得精确的融合图像。

二、SPECT/CT 中 CT 的作用

目前的 SPECT/CT 中,CT 有两种档次,一种仅提供 SPECT 图像的衰减校正及 SPECT 图像的融合定位,这种 CT 辐射剂量很低,扫描一个探头视野需约 10 分钟;另一种为诊断级 CT,除上述衰减校正及融合定位功能外,还可以提供诊断信息。但是,由于患者同时接受 X 线及放射性核素的辐射,所受辐射剂量会增加。

三、SPETCT/CT 显像步骤

1. 采集定位像 采集 2 倍于 SPECT 轴向视野的 X 线透射图,利用透射图,精确选择确定检查的部位。

2. 进行 CT 扫描 系统在 CT 扫描的同时自动重建 CT 融合用图像及衰减校正图像。

3. 进行 SPECT 扫描。

4. 进行 SPECT 断层图像重建,在重建过程中,利用 CT 图像进行衰减校正。

5. 进行 SPECT/CT 图像融合 一般的 SPETCT/CT 系统可以自动完成上述五个步骤,操作者只需在第一步之前,将检查部位大致置于 SPECT 探头下,即可按照系统提示完成整个显像过程,不同厂家的操作方法略有不同。

第七节　PET

PET 的全称为正电子发射断层成像仪(positron emission tomography),通常简称为 PET,是一种对正电子湮灭产生的双光子成像的设备。PET 与 SPECT 根本的不同有两点:一是采用正电子核素标记的放射性药物,使用的正电子核素(例如,^{18}F(代替 H,性质相似)、^{15}O、^{13}N、^{11}C)本身为人体组成的基本元素,可标记参与活体代谢的生物活性分子,可提供分子水平上反映体内代谢的影像;二是不使用准直器,而采用符合探测,可以使分辨率及灵敏度同时得到大幅度提高。

PET 于 20 世纪 70 年代问世。90 年代前,PET 主要用于科研,安装在研究机构。20 世纪 90 年代后,正电子类示踪剂的独特生物学优势逐渐显露,PET 开始进入临床。PET 的性能不断提高,装机量也逐年上升,到 20 世纪 90 年代末,美国及欧洲一些国家政府和保险公司已将多种 PET 检查列入医疗保险范围,我国从 20 世纪 90 年代中期开始引入 PET。

一、PET 工作原理

1. 正电子衰变与湮灭 由正电子核素发射出的正电子在周围介质(如人体组织)中被散射而减慢速度,一旦静止下来就会俘获一个自由电子而形成正负电子对,并在毫微秒内发生质能转换,正、负电子的质量转变为两个能量相等(511keV)、方向相反的光子。这一过程称为电子湮灭(也称电子对湮灭)。PET 所探测的就是这两个方向相反的光子。

PET 常用的正电子核素及其物理性质如表 3-2 所示。

表 3-2 PET 系统中常用的一些正电子核素的物理性质

正电子核素	半衰期（min）	最大能量（keV）	最大射程（mm）
^{15}O	2.1	1738	8.2
^{13}N	9.9	1197	5.4
^{11}C	20.4	960	5.0
^{18}F	110	640	2.4

2. 符合探测 PET 的工作目的是成像，即显示正电子核素标记的示踪剂在体内的分布。但是，发射出的正电子无法直接探测，只能通过探测由电子对湮灭所产生的 γ 光子对来反映正电子湮灭时的位置。接收到这两个光子的两个探测器之间的连线称为符合线（line of response，coincidence line，简称 LOR），代表反方向飞行的光子对所在的直线，湮灭事件的位置必定在这条直线上。用两个探测器间的连线来确定湮灭地点方位的方法（不需要准直器）称为电子准直（electronic collimation）。这种探测方式则称为符合探测（coincidence detection）。

符合探测技术利用了湮灭光子对的两个特性：一是这两个光子沿着直线反方向飞行；二是它们都以光速向前传播，几乎同时到达在这条直线上的两个探测器。此时，PET 系统就记录一个符合事件（coincidence event），即一个计数。事实上，由于光子从发射到被转换为最后的脉冲信号经历了多种不确定的延迟，致使符合事件的两个光子被记录的时间间隔展宽了。该时间间隔称之为符合窗（coincidence windows）。通常，符合窗的大小为几纳秒到十几纳秒。只有在符合窗时间内探测到的两个光子，才被认为是来自同一湮灭事件。超过符合窗时间间隔所探测到的两个光子则被认为是来自两个湮灭事件而不予记录。

PET 探测器所记录的符合事件中，有三种符合情况无法区分。

第一种是真符合（true coincidence），探测到的两个光子来源于同一湮灭事件，并且在到达探测器前两个光子都没有与介质发生任何相互作用，因此含有精确的定位信息。这是真正需要的原始数据。

第二种是随机符合（random coincidence），探测到的两个光子分别来源于不同的湮灭事件。这种符合含有的定位信息实际是不存在的，成像中要剔除这种符合。

第三种是散射符合（scatter coincidence），探测到的两个光子虽然来源于同一湮灭事件，但在到达探测器前两个光子中至少有一个被散射而偏离了原来的飞行方向。因此这种符合含有的定位信息是错位的，应该剔除。

二、PET 设备结构

PET 设备由扫描机架、主机柜、操作控制台和检查床等几部分组成。

机架是最大的部件，内部装有激光定位器、探测器环（称之为探头）、探测器电子线路、符合线路、分拣器、移动控制系统等线路组成。它的主要功能是采集数据。

主机柜主要由 CPU、输入输出系统、内、外存储系统等构成。主要功能是数据存储、处理和图像重建。

操作控制台主要由一台计算机和软件系统组成。它的主要作用是整个检查过程的指挥控制、图像显示和分析等。操作控制台放置在操作室内。

1. PET 探头的结构 决定 PET 性能好坏的最关键部件是探头。

PET探测光子的过程与前述SPECT类似,也由闪烁晶体转换γ光子为荧光,一个γ光子转换为多个荧光光子,再由光电倍增管转换光信号为电信号并放大,再经一系列电子线路系统来完成记录。与SPECT不同的是,闪烁晶体不再是一大块平板晶体,而是由许多小晶块组成的晶体环。不同厂家、不同型号的PET设备所用晶体材料不同,晶体的尺寸、小晶块的数量及排列方式也有差异。目前多数PET设备探头的组成均由晶体组块(crystal block)组成环形晶体环,其后接光电倍增管。每一晶体组块又被分割成多块小晶体(如6×6~13×13),其中每一个小晶体块为一个探测(定位)单元,成像时,接收到的射线均定位在小晶体块的中心。不同型号的PET设备,每个小晶体块的表面积不同,目前多数在2.0mm×2.0mm~6.5mm×6.5mm之间,晶体的厚度多在20~30 mm之间。

探测器晶体的性能及尺寸是影响PET系统性能的关键因素之一。晶体的薄厚影响探测效率和能量分辨。晶体加厚使入射光子与晶体的相互作用机会增加,探测效率提高;但晶体所产生的闪烁光在到达光电倍增管之前,被晶体自身吸收或散射的机会也增加,使光电倍增管产生的脉冲能谱展宽,能量分辨下降。晶体块的表面积影响灵敏度和空间分辨率,晶体面积大,接受入射光子的机会增加,灵敏度高;但是,晶体块上任何位置接受的入射光子均被定位到晶体块中心,因此晶体面积大使空间分辨率下降。

2. 闪烁晶体 闪烁晶体是组成探测器的关键部件之一。它的主要作用是能量转换和光子数放大,将高能γ光子转换为数千个低能的可见光子,以利PMT接收。用于PET的理想的闪烁晶体应具有良好的性能。晶体主要性能为:

(1)发射光谱:闪烁晶体所发射的光子波长的分布曲线。发射光谱愈窄,在光电倍增管中的光电转换愈好。

(2)衰减长度:入射光强度衰减到初始值的1/e时所走的距离。衰减长度短,则阻止本领强,探测效率提高,晶体尺寸小,而且空间分辨高,不同位置的空间分辨也均匀。

(3)闪烁衰减时间:晶体激发后,发射光子数的速度下降到初始值的1/e时所需的时间,也称退光常数。衰减时间短,则时间分辨好,可使随机符合事件下降,而且系统死时间缩短。

(4)光电效应分支比:入射光子在晶体中发生光电效应的几率。发生光电效应时,入射光子的能量全部沉积在晶体的作用点,使闪烁光子位置集中。而康普顿散射光子,使晶体的闪烁光子位置分散,或飞出晶体(尤其小晶体块)致使闪烁光子数量减少。所以光电效应分支比高,则定位精度好,能量分辨率好。

(5)发光效率:它表征闪烁晶体将入射光子能量转变为闪烁光子的性能。用光产额表示,代表吸收入射光子单位能量所引发的闪烁光子数,光产额高,则能量分辨好。

3. 晶体的种类 用于PET的晶体要求光输出高、光产额高、时间分辨好、阻止本领强。目前临床在用的PET中,主要使用锗酸铋($Bi_4Ge_3O_{12}$,简称BGO)、掺铈的氧化正硅酸镥($Lu_2SiO_5[Ce]$,简称LSO)及掺铈的硅酸钇镥(简称LYSO)等晶体。表3-3给出了这几种晶体的性能。

表3-3 PET系统中常用的一些晶体的性能

晶体	NaI(Tl)	BGO	LSO(Ce)	GSO(Ce)
光输出(%)	100	15	75	30
退光常数(ns)	230	300	40	60

续表

晶体	NaI(Tl)	BGO	LSO(Ce)	GSO(Ce)
发射波长(nm)	410	480	420	440
折射率	1.85	2.15	1.82	1.85
吸收系数(cm^{-1})	0.35	0.96	0.87	0.70
密度(g/cm^3)	3.67	7.13	7.4	6.7
衰减长度(for 511keV,mm)	30	11	12	15
光电分支比(%)	16	43	33	
光产额(光子数/MeV)	41 000	9000	25 000	8000

4. 光电倍增管　光电倍增管(PMT,photomultiplier tube)是组成探测器的另一关键部件。其作用及工作原理与 SPECT 相同。近来 PET 探测器采用位置灵敏光电倍增管(position sensitivity photomultiplier tube,PSPMT),这种光电倍增管的定位更准确。PSPMT 广泛应用于 Micro PET 中。

三、PET 主要性能指标

1. 能量分辨率(energy resolution)**与能窗**(energy window)　光子入射后,到被转换为脉冲输出,经历了多种统计性过程,致使输出脉冲能量分布展宽。能量响应就是指对入射光子所产生的脉冲能谱分布。能量分辨率定义为脉冲能谱分布的半高宽与入射光子能量之比。该值越小,能量分辨率越高。它表明了 PET 系统对散射符合计数的鉴别能力。能量分辨率主要取决于晶体性能,且与探测系统的设计有关。

能窗下限可将低能量的散射光子排除掉。散射符合计数随脉冲能窗下限的提高而减少,但能窗下限的提高受到能量分辨率的制约,能窗下限过高将导致真符合计数的大量丢失。

2. 空间分辨率(spatial resolution)

(1)空间分辨率的概念:空间分辨率反映 PET 能分辨空间两点间最近距离。

一个点源经 PET 系统后所成的像不是一个点,而扩展为一个分布,该分布称为点扩展函数(point spread function,PSF)。

用 PSF 的半高宽(FWHM)及十分之一高宽(FWTM)描述成像系统的分辨率。FWHM 越大,点源的扩展程度越大,分辨率越低。分辨率有径向、切向和轴向,分别由 PSF 的径向、切向和轴向的 FWHM 及 FWTM 来描述。

(2)PET 空间分辨率的限制:由于理论及探测技术上的限制,PET 所能达到的空间分辨率是有限的。

1)正电子的飞行距离:正电子的飞行距离为在发生湮灭前由自身动能飞行的距离。核素衰变发射出的正电子有一定的能量,要飞行一段距离,当能量减为 0 时,才能与负电子结合,产生湮灭辐射。探测到的湮灭辐射双光子的位置并非发射正电子的核素的位置。核素发生正电子衰变时,同时发射出一个中微子,衰变能由正电子和中微子随机分配,正电子的能量从零到最大(衰变能)连续分布,因此正电子的飞行距离也是从零到最大射程连续分布的。具有最小能量(0)和最大能量(E_{max})的粒子数较少,而大多数正电子的能量位于 1/3

E_{max}左右,不同的核素E_{max}不同。再有,正电子在介质中的轨迹并非直线而是曲折的。由于多次散射,有些正电子最终散射角可能接近$180°$而折回原处。这样,点源在图像上就形成一个分布,该分布的半高宽$FWHM_{positron}$因核素及介质而异,对^{18}F和水,$FWHM_{positron} = 0.22mm$,对^{11}C和水,$FWHM_{positron} = 0.28mm$。

2)两个湮灭光子的不共线:介质中的自由电子有一定的能量。这样,在正负电子湮灭时,正负电子偶的总动量并非为0,根据动量守恒,两个湮灭光子的运动方向不可能成$180°$角,要偏向电子偶的运动方向。偏转角呈高斯分布,可得出偏转角的半高宽为0.3。由于这种因素造成的点源扩展与符合探测的两个探测器之间的距离有关。

对探测环孔径为80cm的全身PET,中心分辨率的损失为:

$$FWHM_{angulation} = (800/2) \times tg0.3 = 2.1mm$$

上述两方面的因素加起来使PET的最佳空间分辨率的理论极限值为:

$$FWHM_{theory} = \sqrt{FWHM_{positron}^2 + FWHM_{angulation}^2}$$

对^{18}F,$FWHM_{theory}$约为2.1mm。

3)探测技术的限制:PET探头是多排环型排列的。每个小晶体块,形成一个信号接收单元,小晶体块上任何位置接收到的入射光子,均被定位到小晶体块中心,使定位不准,点源展宽。对视野中心处的点源,分辨率损失为小晶体块大小的一半,以$4mm \times 4mm$大小的小晶体块为例,分辨率损失为2mm。

同时考虑上述理论与技术的限制,系统的分辨率极限$FWHM_{total}$为:

$$FWHM_{total} = \sqrt{FWHM_{positron}^2 + FWHM_{angulation}^2 + FWHM_{detector}^2}$$

对^{18}F,$FWHM_{total}$约为2.9mm。

实际系统的分辨率达不到极限值,目前最好的专用型PET的分辨率接近4mm(^{18}F)。

3. 均匀性(uniformity) 理想的PET系统对视野中任何位置的放射源有相同的探测能力,即对视野中一均匀源成的像应为各点计数相同的均匀图像。但是,由于计数的统计涨落及探头的非均匀响应,在均匀源的图像上会造成计数偏差,该偏差越小,均匀性越好,用视野中最大计数和最小计数与平均计数的相对偏差大小来描述PET均匀性。相对偏差越小,均匀性越好。称该相对偏差为非均匀性(NU)。均匀性分断层均匀性、体积均匀性和系统均匀性。

4. 灵敏度(sensitivity) 灵敏度是指PET系统在单位时间内单位活度或放射性浓度条件下所获得的符合计数。灵敏度的决定因素包括:探测器所覆盖的立体角和探测器效率。系统灵敏度取决于扫描仪的设计构造及数据的采集方式。

在一定的统计误差(总计数)条件下,灵敏度制约扫描的时间和所需的示踪剂剂量。示踪剂剂量一定时,灵敏度越高,所需的扫描时间越短。这对动态采集有重要意义,因为示踪剂在刚注入时在体内的分布随时间迅速变化,要求扫描的时间很短。在静态采集时,灵敏度高,可有效地缩短采集时间。当扫描时间一定时,灵敏度越高,所需示踪剂剂量越小,降低患者所接受的辐射剂量,有利于辐射防护。

5. 散射分数(scatter fraction,SF) 散射分数是散射符合计数在总符合计数中所占的百分比。描述PET系统对散射计数的敏感程度,散射分数越小,系统剔出散射符合的能力越强。

散射分数有断层散射分数和系统散射分数。某一断层面i的散射分数SF_i等于该断层中散射计数与总计数之比。其中,总计数为真符合与散射符合计数之和,不含随机符合计数。

系统的散射分数 SF 等于所有断层面的散射分数 SF_i 的平均。

6. 计数率特性　在符合探测中,总计数中除真符合外,不可避免地包含着散射符合和随机符合的计数。后两种效应不仅增加噪声,降低信噪比,也降低了图像的对比度,使图像质量变差。因此,在 PET 图像中,除了与真符合计数相关的统计涨落噪声外,还必须考虑散射和随机符合噪声。为评估 PET 图像质量,引入了噪声等效计数(noise equivalent counts,NEC),以衡量噪声。噪声等效计数率 R_{NEC} 等于真符合计数率与总计数($R_{total} = R_{trues} + R_{randoms} + R_{scatte}$)的比值再与真符合计数率之积。

计数率特性反映总符合计数率、真实符合计数率 R_{trues}、随机符合计数率 $R_{randoms}$、散射符合计数率 $R_{scatter}$ 和噪声等效计数率 R_{NEC} 随活度的变化。

7. 计数丢失及随机符合校正精度　描述 PET 系统对随机符合及由死时间引起的计数丢失的校正精度。用校正后的剩余相对误差 ΔR 表示校正精度。

$$\Delta R = (R_{trues}/R_{extrap} - 1) \times 100\%$$

式中:R_{trues} 为经过计数丢失及随机符合校正的系统得到的真实符合计数率,R_{extrap} 为无随机符合和计数丢失情况下的计数率。

8. 散射校正精度　散射校正精度描述 PET 系统对散射符合事件的剔除能力。

用散射校正后的剩余误差 ΔC 描述散射校正精度。在热背景中插入冷插件,进行散射校正后,冷插件中的计数与热背景中计数的百分比为剩余误差 ΔC

$$\Delta C = (C_{cold}/C_B) \times 100\%$$

式中,C_{cold} 为图像上冷插件内计数,C_B 为图像上插件的热背景中计数的平均值。

9. 衰减校正精度　描述 PET 系统对射线在介质中衰减的校正能力。用衰减校正后的剩余误差 ΔC 及非均匀性来描述衰减校正精度。得到的这两个值越小,衰减校正精度越高。

10. 图像质量　在模拟临床采集的条件下,用标准的成像方法来比较不同成像系统的图像质量。用不同大小热灶、冷灶的对比度恢复系数及背景的变异系数描述图像质量。

对任一热灶 j,对比度恢复系数 $Q_{H,j}$ 为:

$$Q_{H,j} = \frac{C_{H,j}/C_{B,j} - 1}{a_H/a_B - 1} \times 100\%$$

式中,$C_{H,j}$ 为第 j 个热灶 ROI 中的平均计数;$C_{B,j}$ 为背景 ROI 中的平均计数;a_H 为热灶球体的放射性浓度;a_B 为背景的放射性浓度。

对任一冷灶 j,对比度恢复系数 $Q_{C,j}$ 为:

$$Q_{C,j} = \left(1 - \frac{C_{C,j}}{C_{B,j}}\right) \times 100\%$$

式中,$C_{C,j}$ 为第 j 个冷灶 ROI 中的平均计数;$C_{B,j}$ 为背景 ROI 中的平均计数;

四、PET 图像的采集

PET 的数据采集有多种方式。可分为静态、动态和门控采集;此外还有全身采集方式等。

1. 静态、动态方式　在临床检查中,通常使用静态方式采集数据。静态方式一般是在体内的示踪剂分布稳定后才开始采集,采集时间比较长,以达到重建图像所需的足够计数。

如果研究示踪剂在体内的动态分布过程,则需要在注射示踪剂的同时开始数据采集,在早期每帧的采集时间很短,随后每帧的采集时间逐渐延长,并且各帧间不间断连续采集,形成图像序列。这种采集方式称为动态采集方式。PET的动态采集结果是一组显示不同时刻示踪剂浓度变化的三维信息,不宜通过视觉直接观察,需要进一步处理(如感兴趣区内示踪剂浓度随时间的变化曲线、由房室模型导出的生理参数等)来分析。

2. 门控采集方式 门控采集本质上是一种周期性重复的动态采集。它利用脏器运动的周期性特点,将采集与运动周期同步,是一种为消除器官运动所产生的模糊效应而采用的方式。如检查心脏时,与心动周期各时相对应,将采集分割为几个时间段,形成连续的几帧,构成一个采集周期。在心电图的触发下,采集周期与心动周期同步重复进行,并累加各时间段的重复计数。当每一帧的累加计数都达到所需值时,采集停止。由累加数据重建各帧图像,由此产生一组可分辨心脏运动的图像。此外,进行胸及腹部检查时可使用呼吸门控。

3. 全身采集方式 全身采集经常在检查肿瘤转移灶时使用。典型PET的轴向视野是15~25cm,全身采集需要依次进行几个床位相邻的静态采集来完成。PET扫描仪具有进行全身采集的功能,它的数据采集软件能够使各个床位精确定位,并且图像重建软件能够将多个相邻的静态采集数据相互衔接组成一个任意长度的三维数据组,从而重建全身图像。

五、PET图像的校正

PET在数据采集过程中,不可避免的受到很多物理因素影响,如探测效率的不均匀性、死时间、衰减、散射、随机符合、衰变等。要保证图像重建的质量和对图像进行定量分析的精确度,就必须在进行图像重建之前对这些影响进行校正。

1. 随机符合校正(random coincidence correction) 随机符合所提供的定位信息是错误的,它增加图像中的背景噪声,降低图像的对比度。在PET成像过程中的第一个校正步骤就是随机符合校正。

理论上随机符合可被精确校正。随机符合计数率正比于两探测器的单计数率之积,而单计数与活度成正比,因此随机符合计数率正比于活度的平方,而真符合计数率只与活度一次方成正比。这样在活度较高时,随机符合将成为一个严重的影响因素。尤其在使用短半衰期核素的动态成像中,先后采集的图像中计数率显著不同,致使随机符合所占的比例差异很大,定量分析失去意义。随机符合的校正可分为三类:

(1)背景减除法(background subtraction):从总符合计数中直接减去空间分布是均匀的随机符合计数。这种方法的误差最大。

(2)单计数率法(single count rates):以两探测器的单计数率与随机符合计数率的关系为基础。如果在硬件设计时允许测定每一个探测器的单计数率,则可计算出每一对探测器的随机符合计数率,从而校正随机符合。由于探测器有比较高的单计数率,这种方法的统计误差最低。

(3)延迟符合窗法(delayed coincidence window):将两个探测器记录的事件按时间顺序分别排成两列进行即时符合。如果将其中一个探测器记录的事件列的发生时间统一向后延迟一定时间后,再与另一探测器的事件列进行符合(延迟符合),得到随机符合事件数,即时符合与延迟符合事件数之差即为真符合事件数。这种方法的缺点是随机符合计数的统计误差被带进了真符合计数中,使真符合计数的统计误差增大。

2. 探测效率的归一化(normalization) 如果探测器接受同一强度的辐射,各符合线上的计数即反映了它的探测效率。所有符合线计数的平均值与该符合线的计数值之比即为各对探测器的归一化因子。每日质控的空白扫描可监测探测器均匀性随时间的漂移情况。

3. 死时间校正(dead time) 并非所有入射到探测器晶体的光子都能被记录下来,有两种情况会造成入射光子的丢失。一种情况是:当两个光子几乎同时到达一块晶体时,因为两光子到达的时间间隔太小,以致使两个光子在同一块晶体中产生的闪烁光重叠在一起,产生一个又宽又高的脉冲。这种现象称为脉冲堆积。由此计算出的光子能量因超出能窗上限而不予记录,致使两个光子都丢失了。刚好使重叠脉冲的能量不超过能窗限制时,两个光子入射的时间间隔定义为死时间。这种情况由于两个光子都丢失,无计数,称为"瘫痪"型丢失。第二种情况是:两个入射光子到达晶体的时间间隔比第一种情况长,但仍不够,在第一个光子被接收并被系统处理时,第二个光子到达,因系统处在不应期(死时间),不"接待"第二个光子而造成光子丢失。这种情况是单光子丢失,称为"非瘫痪"型丢失。

在 PET 系统中,同时包含这两种类型的死时间。这两种情况加在一起构成光子的总丢失,使得探测器的计数率随光子入射率的变化呈现为上升区、饱和区、"瘫痪"区。通过一系列活度递增的模型扫描,测定系统的相应计数率曲线,并以与活度成正比的直线为理想的计数率(无死时间计数丢失)曲线,由此计算得到不同实际计数率时的校正系数,从而进行死时间校正。

4. 衰减校正(attenuation correction) 衰减的程度不仅与光子在介质中穿行的路程长度有关,而且也与介质的性质有关。在被测对象体积大且不均匀时,衰减的影响是相当严重的。衰减引起图像及定量值的失真。因此只有对衰减进行补偿才能得到可定量分析的图像。

采用透射扫描(transmission scan)或 CT 扫描获得视野中衰减校正系数(attenuation correction factor)图,根据该衰减系数图进行衰减补偿。

5. 散射校正(scatter correction) 光子在穿过介质时可发生康普顿效应而产生散射光子,散射光子除了能量损失外还偏离了原来的方向,丧失了原事件的位置信息。散射光子的情况是较复杂的:一些光子因改变方向而"逃出"探测;有些原本不在视野内的光子因散射而被探测器"俘获"。在到达探测器的散射光子中,一部分被能窗排除,但散射角小的光子被记录形成散射符合。散射符合在图像中表现为不均匀的背景噪声,降低图像的对比度、分辨率和信噪比,给定量计算带来较大误差。

一般采用模型模拟实验对散射进行校正。

6. 衰变校正(decay correction) 核素的不断衰变使探测到的计数率不断降低,尤其是短半衰期核素,在多帧动态扫描中,核素的衰变与示踪剂的动态分布变化混在一起,使得结果难以解释;在全身多床位静态扫描中,核素的衰变会使图像中的灰度随不同床位呈阶梯变化。所以必须进行衰变校正。

衰变校正的标准是以扫描开始时的比活度为准,依据衰变的指数规律,将以后各个扫描时期的实际比活度(或计数率)向前推算到扫描开始时刻。在计算标准摄取值(SUV,standard uptake value)时,比活度被校正到药物注射时刻。

7. 弓形几何校正(geometric arc correction) 在环型 PET 扫描仪中,探测器的环形排列使得沿某一视角平行排列的符合线间距不相等,从中心到两边,相邻符合线间的距离(空间取样间隔)逐渐减小。弓形几何校正就是为了纠正这种由环形几何结构所造成的空间取样间隔的失真。校正方法是:首先依据具体的 PET 扫描仪探测环半径和探测晶体块尺寸计算出各条符合线的实际坐标位置,以及空间取样间隔等分时各条符合线的等分坐标位置,然后依据实际坐标位置上的符合线计数值,通过线性插值计算等分坐标位置上的符合线计数值。这一过程实际是在保持总计数不变的条件下,各符合线计数值的再分配。最后由等分坐标位置上的符合线计数值组成新的数据。

8. 灵敏度的不均匀性　由于系统的灵敏度对视野空间的各个点不是均一的,由此造成相同的源活度在不同的地点时,系统的计数率不同。灵敏度的这种空间不均一性与扫描仪的设计构造及数据的采集方式有关。如在 3D 方式时,轴向中间切面上所通过的符合线最多,灵敏度也最高。灵敏度的不均匀性会给定量计算带来误差。但它可以通过定标扫描来校正:采集一个比活度已知且均匀分布的空间模型,得到空间各点比活度与计数的关系,从而建立比活度与计数转换(定标)系数空间分布表,从而对灵敏度的空间不均匀性进行定标校正。

六、PET 图像重建

PET 采集所得到的原始数据是一条条符合线。这些符合线只有通过计算机断层图像重建技术,才能显示其所代表的符合事件的空间分布。

1. 原始数据(raw data)　在采集过程中,PET 扫描仪连续记录所有符合线上的符合事件。采集过程结束后,记录的所有符合事件组成原始数据,即按符合线的角度和径向距离编码排列形成的矩阵图。

2. 三维数据的预处理　3D 采集的数据(三维数据)与 2D 采集的数据(二维数据)有两个重要区别:一是数据过剩,二是数据不完整。对图像重建来说,二维数据已足够,三维数据除了包含有全部的二维数据外,还多了许多不同环之间的倾斜符合线。正是这些"多余"的倾斜符合线具有不完整的缺点。随着符合线倾斜程度的增加,符合线的条数越少,沿轴向两端视野中缺少符合线的程度也越严重,这就造成了数据的不完整性。

对 3D 采集数据重建,首先对数据进行预处理。通过补充不完整的数据,然后用三维算法重建图像;或将三维数据进行重组,转变为二维数据,然后用二维重建算法处理。

3. 图像重建流程　原始的正弦图数据(又称投影数据),只进行了随机符合校正,含有较大的误差和噪声,在图像重建前需要进行一系列的数据校正,图像重建后需要计算一些参数。重建程序要完成如下步骤:

(1)校正前准备:计算衰变校正系数、弓形几何校正位置、散射校正滤波函数、衰减校正系数、重建平滑滤波函数等。

(2)投影数据校正:探测器效率归一化、散射符合、衰减、死时间、弓形几何失真、衰变等。

(3)对投影数据实施平滑滤波处理。

(4)对处理完毕的投影数据实施图像重建运算。

(5)计算图像文件头中的参数:如刻度因子(scale factor)、像素尺寸(pixel size)、定标因子(calibration factor)等;

(6)形成图像文件存盘。

4. 图像的显示　PET 是一种容积(三维)成像技术,其轴向分辨率和横断面上的径向分辨率几乎相同。这一优势使得 PET 三维图像可以沿任意方向切片显示且不产生伪影。随意断面对一些研究非常有用。如在心肌扫描中,沿心脏长轴或短轴进行切片观察是很容易的;在全身扫描中,冠状和矢状方向的切片便于快速了解全身的情况;尤其是对 PET 图像数据进行空间变换而不会引起信息丢失,这样将 PET 图像作为"再切片"对象可以很方便地与 MRI 或 CT 解剖图像进行融合,从而为医生提供更多的信息。

5. 图像重建算法 无论是 2D 还是 3D 采集,都是容积采集,得到的应是三维图像。三维图像的重建有两条途径:一是由二维图像重建算法逐层重建得到各断层图像并以连接程序"叠合"在一起,形成三维图像;二是由三维图像重建算法直接得到三维图像。对二维数据只能使用前一类方法。对三维数据这两类方法都可使用,但需要进行不同的预处理。

目前 PET 扫描仪中所使用的图像重建算法与 SPECT 重建算法类似主要有两种:滤波反投影法(filtered back-projection,FBP)和有序子集最大期望值法(ordered subsets expectation maximization,OSEM)。滤波反投影法属于解析变换方法一类,它具有速度快的优势,但存在高分辨和低噪声的矛盾,尤其在示踪剂分布陡变的区域会形成伪影。有序子集最大期望值法则属于代数迭代方法一类,它具有较好的分辨率和抗噪声能力,但计算量大,运算时间长。这两种方法可以根据具体情况选择使用。

关于滤波反投影法和有序子集最大期望值法详见本章中"SPECT 图像重建"。

第八节 带符合线路的 SPECT

带符合线路功能的 SPECT(SPECT/PET)既有普通 SPECT 的功能,又能对正电子进行符合成像即具有 PET 的功能,因此也称为多功能 SPECT、兼容型 SPECT、SPECT/PET,也有些学者称之为兼容型 PET(hybrid PET)。其价格远低于专用型 PET,这种设备一问世,得到发展中国家青睐。但是其性能与专用型 PET 有较大的差距,随着 PET/CT 技术的发展,该设备逐渐被 PET/CT 取代。

一、基本构成和成像原理及方法

SPECT/PET 其实就是在普通的多探头(双探头、三探头)SPECT 或 SPECT/CT 系统上增加了符合探测的硬件及软件。其探头结构及采集方式与多探头 SPECT 基本相同,而符合探测的基本原理、校正技术及图像重建等过程与上述的专用型 PET 基本相同。但是由于多探头符合成像与单光子成像原理不同,因此在探头结构及采集方法上与 SPECT 有些不同;同时多探头符合成像与专用型 PET 的探头结构也不同,成像过程及结果与 PET 成像也有一定的差异。在本节只介绍与 SPECT 及 PET 不同的方面。

1. SPECT/PET 的探头和电路

(1)探测能量范围:由于要兼顾单光子及正电子显像,能量探测范围应从几十千电子伏特到五百多千电子伏特,即扩大脉冲幅度分析仪的能量范围。再有,常规 SPECT 由于探测能量范围较低,探头使用的铅屏蔽较薄;当探测 511keV 能量时探头需要更厚的铅屏蔽。

(2)晶体厚度:与普通的 SPECT 一样,SPECT/PET 仍使用碘化钠(铊)晶体,但晶体的厚度不同。对低能 γ 射线(50~300keV),通常采用 3/8 英寸厚的碘化钠(铊)晶体;对 511keV 的高能 γ 射线,为保证一定的灵敏度,需增加晶体厚度,一般采用 5/8、6/8、1 英寸厚的碘化钠(铊)晶体。

(3)符合电路:常规的 SPECT 每个探头是独立采集,而双探头符合电路两个探头探测的数据需要进行符合后才能进一步处理。在电路方面,要增加符合电路。其符合原理与上述 PET 相同。

(4)隔栅(Septa):两探头间符合探测,不需要准直器。与专用型 PET 类似,为了减少轴向散射及远距离脏器对采集脏器图像影响,符合成像采集时,在每个探头上安装 Septa,Septa 由多个垂直于系统轴的铅板组成。Septa 的隔板限制了入射 γ 射线的角度,相当于专用型 PET 的 2D 采集。

2. SPECT/PET 符合成像的采集

(1)探头的方位:使用双探头系统进行符合成像采集时,两个探头必须以 180° 相对(H型),以固定的半径旋转。

(2)采集时能窗的选择:511keV 的 γ 射线与 NaI(Tl)晶体相互作用,发生康普顿散射,产生三个康普顿散射能峰,能峰的位置分别在 147keV、186keV、268keV 处。可以选择多种能峰符合:

1)光电峰和光电峰符合:指一个探头 511keV 光电峰与另一个探头 511keV 光电峰之间的符合。

只选择这种符合方式,图像分辨率最高,但是灵敏度最低。

2)光电峰和康普顿峰符合:指 511keV 光电峰和三个康普顿峰之间的符合。

如果除上述的光电峰和光电峰符合外,再加上光电峰和三个康普顿峰的符合,共 4 个符合窗。此时,灵敏度明显提高,但是由于散射光子偏离了原光子的行进方向,会产生定位偏差,使分辨率降低。

3)康普顿峰和康普顿峰符合:指三个康普顿峰两两之间的符合,有 6 种符合。

如果除上述 4 种符合外,再加上这 6 种符合,共 10 种符合。灵敏度会大幅提高,但康普顿峰和康普顿峰符合,会产生严重的定位误差,导致更低的分辨率。

在临床中,如果只选择光电峰和光电峰符合窗,可得到高分辨率图像。但是,灵敏度最低,为了保证符合成像所需的信息量,需相当长的采集时间。患者无法忍受如此长的时间,不适合于临床应用。如果选择所有的 10 种符合,灵敏度会大幅提高,但此时的分辨率很低,不能满足临床诊断需求。兼顾灵敏度和分辨率,临床采集通常选择光电峰和光电峰符合,即光电峰和三个康普顿峰符合,共 4 个能量符合窗。

(3)采集时间及探头旋转的方式:由于双探头或三探头与专用型的环型探头相比,在某一时刻获得的信息量只有环型探头的一小部分,灵敏度很低。为了保证符合成像所需的信息量,在选择上述的 4 种能量符合窗的情况下,通常采集时间需 20~30 分钟,探头采用的晶体越薄,灵敏度越低,所需采集时间越长。

为了尽量增加信息量,减少扫描时间,符合成像采集时,通常采用探头连续旋转采集方式。另外,由于上述采集时间的限制,兼容型 SPECT 符合成像不能进行动态采集。

二、SPECT/PET 符合成像与专用型 PET 成像的差异

1. 分辨率 分辨率是决定图像质量最重要的因素。目前,专用型 PET 的分辨率在 6~8mm;而 SPECT/PET 符合成像的分辨率在 15mm 左右,对小于 15mm 的病灶难以检出。由于 SPECT/PET 符合图像分辨率较差,会产生较重的部分容积效应,使小病灶图像模糊,边界

不清。

2. 图像噪声 图像噪声是影响图像质量的另一个重要因素。SPECT/PET 符合图像的噪声特征与专用型 PET 图像有很大不同,SPECT/PET 符合图像的白噪声(与信号强度无关的噪声)显著高于专用型 PET 图像。

3. 灵敏度 灵敏度是描述设备性能的一重要指标。在某一横断面内双探头符合成像只能接收到一小部分的符合信号,而环形探头的 PET 能接收到所有的符合信号。因此,双探头符合成像的灵敏度远低于专用型 PET。低灵敏度导致采集时间延长及放射性药物剂量增加,SPECT/PET 符合成像需要 20~30 分钟的采集时间,而专用型 PET 成像只需 2~8 分钟的采集时间。

4. 图像定量分析 由于专用型 PET 在成像过程中对各种影响因素进行了校正,因此可以对示踪剂在体内的代谢进行定量分析。例如,可以用放射性浓度或 SUV 来描述图像像素值。而 SPECT/PET 符合成像过程中,对死时间及散射符合没有进行校正,不能直接进行定量分析。需要用户自己进行死时间校正及定标,才能用放射性浓度或 SUV 来描述图像像素值,进而对图像进行定量分析。

5. 正电子核素 SPECT/PET 符合成像由于受灵敏度的限制,通常采集时间需 20~30 分钟。因此,不能对 ^{11}C、^{15}O、^{13}N 等超短半衰期核素成像,只能对半衰期较长的 ^{18}F 标记的放射性示踪剂成像。

目前,SPECT/PET 符合成像在临床上的应用仅限于对 ^{18}F-FDG 成像。其应用领域与 PET 相同,但主要用于肿瘤学。由于其分辨率较 PET 差,在应用中受到一定的限制。

第九节 PET/CT

PET/CT 是把 PET 与 CT 两种影像设备有机结合在一起,形成的一种新设备。PET/CT 的产生是医学影像技术的又一次革命,它能将体内功能及解剖信息同时再现。因此,从 2000 年 PET/CT 问世,立即引起医学界的瞩目,装机量迅速增长。

一、PET/CT 的原理、结构与性能

PET/CT 的探头由分离的 PET 探头和 CT 探头组成,CT 探头在前,PET 探头在后。有的设备将 PET 探头和 CT 探头装在同一个机架上(例如 G.E. 和西门子的 PET/CT),有的设备则将 PET 探头和 CT 探头分别装在不同的机架上,使之能单独移动(例如 PHILIPS 的双子座)。

PET/CT 是先进行 CT 扫描,然后检查床自动移动到 PET 视野,进行 PET 扫描。把 CT 扫描得到的图像和 PET 扫描得到的图像通过软件融合在一起,获得 PET/CT 图像。PET/CT 也可以单独进行 PET 扫描或 CT 扫描。

1. PET 的原理、结构与性能同第七节。

2. CT 的原理、结构与性能同第五节。

3. PET/CT 整体的性能指标

(1)检查床的移动精度:由于目前的 PET/CT 中,PET 探头和 CT 探头是分离的,要通过检查床的移动,将成像部位置于 PET 和 CT 视野,如果检查床水平重复定位及在 PET 和 CT 视野垂直方向有偏差,会导致 PET 图像和 CT 图像融合时的位置错位。因此

PET/CT 对扫描床的水平及垂直偏差有较高的要求。通常要求承重 180kg 时水平及垂直偏差小于 0.5mm。

（2）PET 图像和 CT 图像的融合精度：PET 图像和 CT 图像融合精度除与 PET 探测器、CT 探测器和检查床的配准偏差有关外，还与融合软件及系统的性能有关。

二、PET/CT 图像的采集

PET/CT 采集方法与专用的 PET 和 CT 采集相同，PET 采集如本章第七节所述，CT 采集如本章第二节所述。PET/CT 图像采集及处理过程与前述 SPECT/CT 类似。

三、PET/CT 图像与 PET 图像的区别

PET/CT 图像和单独的 PET 图像有如下区别：

1. 解剖信息　PET/CT 图像上不仅有 PET 的功能信息，还增加了 CT 的解剖位置信息，CT 对病变具有精确的定位作用，这点对临床诊断很重要。

2. CT 对 PET 图像衰减校正　单独 PET 采用放射性核素棒源进行衰减校正，由于棒源的活度限制，每个床位一般需要 5 分钟左右的透射扫描，所用时间与发射扫描接近。CT 扫描在数秒内即可获得高分辨、大信息量的衰减校正图像，提高了衰减校正的精度，缩短了扫描时间。

3. CT 的诊断信息　充分利用 CT 的诊断信息，和 PET 提供的信息互相印证、补充，对临床诊断如虎添翼，提高诊断的准确率。

4. 采集时间的缩短　与用 ^{68}Ge 放射源采集透射图像相比，CT 扫描的时间很短，CT 机从颅底到股骨中段的采集可以在 10~20 秒内完成，而使用外部放射源进行透射扫描则需要 20~25 分钟，所以 PET/CT 的采集时间要比常规 PET 缩短 25%~50%。采集时间的缩短，能使患者有更好的耐受性，减少患者可能出现的躯体运动伪影。

第十节　Micro PET

Micro PET 是基于临床 PET 发展起来的专门用于小动物的正电子断层显像装置，也称为动物 PET（animal PET），微型 PET。因为减小 PET 晶体探测环孔径可使 PET 分辨率提高，Micro PET 显著的特点为小孔径探头。第一台动物专用 PET 20 世纪 90 年代问世，此后随着晶体材料、探测技术、计算机技术的发展，开发了各种用途的 Micro PET。

一、Micro PET 的基本结构

Micro PET 的工作原理与前述的临床 PET 相同，基本结构与 PET 相似，其根本的差别主要在探头方面。大部分 Micro PET 探头与临床 PET 探头一样，由晶体环探测器组成，如 Micro PET R4、Micro PET P4、Micro PET Fucos 120、eXplore Vista PET、Micro PET mosaic 等；也有采用电离室为探测器的 Micro PET 探头，其代表机型 HIDAC-PET。下面介绍晶体探测型 Micro PET 的特点。

1. 晶体环孔径　晶体环孔径越小，由双光子非共线导致的定位偏差越小（详见本章第七节），分辨率越高。根据不同的用途，Micro PET 可设计不同的孔径。目前 Micro PET 的晶体环孔径有 10~30cm 多种规格。例如，孔径小于 15cm，可用于啮齿小动物（大鼠、小鼠等）；

孔径大于 20cm,可用于灵长类动物。

2. 晶体块大小 晶体切割后的小晶体块表面越小,分辨率越高。大多数 Micro PET 的小晶体块表面大小在 0.8mm × 0.8mm ~ 3mm × 3mm 之间;晶体的厚度越大,系统的灵敏度越高,晶体厚度是 5 ~ 20mm。

3. 晶体种类 早期动物 PET 都是用锗酸铋晶体(BGO),随着新闪烁晶体的研制成功,多种晶体被用于 Micro PET。例如,硅酸镥(LSO)晶体、硅酸镥钇(LYSO)晶体、氟化钡(BaF_2)晶体、铝酸镥(LuAP)、硅酸钆镥(LGSO)、硅酸钆(GSO)等。为了提高 Micro PET 的分辨率及灵敏度,有的 Micro PET 采用叠层闪烁晶体(Phoswich),即两层不同的晶体叠在一起使用。例如,NIH ATLAS PET 采用 LGSO 和 GSO 两层晶体;eXplore Vista PET 采用 LYSO 和 GSO 两层晶体。由于不同种类的两层晶体可识别入射光子在哪层晶体被吸收,这在一定程度上克服了光子斜穿小晶块时的深度效应引起的定位误差。

4. 光电转换 在 Micro PET 中,为了提高探测效率及缩小探测器体积,除了使用多通道位敏型光电倍增管外,还有的采用雪崩光电二极管(APD)及光敏感气体探测器等。

二、Micro PET 的性能

1. 空间分辨率 空间分辨率是描述 Micro PET 性能最重要的指标。目前,Micro PET 的空间分辨率在视野中心可达到1mm。探头孔径越小,分辨率越高。不同用途的 Micro PET,空间分辨率不同,通常在 1 ~ 3mm。

2. 灵敏度 Micro PET 的灵敏度用探测到的符合计数率占放射源活度的百分率表示,称之为绝对灵敏度。灵敏度与小晶体块大小、能窗设置、光电转换器件的性能、晶体环孔径及轴向视野等有关。探测器对放射源张的立体角越大、能窗越宽,灵敏度越高。Micro PET 的孔径较临床 PET 小,γ 光子到达探测器行进的距离短,光子衰减率低。Micro PET 的检测对象是小动物,因此性能设计上主要追求高分辨率。Micro PET 采用小晶体块,薄晶体块,尽可能减小探测器孔径,这些措施使它的灵敏度低于临床用 PET,但分辨率远高于后者。

第十一节 非显像测量仪器

一、非显像测量仪器概述

非显像测量仪器测量人体内有关器官中的放射性核素发出的 γ 射线,从而评价脏器的功能,也称为脏器功能测定仪。临床常用的有肾功能测定仪(也称肾图仪)、甲状腺功能测定仪(简称甲功仪)及术中探查 γ 计数器等。

非显像测量仪器共同的特点为:①测量体内放射性核素发出的 γ 射线;②以非图像的形式显示测量结果,输出显示结果可能是计数、计数的动态曲线、对应器官的功能指标定量值(例如,肾小球滤过率、甲状腺的吸碘率等)等;③探头较小,适合于所测器官;④探头结构由准直器、NaI(Tl)晶体、光电倍增管组成;⑤准直器为单孔圆柱形准直器或单孔张角型准直器。

二、非显像测量仪器性能指标

1. **探头本底**。

2. **探头灵敏度** 用点源单位时间内,单位活度的计数表示。

3. **探头一致性** 对多探头仪器,例如肾功能测定仪,有 2 个或 4 个探头。探头间的灵敏度差异在 5% 以内。

(陈英茂　耿建华)

第四章

成像参数选取原则

核医学图像相对于 CT、MR 而言,其分辨率不如后者,为了获得尽可能满意的图像,成像过程中必须控制好每一个环节,合理选择每一项参数。本章就成像过程中需要人为介入的每一步选项原则和原理作必要的介绍。

第一节 准 直 器

1. 准直器的作用 购买仪器时会考虑到很多指标,一旦安装投入使用后,就仪器本身而言可介入的硬件空间就是准直器的选用。准直器对核医学成像设备来说就像一部相机的镜头,对仪器分辨率的影响至关重要。

准直器是用高原子序数的物质组成,例如铅钨合金等。准直器安装在探测晶体前面,它的作用是对采集的闪烁事件进行初步定位。准直器是以光子运行的方向为基准来甄别射线,其性能与光子能量有关。其具体过程是平行于准直器孔或平行角度偏差在许可范围之内的射线可以被探测采集,而对其他方向来的射线进行屏蔽,对采集的闪烁事件进行初步定位。

2. 准直器的类型 准直器有许多类型。按能量可分为超高、高、中、低能;按形状可分为平行孔、针孔、扇形、聚焦形、扩散形、斜孔形等;按功能又可分为高灵敏型、高分辨型和通用型三种。准直器根据使用的核素能量和临床诊断的需求进行选择。目前临床大多应用的是低能平行孔准直器,而针孔准直器的独特功能也使其处于不可或缺的位置,以下就这两种准直器作一详细介绍。

3. 平行孔准直器 平行孔准直器的孔的排列是均匀和相互平行的,单个孔的直径、孔的总数目、孔间隔厚度和准直器本身厚度都影响探测分辨率和灵敏度。平行孔准直器对图像的分辨率的影响由以下公式确定:

$$R = \frac{r(T_e + b + c)}{T_e}$$

这里 R 代表分辨率;r 代表准直器孔径;b 代表准直器表面到探测物体的距离;c 代表准直器上面到晶体的距离;T_e 代表准直器的有效厚度。

公式中所有的子项都可以影响到分辨率,然而只有 b 是可控的。也就是说,对于一个既定准直器而言,只有 b 等于零的时候,它的分辨率才能达到最好。所以我们在对位患者时,一定要使探头尽可能的贴近患者。

4. 针孔准直器 针孔准直器外形呈圆锥形状,下端形成一个小孔。因为是小孔成像,

所成图像与物体互成反像,类似照相机。针孔准直器对图像的最大影响是分辨率和图像大小的改变。分辨率公式如下:

$$R = \frac{d_e(t+b)}{t}$$

R 代表分辨率;t 代表针眼到晶体的距离;b 代表针眼到物体的距离;d_e 代表针眼的有效孔径。上述 b 项是可控的,d_e 项是可选的,针眼的孔径越小,探测距离越小,分辨率就愈好,反之亦然。

这里需要强调的是,针孔准直器是倒置交叉成像,在针眼孔径的基础上形成一定的视野角度,当 $t = b$ 时,图像大小无变化;当 $t > b$ 时,图像就会被放大;当 $t < b$ 时,图像就会被缩小。这一特殊的功能为临床提供了很大的方便。在进行小脏器成像时,比如甲状腺、股骨头以及小动物实验等就可以利用它的放大功能将图像放大,使图像分布在大部分有效视野中,这对提高诊断效果会很有帮助。

另外需要指出的是,针孔准直器使图像大小随探测距离而改变的这一现象也给临床带来了不便,即图像的大小没有可比性。解决这个问题的方法是,给每一个要探测的小脏器设定一个固定距离,使之成像的脏器占据有效视野的80%左右,并标记备案。检查操作时,各自用自己的固定探测距离,这样就可以保证图像大小的可比性。如果需要精确对比,可以用两个已知距离的放射性点源进行标记。

第二节　图像采集参数

1. 矩阵　矩阵是一组数字阵列,是用于储存图像中所有像素值的数字存储空间,它由一组二维像素组成,常用的矩阵有 512、256、128 和 64 等。像素是数字图像组成的最基本单位,它的大小取决于两个因素:即探测视野的大小和给定的矩阵。假设探头视野的大小为 $500\text{mm} \times 500\text{mm}$,选用 512 矩阵,那么 $512/500 \approx 1\text{mm}$,像素的尺寸是 1mm,以此类推,256 矩阵的像素为 2mm,128 矩阵的像素为 4mm,64 矩阵的像素为 8mm。如上所述,像素是组成图像的最基本单位,像素尺寸越小,组成一幅图像的像素就越多;像素尺寸越大,组成一幅图像的像素就越少,在相同图像信噪比的前提下,大矩阵采集的总计数必须高于小矩阵采集。大矩阵图像的像素多,它的图像分辨率比小矩阵图像好,但是为获得相同信噪比的图像,大矩阵采集的时间将比小矩阵采集的时间更长。以上只涉及矩阵的二维情况,实际上每个矩阵的像素单元都有一定的存储容量,其大小取决于图像存储的数字模式,图像存储的数字模式有两种:字模式和字节模式。如选用字模式则容量为 $2^{16}-1$,选用字节模式则容量为 2^8-1。

选择矩阵的前提是以不丢失图像分辨率为原则,通常是像素的尺寸 $\leq 1/2$ 仪器的分辨率。设定仪器的探测视野边长是 500mm,分辨率是 8mm。选取矩阵时的考虑前提是,像素的尺寸 $\leq$ 仪器分辨率的一半,即 $8/2 = 4\text{mm}$,然后用视野边长除以4,即 $500/4 = 125$,取近似值即 128 矩阵。

2. 动、静态采集　动态采集时,因为要求在极短的时间内生成一幅图像,而且是连续成像,这里首先要考虑到灵敏度,所以选择 64 或 128 小矩阵。静态采集时,因为有足够的成像时间,除了考虑到不丢失分辨率外,还要保证图像达到足够高的信噪比。比如 128 矩阵的像素在 3~4mm,可以满足通常仪器的分辨率要求,但我们还是建议选用 256 矩阵,因为它可以改善图像的视觉效果。

组成一幅图像需要有合适的计数(信息)量,所需计数的多少取决于像素的多少,矩阵越大像素越多则需要的总计数越多。我们通常所用的矩阵像素间的差级是 4 倍,在改变矩阵后也应该根据 4 倍的差级来调整计数量。比如 256 矩阵时,通常一个视野需要的计数是 600k,那么选用 512 矩阵时计数就应该增加至 600k × 4 = 2400k;而选用 128 矩阵时,计数就可以相应减少至 600k/4 = 150k。

3. 断层采集 断层成像时,探头需要旋转采集若干帧图像,设置每一帧图像的采集角度时应该遵循以下原理,即每一帧采集角度的弧长应该≤1/2 个仪器的分辨率。这里设仪器分辨率为 8mm,探头的旋转半径为 80mm(以头颅采集为例),根据上述原则,采集角度的弧长应该是 ≤8/2 = 4mm,半径 80mm 圆的周长约等于 480mm,首先求出总的采集帧数 480/4 = 120 帧,然后就能得到每一帧的采集角度 360/120 = 3 度,即每 3 度采集一帧。

这里顺便提一下 ZOOM(放大系数),ZOOM 是断层采集时选取有效视野中的局部区域,采集时将设定的矩阵用于缩小的视野范围上,通过插值使局部得到了放大。比如 128 矩阵的像素大小应该是 4mm,如果选择 ZOOM 系数为 2,最终的像素大小应该是 4 /2 = 2mm。

断层采集时,原则上是每一帧的采集计数越多越好,因为采集计数越多,图像的信噪比就越高。但在临床实际应用中,还需考虑到过长的采集时间患者是否能够忍受,一旦采集过程中患者移位,对图像的影响将是致命的。考虑到所用的示踪剂剂量相对固定,建议设置每一帧采集时间或计数时,应该以患者能够忍受的时间为底线。头颅断层时患者的位置相对不太难受,坚持 30 分钟不动应该不成问题;而心肌断层时由于左臂上举,患者坚持 20 分钟不动已属不易。这样给定一个总的采集时间,并用它除以总采集帧数,便可得出每帧的采集时长。

断层采集时有两种运行方式,即步进式和连续式。步进式采集在每帧采集时探头都处在静止状态,然后旋转到下一个角度停下来再做同样的采集,这种动与停的衔接大约需要 2 秒钟,采集 120 帧图像时就是 4 分钟。连续式采集时,探头于转动中连续采集,每步可以省去 2 秒钟时间,但因为投影是由探头在运动中采集的数据形成的,会对采集的图像质量有一定影响。出于兼顾图像质量和节省时间的目的,建议小角度采集时选用连续式,大角度时选用步进式。

第三节 图像重建参数

核医学成像目前所用的方法是滤波反投影和迭代法,以下分别介绍。

1. 滤波反投影 其原理是经过两次傅立叶转换(幅值域转换到频率域和频率域逆转换到幅值域),将得到的投影数据重建成图像数据。为消除星状伪影和高频噪声,在重建过程中需要加以必要的滤波功能。其中根据滤波曲线形状的变化,可将其分为高通滤波和低通滤波,而每一种滤波本身又含有从高到低不同的截止频率来控制图像平滑与锐化的程度,低截止频率使图像趋向平滑,高截止频率使图像趋向锐化。

滤波反投影重建图像中高频的部分代表着高分辨率或者好的细微结构。低频的部分代表着低分辨率或者可得到低噪声的较平滑图像。

2. 迭代法 迭代法是一种逐步逼近的数学计算方法,它首先将欲重建图像的所有像素值设定为某一相同数值,然后将此假设图像在各个方向的投影数值与实际采集的投影数值进行比较,再依据其差异通过某种算法重新计算图像的所有像素值并更新图像。然后再对更新后的图像求各个方向的投影数值。重复上述步骤,当由图像求得的投影数值与实测投影数值的差异小到某种程度后,结束迭代过程,认可通过迭代重建最终获得的图像。

迭代过程中有两个参数可以影响重建图像的质量,即子集数目与迭代次数。子集越大,重建图像的质量就越好;迭代次数增加,重建图像质量也会相应改善。但迭代次数过多时不但对提高重建图像质量没有任何帮助,还会增加图像噪声,并且降低重建速度。一般来讲,扩大一倍子集和增加一次迭代次数,其效果是相同的,但增加一次迭代次数所花费的时间远比增加一倍的子集要大得多。

（尹大一）

第五章

图像采集方式

第一节 静态采集

一、原理与定义

示踪剂引入体内,进入靶器官并代谢分布达到平衡。将靶器官置于探头视野内,启动单次采集并持续若干时间,此期间靶器官与探头保持相对静止,直至所收集的信息量(计数值)达到预设值,采集停止,此种采集过程称为静态采集。

二、临床应用范围

静态采集用于观察靶器官的位置、形态、大小和示踪剂分布情况,如增高、降低、正常或缺如。

三、示踪剂要求与给药方法

相对于动态采集而言,对示踪剂的体积没有特殊要求,静脉给药时的推注速度也没有特殊要求,按照放射性药物给药方法的一般要求即可。给药途径:根据药物代谢的途径,采用静脉或口服。

四、参数选取

相对于动态采集而言,一般要求选取大矩阵,256×256,512×512 均可。因为静态采集图像对图像分辨率要求较高,而且有足够的采集时间,大矩阵可以满足图像质量要求,而采集的过程(时间充足)又能满足大矩阵对计数总量的要求。图像存储模式分为字模式和字节模式,早期核医学仪器由于硬盘容量小,选取存储模式时要根据被检脏器和检查内容对应选取。现代仪器的贮存介质的容量足够大,建议选取字模式。

准直器:高分辨准直器。

计数要求:现代仪器的探头视野通常在 500mm 左右,静态采集要求的总计数量是:256矩阵时为 $500 \sim 1000k$/帧。一般情况下采用预设总计数,当计数达到预设值,采集自动结束。有些特殊情况也可以选择预设时间,比如对称脏器或组织分别采集时,可以用第一幅图像的采集时间来预设对侧脏器的采集时间;或者是示踪剂剂量太低,脏器代谢功能降低,按照预设总计数所需时间太长,容易造成患者移位,这种情况下,只好牺牲总计数,或预设时间,或手动结束采集。

五、注意事项

1. 静态采集时一般情况下是先给药,因此对位患者时有参考图像,比较容易。尽可能将被显像部位放在视野的中间。

2. 静态采集时有些检查会持续的时间比较长,一定要和患者沟通好,使其配合,采集过程保持不动。

3. 某些特殊情况下计数率过低,要酌情把握计数与采集时间的利害关系,必要时降低总计数,以降低患者移位的可能性。

4. 选择好准直器,控制好探测距离,平行孔时要贴近患者,针孔时要选择适当距离。

六、图像质量评判标准

1. 位置形态　一般情况下要位于视野中心,占据有效视野的 70% ~ 80%,与相邻器官的关系要清楚,形态无变形。

2. 对比度　对比度要适中,病灶显示清楚。

3. 图像显示分辨率　矩阵适当,计数充足,尽可能达到仪器的最佳系统分辨率。

4. 示踪剂分布　符合所用示踪剂的生理与病理分布。

第二节　动态采集

一、原理与定义

示踪剂引入体内之前,根据解剖位置将探头对准靶器官,提前预设好单组或多组的图像采集程序,以及每一帧的采集时间,在将示踪剂注入体内的同时或适时启动采集程序,此期间靶器官与探头几何位置保持相对静止,直至预设的采集程序完成,此种采集过程称为动态采集。

二、临床应用范围

动态采集反映的是示踪剂在靶器官内连续变化情况,可用于观察大血管走向、血流动力学和药代动力学,靶器官的血流灌注情况,靶器官的吸收、清除和代谢功能,生理管道的通畅或完整状况。

三、示踪剂要求与给药方法

示踪剂的比活度要≥30mCi/ml,体积<1ml,快动态时<0.5ml。"弹丸"注射,即快速推注后立即松开止血带,同时启动采集程序。给药途径:静脉。

四、参数选取

1. 适用于血流动力学检查的动态　以观察血流动力变化与大血管走向为目的,如首次通过法心血管显像。矩阵选择以保证采集时间为主,小矩阵时像素大、采集总计数低,推荐矩阵 64×64。每帧采集时间非常重要,原则上要求每帧采集时间要小于血流通过所检查血管长度所需要的时间。实际应用起来难度非常大,原因是血流速度比较复杂,各心腔的大小,推动血流的收缩压力差别非常大,即使能够求出全部心腔的总长度,以及平均血流速度,实际参考价值也不大。在确定每帧采集时间时,除了考虑时间要足够短之外,还要相应考虑信息量,因为示踪剂的剂量不可能太大。综合以上所有因素,最终的推荐值为 0.5 ~ 1.0 秒/帧。总的采集时间在 20 秒左右。

准直器:高灵敏度准直器。

2. 适用于血流灌注检查的动态　以观察靶器官或病变的血流供应或灌注为主。矩阵选择要综合考虑每帧采集时间和每帧图像的信噪比,尽可能保证图像质量,故推荐矩阵 64 × 64、128 × 128。观察血流灌注变化需要多点采样,每一点都要有足够的信息量来反映相应的变化。所以在确定每帧采集时间时,既要考虑到采样频率,又要考虑到采样持续时间。综合以上各种因素,再结合临床经验,最终推荐时间是 1.0 ~ 3.0 秒/帧,总的采集时间是 30 ~ 60 秒。

准直器:通用准直器。

3. 适用于脏器代谢清除功能的动态检查　主要用以观察脏器的代谢清除功能、生理管道的通畅或完整状况。慢动态采集很难用统一的模式来规范,主要是因为脏器的功能与循环周期差异较大,示踪剂的性质与检查的内容也差别较大。这里建议两种方法。①全部采集能在 30 分钟之内结束:矩阵 128 × 128,采集时间 1 ~ 2 分钟/帧。②全部采集时间超过 30 分钟,甚至可达 1 ~ 2 小时:建议用多帧静态采集模式,矩阵 256 × 256,计数 500 ~ 1000k/帧。根据需要在不同的时间段启动采集,直至满足检查的目的。

准直器:通用或高分辨准直器。

4. 多时相　临床上有些检查既要观察脏器的血流灌注状况,又要诊断它的代谢清除功能,如肾小球滤过率、肝胆显像等,为灵活方便起见,引进了多时相采集概念,即不同的时间阶段,启动不同的采集程序,一次性完成全部检查。它的采集序列组合是多样化的,但通常情况下,它的组合模式为:血流灌注性动态 + 慢动态 + 静态,具体的采集参数请参照相关的采集方式,各个序列的启动时间和采集帧数要依具体临床要求而定。

五、注意事项

1. 动态采集时一般是先对位后给药,所以一定要熟悉解剖结构和体表标志,准确地将探头对准靶器官。

2. 严格把握示踪剂的高比活度、小体积、快速推注时"弹丸"的质量,先推药后松止血带。

3. 动态采集通常情况下要生成时间- 放射性曲线,因而对体位的固定要求非常严格,一定要和患者沟通好,使其采集过程中保持不动。

4. 选择好准直器,快动态时尤其是血流动力动态,宜选高灵敏度准直器,慢动态时通用准直器即可。平行孔准直器的探测距离一定要小。如果需要几种动态模式一次完成,可以选择通用型准直器。

六、图像质量评判标准

1. 位置形态　一般情况下靶器官要位于视野中心,占据有效视野的 70% ~ 80%,与相邻器官的关系要清楚。

2. 无位移 动态采集是连续采集多帧图像,要求被检查者不能有位移,必要时可以用正弦图方式来判定。

3. 采集启动时间要正确,尽可能减少无信息图像,绝不要丢失起始数据,采集信息要完整。

4. 慢动态时,图像的对比度、显示分辨率、信息量等近似静态图像的质量要求。

5. 示踪剂分布 符合所用示踪剂的生理与病理分布。

第三节 断 层 采 集

一、原理与定义

示踪剂引入体内后,将靶器官置于视野内,提前预设好每帧采集角度或采集总帧数、每帧采集时间,启动采集,第一帧采集完成后,根据预设的角度间隔,自动进入下一帧采集,如此依次重复,直至完成所需要的旋转角度采集。旋转过程中,探头准直器表面总是与旋转轴平行,而旋转轴又与患者长轴平行一致。所采集的每一个角度的平面图像称为投影图像,将所有的投影图像通过数据处理、校正和图像重建,最终得到靶器官的断层图像,此种采集过程称为断层采集。本节不包括环状排列探测器的断层成像。

二、临床应用范围

断层采集的临床应用大体同静态采集,即观察脏器的位置、形态、大小和示踪剂分布情况。断层采集较平面像有如下优势:①避免解剖结构重叠对病变部位和形态的影响;②提高深部解剖结构和病变的显示;③降低邻近组织或器官的高放射性影响;④区别体表放射性污染;⑤提高脏器的信噪比和图像的对比度。

三、示踪剂要求与给药方法

无特殊要求,按照放射性药物给药规则的一般要求即可。给药途径:静脉或口服。

四、参数选取

相对于静态平面采集,断层采集的矩阵选择要小,早期仪器由于受硬盘空间的限制,一般选取 64×64,现代仪器推荐选取 128×128,这样可以适当改善图像质量。同样道理存储模式选取字模式。每帧采集角度的原理请参照第三章参数选取原则,这里推荐的条件是 $3° \sim 6°$/帧。每帧采集时间的原理也请参照第三章参数选取原则,这里推荐的条件是总的采集时间,180°采集不超过 20 分钟,360°采集不超过 30 分钟,用总的采集时间去除以总的采集帧数就可以得到每一帧的采集时间。关于步进式与连续式两种采集方式,推荐小角度采集时选取连续式,大角度采集时选取步进式,具体原理请参照第三章参数选取原则。

准直器:高分辨准直器。

五、注意事项

1. 断层采集时边旋转边采集,对位患者时要边旋转边仔细观察。探测距离的增加会使断层分辨率变坏,因此在确保安全的情况下探头距患者越近越好。有条件的可以采用自动人体轮廓跟踪采集。

2. 断层采集的持续时间较长,一定要和患者沟通好,使其配合好,保持采集过程中的体位不动。

3. 合理选用准直器。由于断层分辨率劣于仪器的系统分辨率,随着旋转半径的增大,断层分辨率会更差,因此一般情况下选用高分辨或通用准直器。

六、图像质量评判标准

1. 位置形态 一般情况下要位于视野中心,占据有效视野的 70% ~ 80%,与相邻器官的关系要清楚。

2. 无位移 断层采集是连续实时采集,要求被检查者不能有位移,必要时可以用正弦图来测定。

3. 示踪剂分布 符合所用示踪剂的生理与病理分布。

第四节 门 控 采 集

一、原理与定义

示踪剂引入体内并在靶器官达到平衡后,将探头准确对位靶器官。以心脏为例,提前把每个心动周期分成 n 个等份(即每心动周期图像采集帧数),通常为 16、24、32。以心电图的 R 波为触发信号,于是在第一个心动周期里生成了 n 帧图像,第二个 R 波出现后,又从同相位的第一帧开始采集生成 n 帧图像,依次往返重复进行下去,直到预置的心跳数达到为止。然后计算机将每一个心动周期内的相同时相的图像信息叠加起来,最后获得一个完整的从舒张末期(ED)到收缩末期(ES),多周期叠加的各时相系列图像,此种采集过程称为心电门控采集。与此相同,可以采用其他周期生物信号,完成不同目的的门控采集。

二、临床应用范围

门控采集多用于脏器功能评价和腔内异常结构的诊断,如各类心脏病患者的心室功能评价,室壁瘤的诊断。

三、示踪剂要求与给药方法

示踪剂的标记率要高,大于 90%,从血液循环中清除要慢,标记性能稳定。给药途径为静脉。

四、参数选取

矩阵选取 64×64,因为门控采集强调功能判断与时间分辨,所以小矩阵就能满足要求。每周期或 R-R 间期采集帧数 16 ~ 32,偶数为宜,选取每间期帧数时要考虑能够满足对间期的功能判断,人的视觉差(0.1 秒)和处理时的傅立叶变换(要求偶数)。总的采集间期数或收集总心动周期(心跳)数:300 ~ 500,此选项主要考虑点为信息量。人的心率差异很大,所以给出的范围也较宽,要根据个体差异适当选取。

准直器:通用准直器。

五、注意事项

1. 门控触发信号（心电 R 波）要强，频率一致，粘贴与连接心电电极时要严格把关。心律不齐患者的心率可以提前用药物控制。

2. 采集持续时间比较长，一定要和患者沟通好，使其做好配合，在采集过程中保持体位不变。

3. 采集对位时，探头往往会有倾斜角度，要特别注意探测距离，越小越好。

六、图像质量评判标准

1. 位置形态 一般情况下要位于视野中心，与相邻的关系要清楚。

2. 无位移 门控采集是连续采集，结果图像还要叠加，要求被检查者不能有位移，必要时可用正弦图来测定。

3. 示踪剂分布 符合所用示踪剂的生理与病理分布。

4. 间期内每帧图像的信息量要足，足以分辨各个时相的腔室结构。

第五节 表模采集

一、原理与定义

表模式（list mode）采集是相对帧模式而言的，前面介绍的静态采集、动态采集、断层采集、门控采集都归属于帧模式。所谓帧模式是将每一帧图像以矩阵像素的格式储存，探测生成的每对 X、Y 坐标信号都按相应地址，被记录在对应的像素单元，随着采集时间的累积，最终构成一帧数字图像。而表模式采集没有具体的矩阵像素，探测生成的信号，其中包括 X、Y 坐标信号、时间信息、能量信息等所有的原始信息，以数字表格的形式依次记录下来。List 模式必须通过帧重组，才能构建图像。

List 采集的过程如下，示踪剂引入体内之前，根据解剖位置将探头对准靶器官，提前预设好总的采集时间，在将示踪剂注入体内的同时启动采集程序，此期间患者与探头保持不动，直至达到预设的采集时间，采集过程自动结束。

二、临床应用范围

List 采集除了适用于各种动态采集的临床应用之外，还适合于科研项目。

三、示踪剂要求与给药方法

示踪剂的比度要大于 30mCi/ml，体积小于 1ml。"弹丸"注射，即先快速推注，然后松开止血带，同时启动采集程序。给药途径：静脉。

四、参数选取

List 模式采集数据为发生闪烁事件的地址，该地址的计数值，总采集时间和采集的时间程式，根据检查项目的要求，结合硬盘空间大小适当选取即可，其他参数在图像帧重组时选取。

准直器:高灵敏或通用准直器。

五、注意事项

1. List 采集时,常用于动态采集,一般是先对位后给药,所以一定要熟悉解剖结构和体表标志,准确地将探头对准靶器官。

2. 严格把握示踪剂的高比度、小体积、快速推注时"弹丸"的质量。

3. List 采集本身时间较长,多数情况下要生成时间-放射性曲线,因而对体位固定要求非常严格,一定要和患者沟通好,使其采集过程中配合好,保持不动。

六、图像质量评判标准

List 采集不直接生成图像,必须通过帧重组生成图像,其质量评判标准同动态采集图像。

（尹大一）

第六章

核医学设备与成像的质量控制

各行各业已广泛认同,从事一项工作,要想做得完美,离不开恰当的质量保证措施。

质量保证的概念是:为确保某个项目的准确无误,所采取的一系列措施手段。质量控制的概念是:针对某一个具体事件或环节,为使其处于最佳运行状态,所采用的具体方法。正如本章的核医学设备与核医学成像的质量控制。质量保证是宏观的、战略水平的,质量控制是具体的、战术性的。

核医学设备与成像的质量控制,大致可以划分为两个部分。其一,性能指标测试,目的是确认测定指标是否符合出厂指标,以及仪器的工作状态。其二,常规维护与预防维护,目的是保证仪器在良好的状态下运行,以及避免可能会出现的问题。本章就以上两方面进行详细介绍。

第一节 性能指标测试步骤与标准

一、SPECT 平面部分

(一) 均匀性

均匀性的定义为视野内各点计数值之间的差异。有效视野(UFOV)积分均匀性指有效视野(95% 视野)内全部像素中最大计数与最小计数的差与和的百分比;有效视野微分均匀性指有效视野内 X 方向和 Y 方向相邻五个像素为一组,计算组内两两像素间计数差值,找出全部差值绝对值中的最大值和最小值,计算这两个计数差与和的百分比。中心视野(CFOV)积分均匀性和微分均匀性是指在 CFOV(75% 有效视野)内的积分和微分均匀性。

固有均匀性应每天测试和校正,若均匀性变化大于 10% 参考值,应寻找原因,及时维护。

影响均匀性的主要因素有:能峰设置不正确、温度变化(每小时温差超过 3° 即可导致均匀性变化,如若超过 5° 则有可能损坏晶体)、光电倍增管高压漂移、准直器损坏或污染、旋转中心漂移、探头轴向倾斜等。

点源要求:^{99m}Tc,活性度为 0.3 ~ 0.5mCi,体积 ≤1ml,计数率 ≤20k/s。操作步骤:①将探头准直器去掉;②按厂家要求给探头加铅框和有机玻璃罩;③置放点源于五倍探头视野(圆探头为 5 倍视野直径,矩形探头为 5 倍视野对角线)的距离之外,对准视野中心;④20% 中心能窗,256 矩阵,计数 5000K 以上;⑤收起点源,换上准直器;⑥将该采集图像压缩为 64 矩阵,并做一次 9 点平滑,找出视野内的最大计数与最小计数,以及行和列中每 5 个相邻像素组中的所有像素差,找出视野内的最大计数差与最小计数差,分别代入公式:

$$积分均匀性 = 100\left(\frac{最大计数 - 最小计数}{最大计数 + 最小计数}\right)\%$$

$$微分均匀性 = 100\left(\frac{最大计数差 - 最小计数差}{最大计数差 + 最小计数差}\right)\%$$

（二）空间分辨率

分辨率定义为仪器可以分辨的两点之间最小间隔距离；固有分辨率指不加准直器的分辨率；系统分辨率指加上准直器后的分辨率。

影响分辨率的主要因素有：能量分辨率变差、均匀性变坏、能峰设置错误、准直器类型、探测距离的变化等。

1. 分辨率测试步骤（铅栅型） 准备材料：4 象限铅栅模型、点源或泛源。操作步骤：①探头去准直器，加铅栅模型，对正 X，Y 方向；②置放点源于五倍探头视野的距离之外，与中轴对齐；③设置 20% 中心能量窗，256 矩阵，1000k 以上计数，采集图像；④依次 90°转动模型，重复采集图像，直至四个方位全部完成，将铅栅翻面后重复以上步骤；⑤去掉点源、铅栅，换上准直器。注意选用的铅栅需与设备的分辨率匹配，必须是采集的铅栅图像分辨不出最细的一组铅条，这时所能分辨的最小铅条组尺寸即为铅栅分辨率。FWHM = 1.75 最小铅栅间隔。

2. 分辨率测试步骤（半高宽型） 材料准备：线源模型（木板上刻两条平行的相距 5cm 的沟槽，将直径 <1mm 的线源嵌入到两个槽内，每根线源内灌注约 1mCi 的 ^{99m}Tc 溶液并密封两端开口）、坐标纸。

操作步骤：①探头带准直，平行于 X 方向将模型置于视野中间，探测距离为 10cm；②设置 20% 居中能窗，128 矩阵，1000k 以上计数，采集图像；③平行于 Y 方向置放模型，重复采集图像；④去掉线源模型，精确测量模型上两线源之间的距离；⑤垂直于线源图像勾画 3 个像素宽的感兴趣区，并获取剖面曲线，求出剖面曲线上每一个像素的计数值，并将每个像素的计数值绘制在坐标纸上组成计数分布曲线；⑥测量坐标纸上两个波峰之间的像素数目；⑦测量其中一个剖面曲线 1/2 峰值高度处的曲线宽度（像素数表示）；⑧用模型上两线源之间的精确距离（毫米）除以图像上两峰值之间的像素数，得出像素尺寸（毫米），然后用剖面曲线 1/2 峰高处宽度的像素数乘以像素尺寸即得到半高宽（FWHM）值（毫米）。

（三）空间线性

线性描述图像的畸变程度。空间线性又可分为绝对线性和微分线性。所有影响均匀性与分辨率的因素都能影响空间线性。

准备材料：线性铅栅模型；^{99m}Tc 点源，操作步骤：①探头去准直器，加铅栅模型，铅栅平行 X 方向；②置放点源于五倍探头视野的距离之外，与中轴对齐；点源的活度调整到此时计数率小于 20kcps；③设置 20% 中心能量窗，256 矩阵，1000k 以上计数，采集图像；④转动铅栅模型使之平行于 Y 方向，重复图像采集；⑤去掉点源、铅栅模型，换上准直器；⑥直观铅栅图像，并与参考图像相比照，粗略判断线条有无畸形；⑦用设备自带软件计算 XY 方向的绝对线性和微分线性。

绝对线性由 X 及 Y 方向的线扩展函数峰值偏离最大距离的平均值表示。微分线性由 X 及 Y 方向的线扩展函数峰值距离的标准差表示。绝对线性在 1mm 内，微分线性在 0.2mm 内，绝对线性和微分线性值越小，其线性越好。

（四）灵敏度

灵敏度是指仪器对已知强度的放射源的响应能力。用系统平面灵敏度表示。准直器种类,晶体的厚度与尺寸以及系统处理线路决定了仪器灵敏度。能窗设置、放射源的种类及形状也是影响系统灵敏度的因素。系统平面灵敏度描述单位是每兆贝克放射源每秒计数（cps/MBq）。

准备材料:放射源模型,内径 150mm,内高 10mm 的平底塑料圆盘,灌注均匀的^{99m}Tc 水溶液,活度约 1mCi。精确测量并记录放射源活度与开始测量的时间。操作步骤:①将模型置于探头中心距准直器表面 10cm 处,测量时保证源模型与探头间无任何吸收介质。②设置 20% 能量窗宽,128 矩阵,采集 10M 计数以上,记录采集开始的时间和采集所用的时间。③去掉模型,用同样的时间采集本底。④换上不同的准直器,重复以上步骤,直至完成所有准直器的采集。⑤对所有数据进行本底校正,并将活度校正到开始采集的时间。依据公式（系统平面灵敏度 = 计数/活度/采集时间）计算结果。

将所得到的系统平面灵敏度指标与厂家提供的指标进行比较,如果低于 10%,应该认真检查原因。

（五）固有能量分辨率

固有能量分辨率的定义为入射光子的脉冲能谱分布的半高宽与其能量之比,其反映的是仪器对 γ 射线能量的辨别能力。通常^{99m}Tc 的固有能量分辨率在 10% 左右。

准备材料:^{99m}Tc 和^{57}Co 点源,活度分别约为 15MBq。操作步骤:①探头不带准直器,将点源置于晶体平面中心点垂线上距探头 5 倍视野处。②设置 20% 能量窗,用数字化能谱仪分别测量两种放射源的能谱,峰值道至少达到 10k 计数。^{99m}Tc 能谱用于计算能量分辨率,^{57}Co 能谱用于计算能谱仪每道的能量因子。③去掉点源,复原探头位置。④在^{99m}Tc 能谱曲线上用插值法求出半高宽值（FWHM）,单位是道。以^{57}Co 与^{99m}Tc 峰值位置的差值（单位为道）和^{57}Co 与^{99m}Tc 能量差值（140.5 - 122.1 = 18.4keV）计算每道的能量因子,将半高宽换算成能量（keV）。依据公式（FWHM/核素能量）%,求出能量分辨率。

（六）计数率特征

当放射性活度较低时,随着活度的增加,仪器的计数率也随之增加;当活度增加到一定值时,计数率开始随活度的增加而减少。计数率特征描述的是仪器计数率随活度的变化而呈现出的特征。计数率特征分为无散射（空气中）和有散射计数率特征。计数率特性主要测量两个参数:20% 窗宽时的最大计数率,输入计数率丢失 20% 时的观察计数率,这两个参数都受探测器死时间影响。另外,计数率特征测试之前,应该先进行系统各项性能的校正,诸如能量、线形和均匀性等。

1. 无散射计数率特征 准备材料:放射源模型:圆柱形铅质中空模型,壁厚 25mm,圆孔内径 25mm、高 50mm,铅容器内放置^{99m}Tc 溶液瓶。操作步骤:①探测器不带准直器,在探测晶体上加上 UFOV 屏蔽框（环）;②模型源要置于探测器中心,射线照射范围要能覆盖全 UFOV;③源的初始放射性活度必须保证让探测器到达并超出最大计数率;④保证每次采集计数达到 100k,记录采集所用的时间,以便计算计数率;⑤开始第一次采集前测量本底计数率,采集计数为 10k,记录采集时间。采集结束后再采集一次本底计数率,观察有没有过大的变化。采集过程中必须很谨慎地保持本底恒定,保证测量环境不受其他放射源的影响;⑥按公式计算出各测量时间点的观察计数率和输入计数率,画出计数率特性曲线,求出最大计数率和 20% 计数率丢失时的观察计数率;⑦整个测量过程大约需要 48 小时。

2. 有散射计数率特征 测试参数和测试方法与无散射体时完全相同,只是采集时带低能准直器。所用模型源是直径150mm,厚度10mm的小面源。散射体为直径300mm、高为150mm的圆柱体,圆柱体中间带一直径为200mm、深度为100mm的圆井,用于置放模型源。此散射体的材料是聚丙醋酸或充水的容器,在井内放置模型源后,在模型源上方需覆盖聚丙醋酸或充水的散射体将井填平。带散射的系统计数率特性更接近临床使用环境。

(七)探头屏蔽性能

探头屏蔽性能是指探头对视野之外的放射线的屏蔽能力。在工作环境中,探头周围可能会有其他放射源(给药后等待检查的患者、含药或注射后的注射器、放射污染等)。如果探头屏蔽性能有缺陷,则会影响检查结果。

准备材料:4MBq(100μCi)的高能核素点源。操作步骤:①探头配置高能准直器;②设置所用核素能量的能峰,20%的中心窗;③视野方向之外,将点源围绕探头依次摆放10个位置以上,分别对每个位置采集100秒;④去掉点源,用同样的条件采集本底计数;⑤计算出本底的标准差,然后比较每一个位置的计数是否超过本底标准差的三倍。

每一个位置的计数都不应该超过本底标准差的三倍,如发生,则应该检查并去除周围所有的放射源,然后重复测定,如若依然存在,则及时通知厂家解决。

二、SPECT断层部分

(一)断层均匀性

断层均匀性检测的是SPECT系统断层采集时重建图像的均匀性指标。SPECT系统的均匀性必须非常好,因为断层重建过程会加大这些不均匀性。SPECT用于断层采集时,其平面均匀性应该小于4%,否则必须进行校正。平面图像的非均匀性在断层图像上表现为同心环(与旋转轴同心),较宽的模糊环提示探头本身的非均匀性,而细的较清晰的环则提示硬件问题。

准备材料:用混合均匀的200~400MBq ^{99m}Tc水溶液灌注断层均匀性模型。测试前一定要先做仪器的均匀性校正。操作步骤:①将模型的中心旁开旋转轴2cm,平行于扫描床摆放模型;②用下列条件:矩阵64、总数60帧、1000k/帧,做图像采集;③重建图像时加上衰减和散射校正,选用Ramp滤波;④在重建图像上勾画感兴趣区并求出最大与最小计数,参照公式求出每一层面的均匀性。均匀性公式如下:

$$积分均匀性 = 100\left(\frac{最大计数 - 最小计数}{最大计数 + 最小计数}\right)\%$$

(二)断层空间分辨率

1. 无散射断层空间分辨率 测定空气中点源重建图像的空间分辨率(FWHM),反映的是SPECT在无散射条件下做断层采集时,能得到的最佳分辨性能。均匀性,准直器,旋转中心漂移,旋转半径大小,探头振动,重建方式等都会影响断层空间分辨率。

准备材料:^{99m}Tc点源三个,直径小于2mm,计数率小于20kcps。操作步骤:①按下列位置摆放点源:点源1(x = 0,y = 0,z = 0);点源2(x = -75mm,y = 0,z = -50mm);点源3(x = 75mm,y = 0,z = 50mm);②设置采集条件:矩阵128,采集帧数60,旋转半径15cm,每帧计数大于10k,圆形轨道,进行图像采集。注意:在模型源和探头之间不能有其他物体(例如检查床);③选用Ramp滤波重建图像,重建厚度分别为13mm、18mm、30mm的横断面、矢状面和冠状面图像,确保三个层面都包含三个点源图像;④在三个层面的所有点源图像上勾画出剖面曲线,计算出各个方位的分辨率(FWHM)值。

断层空间分辨率不应大于平面空间分辨率的10%,各个方位的FWHM值不应该有明显的差异,否则需重新校正系统,或联系厂家。

2. 有散射断层空间分辨率 测定在水中线源重建图像的空间分辨率(FWHM),反映的是SPECT在散射条件下断层采集能得到的最佳分辨性能。均匀性,准直器,旋转中心漂移,旋转半径大小,探头振动,重建方式等都会影响断层空间分辨率。

准备材料:^{99m}Tc线源三个,直径小于1mm,计数率小于30kcps。聚乙烯材质的柱状模型,直径20cm,高20cm,模型内充满水。操作步骤:①将柱状模型平行于旋转轴置于视野中心,将三根线源按下列位置插放在模型内:线源1(x=0,y=0);线源2(x=75mm,y=0);线源3(x=0,y=75mm)。②设置采集条件:矩阵128,采集帧数60,旋转半径15cm,每帧计数大于10k,圆形轨道,进行图像采集。③选用Ramp滤波重建厚度10mm的横断图像。④在所有点源图像上勾画出剖面曲线,计算出各个方位的分辨率(FWHM)值。

和无散射断层空间分辨率相比,有散射的分辨率稍差,如果差别太明显,则提示能窗设定可能有问题。另外各个方位的FWHM不应该有明显的差异。

(三)旋转中心

旋转中心是指探头的机械旋转中心,它应该与图像重建矩阵中心相一致。如果两个中心不重合,称为旋转中心漂移。具体表现为点源图像变得模糊放大,或发散成环状伪影。

检测步骤:①准备^{99m}Tc点源。②使用水准仪,将探头调至水平即与旋转轴平行。③采集参数:仪器最大矩阵,通常为512,每帧计数10k以上。④点源摆放位置:X方向距中心5cm,并略偏离Z轴中心;Y方向距中心5cm,并略偏离Z轴中心。⑤对以上两个位置分别采集,并重建图像。⑥求出点源图像的X0,X180和Y90,Y270方向的像素值。

旋转中心漂移公式:R0=(n+1-X0-X180)/2

这里n是具体矩阵数值512,有的仪器系统,矩阵像素从0算起,公式里就需要加1,有些从1算起,就不需要加1。X0与X180是两个不同方向的像素数值。把以上数据代入公式即可求出旋转中心的漂值,旋转中心漂移值应≤1mm。

(四)断层对比度

断层对比度是指SPECT系统对已知尺寸和活度的物体的探测能力。探测小病变时,对比度非常关键。断层对比度受下列因素影响:能量分辨率、散射、系统信噪比和重建方式。当病变小于仪器分辨率时,由于部分容积效应的影响,对比度会降低。

检测步骤:①制作柱状模型:用均匀的^{99m}Tc水溶液灌注模型,总活度400MBq,模型分为均匀性区、冷区和热区,冷区和热区有柱形或圆形插件组成;②将模型平行于旋转轴方向摆放在视野中间;③用临床常规断层采集条件作图像采集,建议总计数大于100M;④用Ramp滤波重建图像,并进行衰减与均匀性校正;⑤分别在病变区和本底区勾画感兴趣区并求出各区计数,依照公式求出对比度。公式如下:

$$对比度 = \frac{病变计数 - 本底计数}{病变计数 + 本底计数}$$

三、伽马相机全身扫描部分

(一)全身扫描空间分辨率

测定空气中线源图像的FWHM,反映的是SPECT全身扫描在无散射情况下,能达到的最好分辨性能。

准备材料:线源两根,内径小于1mm,长度等于SPECT探头横向视野的宽度。管内充满均匀的^{99m}Tc水溶液,活度应使视野内计数率介于10~20kcps。

测试探头运动方向的分辨率测试时,将两根线源相距10cm横着摆放在扫描床上。测试垂直于探头运动方向的分辨率测试时,将两根线源相距10cm顺着摆放在扫描床上。

采集方法:常规采集条件,探测距离10cm,探头分别在扫描床上、下进行扫描。

分析计算:分别在探头置于床上和床下的两幅图像上,计算两个方向线源的FWHM,结果报告应注明扫描速度。

(二) 全身扫描系统均匀性

在准直器表面固定上一个薄片状均匀的泛源,用常规条件做全身扫描,对扫描图像的均匀性进行定性测试。计算方法请参照SPECT平面均匀性测试部分。

(三) 全身扫描系统稳定性

全身扫描系统的稳定性描述扫描过程中扫描速度的一致性。

准备材料:^{99m}Tc点源,活度应使视野内计数小于20kcps,将其固定在准直器表面的视野中心。

采集方法:常规采集条件与扫描范围,用两种速度分别扫描。

分析计算:对应平行于运动方向每个像素处的稳定性为$SC_i = (N_i - N_{average})/N_{average}$。其中,$N_i$为线形图像上中心像素及左右各5个像素计数之和,$N_{average}$为$N_i$的平均值。结果报告时应注明扫描速度。SC的绝对值越大,稳定性越差。

四、PET 部分

(一) 空间分辨率

定义:PET重建图像上可以分辨的两点之间最小间隔的能力,通常以半高宽(FWHM)表示。空间分辨率又可细分为沿扫描仪纵轴的轴向分辨率,横断面上的径向分辨率和切向分辨率。

影响分辨率的主要因素有:均匀性变化,真符合与随机符合的比值过小,本底噪声大,温度变化,湿度变化,探测线路高压漂移,探测晶体老化,仪器校正不正确等。空间分辨率测试步骤可以归纳为如下几点。

1. 放射源制作　^{18}F水溶液浓度大于5mCi/ml,用毛细管制作点源,点源的各向直径都小于1mm。

2. 置放点源　用点源托架模型分别将点源置放于视野内如下位置:x0,y1cm,z1/2FOV;x0,y1cm,z3/4FOV;x10cm,y0,z3/4FOV;x10cm,y0,z1/2FOV;x0,y10cm,z1/2FOV;x0,y10cm,z3/4FOV。

3. 采集与数据处理　各厂家都有依照NEMA标准设定的专用程序,调出按要求进行即可,分辨率测定一般选取最大矩阵,有利于实现最佳分辨率。

(二) 灵敏度

定义:在没有计数丢失的情况下,仪器探测已知浓度的放射源所得到的符合计数率,通常表示为cps/kBq。一般情况下,灵敏度取决于探测器的轴向视野与探测器的厚度。

灵敏度的测试步骤可以归纳为如下几点:①放射源制作:长度70cm用^{18}F水溶液灌注的线源,计数率丢失低于1.0%,随机符合小于真符合的5%。将线源穿入五个套叠的最内层的铝管内。使用铝管的原理如下:PET 的探测机制是符合探测,能量相同方向相反的一对 γ 光子来自于正负电子的湮灭辐射,空气中发生湮灭辐射的几率非常低,不足以反映仪器的探测能力。为了提高湮灭辐射的发生几率,需要在放射源周围增加介质,但是介质本身也会造成射线衰减,为了推算介质的衰减值,需要对不同厚度的介质作连续测量,所以这里使用了五根直径不一的铝管。②置放放射源:使用线源支撑架将包有五根铝管的线源平行于扫描床分别悬吊在如下两个位置: X=0,Y=0; X=10,Y=0,并确保支撑架的所有部分都在视野以外。③采集与数据处理:各厂家都有依照 NEMA 标准设定的专用程序,调出后先在第一个位置,或逐层增加五个铝管,或逐层抽掉五个铝管分别进行采集,直至完成五次采集。然后在第二个位置重复以上所有步骤。所有采集完成后,调出专用处理程序并依照要求进行,最后将计算出结果数据。④指标描述:根据 NEMA2007,灵敏度的单位是 cps/MBq,即每兆贝可放射源的每秒计数。

（三）均匀性

定义:指仪器探测均匀性放射源的能力或视野内各点计数值之间的差异。影响均匀性的主要因素有:温度变化,湿度变化,探测线路高压漂移,探测晶体老化,仪器校正不正确等。

均匀性的测试步骤可以归纳为如下几点:①放射源制作:用均匀性^{18}F 水溶液灌注桶装模型,强度要求随机符合计数率与真符合计数率的比值为 1/5。②置放模型:用模型托架将放射源模型摆放在轴向视野中心偏上或偏下 2cm。③采集与数据处理:数据采集要求每层面的计数不少于 20M,128 矩阵,全通滤波,处理数据时加上标准化、死时间、随机符合、散射和衰减校正。④指标描述:均匀性以百分比差值表示,通常情况下的参考指标为≤5% 差值。均匀性计算公式如下:

$$均匀性 = 100\left(\frac{最大计数 - 最小计数}{最大计数 + 最小计数}\right)\%$$

（四）散射分数

散射分数是指散射符合同真符合与散射符合之和的比值。

（五）计数丢失

计数丢失是指入射光子的数量太大时,两个或两个以上的光子近似同时到达探测晶体的几率增加,受线路死时间的限制,使这些光子不能被记录下来,这种现象被称为计数丢失。

（六）随机符合

随机符合是指两个或两个以上无关联的光子被同时探测到而生成的符合计数。随机符合使重建图像的噪声上升,对比度下降,可以利用硬件和软件校正来剔除随机符合。

（七）噪声等效计数

噪声等效计数是指重建图像中真符合计数的平方与总计数(真符合,随即符合,散射)之比。

在符合探测中,总计数里除了真符合计数外,还不可避免的包含着散射符合与随机符合的计数,后两者会增加图像噪声,降低信噪比与对比度。所以在 PET 图像中除了与真符合计数相关的统计涨落噪声外,还必须考虑散射与随机符合噪声,为了衡量图像的信噪比特性,引入了噪声等效计数的概念。噪声等效计数的公式为(真符合)^2/(真符合 + 散射符合 + f 随机符合),式中 f 有 1 和 2 两种形式,代表不同的随机符合校正方法。当放射性活度较低时,噪声等效计数约等于真符合计数,随着活度的增加,散射与随机符合逐渐增加,真符合也在大幅度的增加,此期间真符合计数在主宰着图像的质量,图像质量呈上升趋势。活度增加到一定量时,噪声等效计数会达到峰值,此时的信噪比最高,图像质量最好。这时如果再增加活度计量,散射与随机符合会大幅度增加,真符合计数会停滞或下降,噪声等效计数也在逐渐下降,因而图像质量会逐渐下降。

一次性模型测试即可求出散射分数、计数丢失、随机符合和噪声等效计数的指标。其具体步骤归纳如下:①放射源模型制作:模型为聚乙烯材质的圆柱体,长70cm,直径20cm,在半径4.5cm处留有一个与长轴平行的,直径0.65cm的长孔,以备插入线源用。线源是一根聚乙烯管,长度80cm以上,内径0.3cm左右,外径0.5cm左右。将均匀的F-18水溶液灌注线源,然后插入线源孔。线源的放射性活度必须满足所测试仪器的峰值真符合计数和峰值噪声等效计数。②置放模型:借助定位激光灯将模型置于视野中心,并使线源孔一侧朝向检查床面。③采集与数据处理:各厂家都有依照NEMA标准设定的专用程序,调出按要求严格执行即可。一般情况下是以小于1/2个核素半衰期的间隔连续采集数据,每一次采集的持续时间小于1/4个核素的半衰期,直至真符合计数丢失小于1.0%,随机符合计数率低于真符合的1.0%,全部采集过程将持续20个小时左右。④指标描述:通常给出的指标是:峰值噪声等效计数率,单位是每秒计数(cps);峰值噪声等效计数率时的放射源活度,单位是每毫升兆贝可(MBq/ml);峰值真符合计数率,单位是每秒计数(cps);峰值真符合计数率时的放射源比活度,单位是每毫升兆贝可(MBq/ml);散射分数,单位是百分比(%)。

五、CT 部分

(一) 空间分辨率(高对比度分辨率)

1. 定义　物体的密度差在100Hu以上时,仪器鉴别相邻最小物体的能力,通常以每厘米线对数(Lp/cm)表示。

2. 影响因素

(1)球管设计与探测器体积:球管的焦点越小,探测器的体积越小,空间分辨率越好。

(2)扫描层厚:层厚越薄空间分辨率越好。

(3)重建算法:一系列的从高平滑到高分辨的重建算法,结果差异很大。

(4)矩阵与像素:大矩阵小像素时分辨率最好。

3. 模型介绍　圆柱状中空模型,共分四层,内有不同形状与不同密度的插件,其余中空部分都注满水。层厚与线性层:该层有楔形线对和四种密度由高到低的插件;高对比度分辨率层:该层由高密度线状物体以不同间隔排列成多组线对区;低对比度分辨率层:该层含有对比度分别为0.3%,0.5%和1.0%的直径不一的圆形插件;均匀性层:该层满注水溶液,并无任何气泡。

4. 测试步骤　①将模型摆放在轴向视野中心,借助激光灯精确对位到高对比分辨率层;②头颅扫描条件,轴扫,层厚1mm,分别用标准算法与高分辨算法重建图像;③取多幅重建图像,调整窗宽窗位,观察其能够清晰辨别到的最大的连续线对数,分别报告标准条件下分辨率和最高分辨率。

(二) 密度分辨率(低对比度分辨率)

1. 定义　物体的密度差在10Hu以下时,仪器鉴别物体微小差别的能力,通常以百分单位毫米数(%mm)表示。

2. 影响因素

(1)光通量:管电流越大,密度分辨率越好;管电压偏高时,密度分辨率变坏。

（2）扫描层厚：层厚越大，密度分辨率越好。

（3）重建算法：一系列的从高平滑到高分辨的重建算法，对密度分辨率影响很大。

3. 测试步骤 ①将模型摆放在轴向视野中心，借助激光灯精确对位到密度分辨率层。②头颅扫描条件，轴扫，层厚 10mm，标准算法重建图像。③分别记下密度差为 0.5% 的模型插件的 CT 值和标准差值，以及作为背景的邻近物体的 CT 值和标准差值。将窗宽设定为：插件 CT 值 - 背景 CT 值 +（插件与背景标准差的最大差值）× 5。窗位设定为插件与背景CT 值的平均值。④读出视觉可分辨的最小圆形插件的尺寸，即密度分辨率。

（三）噪声、均匀性

1. 定义

（1）噪声的定义：噪声是一组非有用信号，通常表达为均匀图像区域中像素值的标准差。噪声是由到达探测器的光子量和仪器的灵敏度所决定的。噪声叠加在图像之上，呈现粗颗粒状。

（2）均匀性的定义：指均匀物质扫描成像后，其整个视野中 CT 值的一致性。

2. 能够影响噪声强弱的因素包括 ①光通量：管电流大管电压高时噪声水平低，但是辐射剂量增大；②重建算法：从高平滑到高分辨的一系列算法，其噪声水平是由低到高；③扫描层厚：层厚越大，其噪声水平越低；④患者体围：体积越大，相对带来的噪声也越大；⑤不同的图像显示方式，其噪声水平也不一样。

3. 测试步骤 ①将模型摆放在轴向视野中心，借助激光灯精确对位到均匀性层；②用头颅条件扫描重建图像，层厚 10mm；③分别在中心点、3 点、6 点、9 点、12 点五个位置勾画感兴趣区，求出其 CT 值和标准差；④中心点 CT 值的平均值为该机的 CT 值，将中心点的 CT 值与其他点的 CT 值代入公式得出该机的均匀性，求出各感兴趣区像素值标准差的平均值，即代表噪声水平。

（四）CT 值线性

1. 定义 CT 值线性是指被成像物体的线性衰减系数与 CT 值之间的关系，正常情况下在坐标图上是一条直线。

2. 测试步骤 ①将模型摆放在轴向视野中心，借助激光灯精确对位到线性层。②用头颅条件扫描重建图像。③测出四种以上的不同密度插件的 CT 值，不同密度的插件有其标准衰减系数值，比如特氟隆 0.374，丙烯 0.219，低密度聚乙烯 0.177，空气 0。④以衰减系数为横坐标，CT 值为纵坐标绘制线性图。

（五）CT 扫描剂量

扫描剂量测定需要专用的射线分析仪，检测时将剂量模型摆放好，并连接射线分析仪，用常规条件扫描模型，然后使用公式分别计算出中心剂量指数 CTDIc 和权重剂量指数 CTDIw。

六、PET/CT 部分

PET 图像和 CT 图像的配准精度

PET/CT 能够一次性提供 CT 擅长的解剖形态信息和 PET 擅长的功能代谢信息，并将它们有机的融合在一起。这样就引入了图像配准精度的概念，如果配准有误差，将会对图像诊断带来极大的不方便。

一般情况下，PET 与 CT 机架有自己的精确固定位置，不会轻易滑动。患者检查床由于承受重力和机械磨损，可能会引起图像配准的精确度。

图像融合精度的检测与校正有两种方式:即机架内配有棒源和无配置棒源。配置有棒源时,需要柱状实体模型,模型内含有两个以上的高密度的小型球状体或柱状体,将模型置放在视野中间,先行 CT 扫描,再用机架内棒源做 PET 视野的透射扫描。没有配置棒源时,需要两根放射性线源,将其交叉摆放在视野中间,先行 CT 扫描,再行 PET 扫描。两种方式最终都会提供模型的 PET 与 CT 的融合图像,并计算出配准差值(X、Y、Z 方向,有的系统含有旋转方位)。如果差值超出正常范围,则进行自动校正,直至恢复到正常范围。

第二节 常规维护与预防性质量控制

一、SPECT 平面部分

(一)能峰设定

能峰设定不准确会导致整个系统的性能变坏。导致能峰漂移的原因很多,也很复杂,较大可能是线路老化、光电倍增管高压漂移、环境温度变化等。

一种核素的能峰设定准确,并不代表所有核素的能峰设定准确,所以患者检查前一定要对所用核素做能峰设定校正。

能峰设定的方法很简单,使用放射性点源或泛源均可,探头加准直器或不加准直器都行。以 ^{99m}Tc 为例,20% 窗宽,以光电峰 140keV 为中心,上下各 10% 即可。

(二)每日均匀性测试与校正

均匀性的定义与导致其变坏的原因在性能指标测试章节已有详细介绍,这里不再赘述。每日均匀性测定的目的是了解每日患者检查前仪器的均匀性状况,现代系统并把每日均匀性的测定数据用于仪器的均匀性校正。

每日均匀性测定方法,各厂家都有自己的专门程序,按其要求执行即可。其基本操作步骤同性能指标测试章节,探头去准直器,并加盖有机玻璃保护罩(非常重要),置放点源,矩阵 256×256,总计数为 $1 \sim 5M$ 即可。

(三)数据库管理

数据库管理分为两个部分,即患者数据清理与数据库重设。硬盘空间被数据占据量过大时(超过硬盘总存储空间的 85%),会导致系统的存取速度下降,进而可能会引发小的意外的错误,所以要定期清理。数据库是整个系统的指挥中枢,涵盖系统的所有功能,诸如图像采集,图像重建,图像打印,图像分析,数据传输等。长期运行后会产生碎片等垃圾,久之会影响到诸功能的正常运行,普通的清理垃圾与碎片整理不解决问题,最行之有效的办法是数据库重设。

患者数据清理比较简单,只是要时刻注意观察定期执行即可。数据库重设则需要专业工程师完成,切记,重设前一定要完整备份数据。建议每年进行一到两次的数据库重建,可以避免好多严重的运行故障。

(四)环境控制

环境要求主要强调以下四点:温度、湿度、无尘和无阳光直射。碘化钠晶体对温度非常敏感,每小时温差超过 ±3℃ 将会影响其性能,每小时温差超过 ±5℃ 则有损坏晶体的可能性。阳光直射会引起温度的骤升,一定要避开。控制温度的有效措施是机房最好不设置窗户,安装恒温恒湿空调,控制好门窗的开关,探头一定保证装着准直器。随时观察机房温度变化,出现温度异常时应立即采取相应措施,并做备案记录。湿度对晶体与线路也有很大影响,需要采取相应措施使其维持在许可范围内。一般情况下,机房要求的温度范围是 20 ～ 25℃,湿度范围是 30% ～70%。厂家对设备都有具体要求,请依照要求严格执行。系统线路在运行状态时会吸附尘土,尘土附着会影响系统的功能,具体的影响请参阅以下"硬件除尘"部分,工作人员平时一定要有防尘、除尘的意识与习惯。

(五)硬件除尘

前面讲过系统线路在运行状态时会吸附尘土,尘土附着会影响仪器的功能。首先会阻碍仪器的散热,线路温度过高会导致很多问题。另外湿度大时,过多的尘土附着会形成泥浆,轻者会影响其数据传输,严重者将会导致短路等更大问题,所以硬件除尘很重要也很必要。仪器外部要保持清洁,内部线路除尘要由维护工程师来定期进行。

二、SPECT 断层部分

旋转中心

许多因素,诸如不同类型的准直器、旋转方式、旋转半径、机械磨损和电子线路等都可能导致旋转中心漂移。旋转中心漂移将会降低系统的均匀性与分辨率,导致图像失真。日常工作中要密切观察重建图像以及可能导致旋转中心漂移的原因,一旦异常要立即采取校正措施。

旋转中心的测定与校正各厂家都有专门程序,需要时调出进行即可,一般性的操作步骤请参阅第一节的性能指标测试部分。

三、PET 部分

(一)本底检测

本底计数反映的是探测器对周围环境的响应情况,PET 的机架探头部分是要求不能断电的。一般情况下本底计数率应该相对稳定,如果起伏变化较大,则可能提示以下几种情况:环境污染、线路问题以及冷却空调系统的问题。鉴于此,核医学技师应该养成这样一种习惯,即非患者检查时间,经常观察一下仪器本底计数情况。

(二)空白均匀性扫描

早期的 PET 都配置有放射性棒源,将棒源伸出围绕空白视野旋转作均匀性扫描被称为空白扫描。现在的 PET/CT,有的已不配置放射性棒源,均匀性扫描时借助于模型放射源,视野已不空白,但还是习惯性的叫做空白扫描。

均匀性扫描非常重要,因为它除了提供每日均匀性状况和其他别的参数外,还用于均匀性校正的计算以及衰减校正的计算。具体的操作步骤很简单,配置有放射性棒源的仪器,调出专用程序按要求进行即可。没有配置棒源的仪器,需要先摆放好桶状放射性模型,然后调出专用程序进行即可。空白均匀性扫描给出的结果是比值参数,即本次扫描与标准均匀性扫描的比值,其他参数各厂家不尽一致。除了查看这些数据外,最好再观看一下 Sinogram(正弦图)图像,它可以提供所有 Block 和所有晶体块的均匀性直观状况。上述的结果参数如有异常,先初步筛查一下原因,并及时通知维修工程师给予解决,然后再重做,直至正常。

影响均匀性结果的因素包括两大部分,即环境因素与线路硬件。环境部分包括温度、湿度与放射性污染;线路硬件部分包括晶体老化或损坏,线路接触不良、老化,高压漂移等。

（三）标准化设定

PET 重建图像都会在轴向划分出多个层面,层面的划分基本上依据传统 2D 采集时的直接层面(同一环晶体之间的符合层面)与间接层面(与相邻晶体环的符合层面)。由于几何角度的原因,直接层面与间接层面符合响应量不一致,其表现为重建图像上出现不同亮度的斑马线,为了消除这一现象,引进了标准化设定。

标准化设定的原理是采集均匀性模型图像,求出各层面对均匀性模型响应的不一致状况,计算出相差系数,然后对重建图像进行校正,使得图像上无任何带状伪影。

标准化设定的具体操作步骤各厂家不尽一致,有的使用桶状模型放射源,有的使用机器内配置的棒源,一般情况下调出专用程序依据要求进行即可。

需要进行标准化设定的前提情况如下:重建图像出现斑马线样条状伪影,新仪器安装后以及设备大修后。

（四）活性度与 SUV 值校正

PET 检查能够提供定量与定性两方面的诊断信息,尤其定量信息是 PET 检查的命脉,更是相对于其他影像学检查的优势所在。定量指标的准确性完全取决于仪器系统对活性度的刻度以及活性度校正系数。仪器本身的性能指标,诸如均匀性、能峰设定以及高压漂移等都能够影响定量指标的准确性,因此必须定期地对仪器进行活性度标定。

活性度标定主要由维护工程师来完成,核医学技师必须对此有足够的了解。活性度标定的原理是用已知精确比活性度的均匀水模扫描成像,然后以重建图像的像素为单位进行活性度标定,或计算出刻度系数并保存,应用于定量指标的计算。

活性度标定有几个关键步骤至关重要:①活性度标定之前,仪器的各项性能必须精确调试,使其处于最佳状态;②活度计的精确度:因为已知的单位活度是由活度计测定的,所以活度计一定要定期检测并精确标定;③模型灌注,标定是以重建模型图像的像素为单位进行的,因而模型本身的均匀性非常关键;④置放模型:模型在视野中的位置也非常关键,一定要按要求精确对位。

活性度标定的常规要求是每季度一次,另外新仪器安装后和设备大修后必须进行活性度标定。

（五）数据库管理

请参阅 SPECT 部分的数据库管理,这里不再赘述。

（六）环境控制

本节 SPECT 部分已经对环境控制作过详细叙述,这里尽管有些雷同,但是非常有必要重复强调。

目前 PET 市场的主要使用晶体是 LSO 和 BGO,同碘化钠晶体相比,他们对温度的反应没那么敏感,但依然有很严格的要求,温度变化过大同样会影响晶体的功能。任何能导致温度骤升骤降的因素,比如阳光直射、门窗对流通风等都应该避开。PET 机架探测器部分要求不能断电,这又对恒温恒湿的要求提出挑战。空调的性能质量,无间断电源的配置一定要符合要求,工作人员不但在上班期间,更要在节假日等非上班时间查看机房的温湿度变化。一般情况下机房要求的温度范围是 20~25℃;湿度范围是 30%~70%,各厂家可能还会有具体要求,请依照要求严格执行。由于仪器一直处于通电状态,更容易吸附尘土,机房一定要保持清洁无尘。

（七）硬件除尘

请参阅 SPECT 部分的硬件除尘，这里不再赘述。

四、CT 部分

（一）球管预热

球管需要预热到正常的工作温度，才能保证射线质量从而呈现最佳工作状态，并以此确保恒定的高质量图像。有的厂家在球管预热过程中还包括：①检查球馆束光器 Z 方向（轴向）控制功能是否能正常工作，控制功能主要是用来补偿球馆旋转阳极由于温度变化导致射线发生的偏移；②灯丝电流调整，在球馆的使用过程中，灯丝会老化（灯丝会变细，电阻变大），从而影响球管电流。

球管预热是依照提前预设好的一组曝光条件来运行，球管预热不但能降低图像出现伪影的可能性，同时还有助于本身的使用寿命。

球管预热的执行时间是每次开机后，或者开机状态超过两小时没有作任何扫描，下一次扫描之前进行。

球管预热前一定要去掉扫描视野内的任何物体。具体操作步骤各厂家不尽一致，有的单独进行，有的和其他校正同时进行，届时调出专用程序，依照要求严格执行即可。另外需要注意的是，探测器有其标准的工作温度，由于断电而执行的球管预热，一定要等探测器温度恢复正常后进行。

（二）探测器对管电流与管电压响应的校正

现代 CT 使用的是多排探测器，每排都有很多个体积非常小的个体探测器组成。一般而言个体探测器的灵敏性不尽相同，并且受温湿度环境的影响，还会随着时间而有所变化。为了使各个探测器的输出信号均匀一致，需要用各组管电压、不同管电流在不同层厚的条件下，每日进行空白视野情况下的空气校正。

仪器每一次系统的调试之后，都要以每个个体探测器为基本单位建立一个基础校正表。空气校正时，用不同的组合条件直接对探测器进行曝光扫描。比如以管电压为基础，依次在 80kV,100kV,120kV,140kV 的条件下，分别选取临床常用的管电流和层面厚度进行空白扫描，直至完成所有的组合条件。然后用各组的探测器响应数据，去和基础校正表进行比较，并进行校正，使其最终的信号输出均匀一致。

空气校正要求每天必须进行。执行时扫描视野内不能有任何物体。各厂家都有各自的专用程序，形式上不尽相同，但其主题内容是大体一致的，届时调出专用程序，依照要求严格执行即可。

（三）CT 值的检测与校正

CT 值是重建图像中的像素值，为一个相对值。水的衰减系数是 CT 值的标准参考值，水的 CT 值为零。在实际应用中，将人体各组织（包括空气）的吸收衰减值都与水相比较，并将致密骨的 CT 值定为上限，空气的 CT 值定为下限，其他各组织的 CT 值依次排列期间，形成一个相对吸收系数的标尺。

管电压和管电流能改变物体的衰减系数值，因而会影响 CT 值及其线性度。温湿度等环境因素的变化会影响探测器对射线的响应，进而能影响 CT 值。

有关 CT 值的检测前边已经介绍，这里不再赘述。各厂家都有 CT 值的专用校正程序，届时将水模置放在视野中心，调出程序执行即可。校正时将各个管电压、管电流与不同的层面厚度形成不同的组合,分别对水模进行校正,直至水的 CT 值恢复到正常范围。CT 值的检测要求每天进行,若有异常应该尽快进行校正。

(四) 环境控制

环境因素对 CT 系统的性能以及图像的质量影响较大,控制好机房环境是日常质量控制的重要一环。

CT 系统运转状态时会产生大量的热能,温度过高可能会损坏某些元器件。温度变化大时将会影响探测器对射线的响应,进而影响图像的质量。因而机房温度要求相对稳定,一般情况下温度范围以 20 ~ 25℃ 为宜。

机房环境要求有一个相对湿度。湿度过低会使线路产生静电,湿度过高会导致某些元器件出现锈痕而造成接触不良。探测器也会因湿度的过高与过低而出现灵敏度的不一致,损害图像质量。这就要求机房的相对湿度有一个适度的范围,一般情况下要求的适度范围是 30% ~ 70%。

CT 滑环长期高速旋转时会产生碳粉,有可能造成附近线路短路以及信号传输干扰等故障。仪器设备由于其线路排热而造成机内负压,特别容易引起灰尘附着于元器件表面,从而妨碍线路散热,情况严重时又能导致其性能变化。所以要求机房内环境一定要清洁,并定期请专业维护人员进行线路除尘。

(五) 数据库管理

各厂家的操作手册上都会要求定期清理患者数据,进行碎片整理等数据库管理工作。这是因为数据库空间太小首先会导致应用软件的运行速度变慢,再辅以某些碎片的影响,有时会导致患者数据的传输、刻录、打印和图像重建的故障,更有甚者会引起系统瘫痪,无法运行。所以一定要定期执行数据库管理,有时常规的方法诸如患者数据清理、碎片整理等解决不了问题,这种情况下数据库重建是解决问题的最有效方法。数据库重建必须由专业维护工程师执行,需要提前备份所有有用数据,然后重建全新的数据库,并恢复所有备份数据。建议每年进行一到两次的数据库重建,可以避免好些严重的运行故障。

五、PET/CT 部分

PET 图像与 CT 图像的配准校正

具体检测与校正方法在性能指标测试步骤章节已作过详细介绍,这里不再赘述。日常工作中要多关注融合图像的准确度,如有异常,立即通知维修工程师进行校正。此外,大修后或涉及机架位置的维修后,要求作配准校正。

第三节　质量控制频度

一、SPECT 质量控制频度

(一) SPECT 平面质量控制频度

测试项目	验收	大修后	天	周	月	季	年
能量分辨率	●	●			●		
固有均匀性	●	●	●				

续表

测试项目	验收	大修后	天	周	月	季	年
固有均匀性校正	●	●	●				
空间分辨率	●	●				●	
空间线性	●	●					●
空间线性校正	●	●					●
系统灵敏度	●						
计数率特性	●	●					
探头屏蔽特性	●	●					●
每日均匀性			●				
能峰设定			●				
数据库管理				●			
硬件除尘							●

(二) SPECT 断层质量控制频度

测试项目	验收	大修后	天	周	月	季	年
断层均匀性	●	●		●			
系统均匀性校正	●	●			●		
断层分辨率	●	●			●		
旋转中心漂移	●	●			●		
旋转中心校正	●	●		●			
断层对比度	●	●				●	

(三) SPECT 全身扫描质量控制频度

测试项目	验收	大修后	天	周	月	季	年
全身扫描分辨率	●	●			●		
全身扫描均匀性	●	●		●			
全身扫描稳定性	●	●				●	

二、PET/CT 质量控制频度

(一) PET 质量控制频度

测试项目	验收	大修后	天	周	月	季	年
空间分辨率	●	●				●	
系统灵敏度	●	●				●	
系统均匀性	●	●			●		

续表

测试项目	验收	大修后	天	周	月	季	年
均匀性校正	●	●	●				
散射分数	●	●					
计数丢失	●	●					
随机符合	●	●					
噪声等效计数率	●	●					
标准化设定	●	●				●	
空白均匀性扫描			●				
活度与 SUV 值标定						●	
数据库管理				●			
硬件除尘							●

(二) CT 质量控制频度

测试项目	验收	大修后	天	周	月	季	年
高对比度分辨率	●	●					
低对比度分辨率	●	●					
噪声	●	●			●		
均匀性	●	●			●		
CT 值线性	●	●			●		
CT 扫描剂量	●	●				●	
球管预热			●				
空气校正			●				
CT 值校正				●			
数据库管理				●			
硬件除尘							●

(三) PET/CT 配准质量控制频度

测试项目	验收	大修后	天	周	月	季	年
PET/CT 配准	●	●			●		

（尹大一）

第七章

核医学放射防护

放射性核素的应用,给人类带来利益的同时也带来了一定的危害因素。放射性核素的应用只有百余年的历史,人们对放射损伤认识是逐渐深入的,因此放射防护的知识需不断更新。

第一节 放射生物效应

一、辐射损伤发生机制

电离辐射引起生物系统损伤其最根本的原因是具有足够的能量引起生物系统中分子或原子的激发和电离,造成生物大分子结构及功能的变化,由此造成细胞的代谢改变、功能障碍,最后导致组织和器官的一系列病理改变。电离辐射引起的生物效应是一个复杂的过程,在初始阶段包括直接作用和间接作用。

1. 直接作用(direct action) 射线直接作用于细胞的关键靶,使之电离、激发,或使其化学键断裂,造成分子结构、性质的改变,使功能破坏,造成代谢障碍。例如:当射线作用于细胞核染色体的 DNA 分子时,会形成胸腺嘧啶二聚体(T-T),这种结构使 RNA 不能正常转录,细胞中蛋白质就不能正常合成。再有,DNA 双螺旋不能正常解链,DNA 无法进行半保留复制,从而影响了细胞的正常分裂。

2. 间接作用(indirect action) 射线作用于细胞内的一个水分子上,使其电离、激发,先后形成一些性质活泼的产物,如氢氧自由基 OH,它具有极强的氧化能力,几乎能使所有的有机化合物氧化。它可以扩散一定的距离达到细胞的一个关键靶,作用于生物大分子 DNA、RNA、蛋白质及各种酶类,导致其结构和功能的变化,造成功能障碍和损伤。

实验证明,生物系统的染色体 DNA 是射线损伤细胞的主要靶,如图 3-1 所示为 γ 射线直接作用和间接作用损伤 DNA 的示意图。生物系统对辐射造成的损伤,无论是直接作用还是间接作用造成的,都具有一定的修复、再生的能力。但损伤超过一定的限度,生物系统不能修复和再生,这就导致细胞的死亡。有些虽然可以修复,但可能在 DNA 中留下潜在的变异基因。

二、确定性效应与随机性效应

电离辐射在人体组织内释放能量,产生生物效应。生物效应可按效应产生的时间、部位及机制等分类,按效应产生的机制来分,电离辐射可导致两种效应:确定性效应和随机性效应。

（一）确定性效应

辐射诱发的确定性效应（也称组织反应）只有剂量达到某一个阈值时才能发生，超过阈值后，该效应的发生率和严重程度随剂量的增加而增大。

不同组织器官、不同的照射方式的确定性效应，其剂量阈值不同。通常当人体组织器官受到的 γ 射线的照射小于 0.1Gy 时，人体不会出现明显的效应。例如，成年人睾丸暂时性不育的单次照射剂量阈值为 0.15Gy，永久性不育单次照射剂量阈值为 3.5Gy。而儿童睾丸受照引起生殖细胞耗竭的最低剂量为 0.5Gy。

（二）随机性效应

辐射诱发的随机性效应的发生几率与辐射剂量存在线性、无阈的关系，而效应的严重程度与剂量大小无关。其中"线性"是指随机性效应的发生几率与所受到的剂量之间呈线性关系，剂量越大发生随机性效应的可能性越大；"无阈"是指任何微小的剂量都可能诱发随机性效应，只是几率较小而已。

随机性效应主要包括辐射诱发癌症和各种严重的遗传疾患。辐射剂量越大，发生几率越高。一旦诱发癌变，其严重程度（恶性）都是一样的，与诱发剂量无关。

辐射防护的目的就是防止确定性效应的发生，限制随机性效应的发生几率。

第二节 照 射

在放射防护中，照射（exposure）指受电离辐射照射的行为或状态。按照照射的途径可分为外照射和内照射；按照照射对象可分为职业照射、医疗照射及公众照射。

一、职业照射

职业照射（Occupational exposure）指从事放射性工作的人员在其工作过程中所受的所有照射。例如，核医学工作者在放射性药物操作、显像及与患者接触等过程中所受的照射。为了放射工作人员的健康保证，职业照射有剂量限值（见本章第三节）。

二、公众照射

公众照射（Public exposure）指公众成员所受的辐射源的照射，不包括职业照射、医疗照射和当地正常天然本底辐射的照射。例如，核医学科患者离开核医学科后对周围人的照射。对公众照射，也有剂量限值（见本章第三节）。

三、医疗照射

医疗照射（Medical exposure）指患者（包括不一定患病的受检者）因自身医学诊断或治疗所受的照射、知情但自愿帮助和安慰患者的人员所受的照射，以及生物医学研究计划中的志愿者所受的照射。例如，核医学科显像及放射性核素治疗的患者所受到的照射。医疗照射没有剂量限值，但对于各种医疗照射项目，有剂量指导水平或剂量约束。

第三节 放射防护的标准与原则

为了保障周围环境免受放射性物质的污染以及从事核医学工作人员、患者和周围公众的健康,对于核医学中放射性核素的应用,应采取必要的防护措施。相关的国际组织及各国制定了各种放射防护法规及标准。我国从工作人员职业病危害及环境保护方面制定了多种法规及标准,用以规范放射防护。

一、放射防护的法规标准

放射防护应按照我国现行的放射防护法规标准进行。我国现行的放射防护基本标准为《电离辐射防护与辐射源安全基本标准》(GB18871—2002)。表7-1 所示为我国现行的一些核医学相关的放射防护法规、标准。

表7-1 我国现行的一些核医学相关的放射防护法规、标准

法规、标准名称	代号	发布部门	实施日期
放射性同位素与射线装置安全和防护条例	国务院 449 号令	国务院	2005.12.1
放射诊疗管理规定	卫生部 46 号令	卫生部	2006.3.1
放射性同位素与射线装置安全许可管理办法	国家环境保护总局 2006 年 31 号令	国家环境保护总局	2006.3.1
放射性同位素与射线装置安全和防护管理办法	国家环境保护总局 2011 年 18 号令	国家环境保护总局	2011.5.1
放射工作人员职业健康管理办法	卫生部令第 55 号	卫生部	2007.11.1
电离辐射防护与辐射源安全基本标准	GB18871—2002	国家质量监督检验检疫总局	2003.4.1
放射工作人员的健康标准	GBZ 98—2002	卫生部	2002.6.1
核医学的患者防护与质量控制规范	GB 16361—2012	国家质量监督检验检疫总局	2012.10.1
临床核医学放射卫生防护标准	GBZ120—2006	卫生部	2007.4.1
低能 γ 射线粒子源植入治疗放射防护要求与质量控制检测规范	GBZ178—2014	国家卫生和计划生育委员会	2014.10.1
放射性核素敷贴治疗卫生防护标准	GBZ 134—2002	卫生部	2002.6.1
生产和使用放射免疫分析试剂(盒)卫生防护标准	GBZ 136—2002	卫生部	2002.6.1

放射防护法规标准有两个特点:时间性和地域性。时间性指放射防护标准随时间不断更新;地域性指不同国家或地区的放射防护标准会有些不同。工作中应该遵从本国本地现行的法规标准。

二、放射防护的基本原则

(一)放射实践的正当性

在进行任何放射实践之前,须判断其对社会和个人所致的辐射危害及社会和个人从中所获得的利益,若危害和利益相比是很小的,则就是正当性的实践,否则不应该采取这种

实践。

（二）放射防护最优化

一方面应当避免一切不必要的照射，使一切必要的照射保持在可以合理达到的最低水平，从而用最小的代价获得最大的利益；另一方面不应盲目地追求无限地降低照射剂量，否则所增加的防护代价是得不偿失的，应当谋求防护的最优化。

（三）个人剂量限值

个人剂量限值是个人所受照射的剂量不应超过标准规定的限值（详见本节"个人剂量限值"）。

<h2 style="text-align:center">三、个人剂量限值</h2>

我国现行的基本标准（GB18871—2002）中规定了职业照射和公众照射的个人剂量限值，这里所规定的限值不包括天然本底照射和医疗照射。

（一）职业照射个人剂量限值

放射性工作人员的年剂量是指一年工作期间所受外照射的剂量与摄入的放射性核素在一年内所产生的累积剂量两者的总和。放射性工作人员的剂量限值要同时满足确定性效应和随机性效应两种限值：

1. 连续 5 年的年平均有效剂量不应超过 20mSv。

2. 任一年内的有效剂量不应超过 50mSv。

3. 眼晶体所受的年当量剂量不得超过 150mSv。

4. 其他单个器官或组织所受的年当量剂量不得超过 500mSv。

5. 在一般情况下连续 3 个月内一次或多次接受的总当量剂量不要超过年剂量限值的一半。

本限值只适用于年满 18 岁的放射性工作人员，对年龄不满 18 岁的工作人员见下面"对特殊人员的规定"。

（二）对特殊工作人员的规定

《电离辐射防护与辐射源安全基本标准》中对一些从事放射性工作的特殊人员（如妊娠妇女、乳妇及不满 18 岁人员）的个人剂量限值也作了规定：

1. 用人单位有责任改善妊娠女性工作条件，以保证为胚胎和胎儿提供与公众相同的防护水平。

2. 妊娠妇女和授乳妇女应避免受到内照射。

3. 年龄 16～18 岁的从业人员，除非为了进行培训并受到监督，否则不得在控制区工作。他们所受到的照射应不超过下述限值：①年有效剂量 6mSv；②眼晶体的年当量剂量 50mSv；③四肢（手和足）或皮肤的年当量剂量 150mSv。

4. 年龄低于 16 岁的人员，不得接受职业照射。

5. 妊娠妇女、年龄低于 18 岁的人员，不得接受应急照射。

（三）对公众的剂量限值

1. 年有效剂量不应超过 1mSv。特殊情况下，如果 5 个连续年的年平均有效剂量不超过 1mSv，则某一单一年份的有效剂量可提高到 5mSv。

2. 眼晶体的年当量剂量不超过 15mSv，其他任何器官或组织所受的年当量剂量不得超过 50mSv。

第四节　核医学工作场所

核医学科属操作非密封源工作场所,在选址及功能布局方面应考虑周围环境及工作流程。

一、选　　址

核医学科应设在单独的建筑物内,或者集中于一般建筑物内的一端或一层,与非放射性工作科室有明显的分界隔离,有单独的出口及入口。注意远离妇产科、儿科等部门。在核医学出、入口处要有辐射警告标志。

二、功能分区

核医学科各功能单元房间的布局要合理。其工作场所根据管理需要分为:非放射性区和放射性区。放射性区又分为控制区(controlled area)和监督区(supervised area)。

(一) 控制区

需要和可能需要专门防护手段或安全措施的区域为控制区。控制正常工作条件下的正常照射或防止污染扩散,并预防潜在照射或限制潜在照射的范围。在核医学科俗称高活性区。如制备、分装放射性药物的操作室、给药室、治疗患者的床位区等。

(二) 监督区

未被定为控制区,在其中通常不需要专门的防护手段或安全措施,但需要经常对职业照射条件进行监督和评价的区域。如显像控制室等。

(三) 非放射性区

不操作放射性物质的区域。如办公休息单元的各房间、读片室、会议室等。

三、工作场所的分级

核医学使用的放射性药物属于非密封源,按照我国现行的基本标准(GB18871—2002),非密封源工作场所按放射性核素日等效最大操作量的大小来分级。

(一) 放射性核素的日等效操作量

放射性核素的日等效操作量等于放射性核素的实际日操作量(Bq)与该核素毒性组别修正因子的积除以与操作方式有关的修正因子所得的商:

$$日等效操作量 = \frac{放射性核素的实际日操作量 \times 核素毒性组别修正因子}{操作方式修正因子}$$

放射性核素的毒性组别修正因子如表7-2所示。

表7-2　放射性核素毒性组别修正因子

毒性组别	毒性组别修正因子
极毒	10
高毒	1
中毒	0.1
低毒	0.01

核医学常用的放射性核素均位于中毒和低毒组（表7-3）。

表 7-3　核医学常用的放射性核素的毒性组别

毒性组别	核医学常用的放射性核素
中毒	^{14}C、^{32}P、^{33}P、^{35}S、^{67}Ga、^{89}Sr、^{90}Y、^{99}Mo、^{111}In、^{124}I、^{125}I、^{131}I、^{153}Sm、^{186}Re、^{188}Re
低毒	^{18}F、^{99m}Tc、^{123}I、^{201}Tl

核医学中放射性药物基本上为液体，对放射性药物的分装与注射属于简单的操作，放射性核素操作方式有关的修正因子为1。

（二）非密封源工作场所的分级

按照放射性核素日等效最大操作量将非密封源工作场所分成 3 个级别（表7-4），大多数核医学科属于乙级。

表 7-4　非密封源工作场所的分级

级别	日等效最大操作量，Bq
甲	$>4 \times 10^9$
乙	$2 \times 10^7 \sim 4 \times 10^9$
丙	豁免活度值以上 ~ 2×10^7

第五节　核医学工作中的防护

一、核医学中的辐射危害因素及防护措施

在核医学工作中，除使用开放型放射性核素，封闭型放射性核素（如^{68}Ge棒源、^{68}Ge校正定标源）外，一些核医学科还装备了配有 X 线射线装置的 PET/CT、SPECT/CT 及生产放射性核素的回旋加速器。放射防护非常重要，需引起高度重视。

（一）核医学工作中的辐射危害因素

1. 放射性药物　核医学工作中均使用放射性核素（^{99m}Tc、^{18}F、^{131}I 等），用这些放射性核素标记的放射性药物就是一个放射源，在源周围形成一个辐射场。在放射性药物制备、分装、注射等操作中，工作人员就处在该辐射场中，会受到来自放射性药物的外照射。这种外照射剂量的大小与放射性药物的活度、辐射源距离、停留时间及屏蔽程度有关。

2. 患者　注入了放射性药物的患者，其身体就形成了辐射源。此外，患者的分泌物、排泄物及呕吐物均具有放射性，会使环境造成放射性污染。因此核医学的患者应与公共区域隔离，应配有患者专用的候诊室、洗手间、厕所等场所。

3. 空气污染　在放射性药物制备、使用过程中，有些操作可造成空气污染。工作人员吸入体内造成内照射。

可造成空气污染的放射性核素主要有：气态的^{133}Xe、$^{15}O_2$、$^{13}N_2$、$^{18}F_2$；易升华挥发的^{131}I、^{125}I；此外^{67}Ga、^{201}Tl、^{99m}Tc、^{18}F 等本身虽不挥发扩散，但在标记合成过程中会随其他化合

物(如盐酸)扩散到空气中。

4. 表面污染　在放射性药物的生产、分装、注射等过程中,操作不当造成外洒、外溢从而使工作人员的手、工作服、工作台面等污染。污染的表面一方面成为外照射的辐射源,一方面通过皮肤渗透和污染的手进食使放射性物质进入体内形成内照射。

5. 外环境的污染　操作和使用开放型辐射源,总会有一些放射性物质随废水或废气排入外环境,形成周围环境的局部污染,影响附近公众的健康。

6. X 射线　有些核医学科配置 SPECT/CT、PET/CT,进行 CT 扫描时,X 线装置成为一个很强的辐射源。

7. 放射性药物制备过程　有些核医学科利用核素发生器及回旋加速器制备放射性药物。制备装置为辐射源。

(二)内照射和外照射的防护原则及措施

1. 内照射　内照射防护的基本原则是切断放射性物质进入体内的各种途径,尽可能减少放射性物质进入人体的一切机会。具体措施是:①放射性物质经呼吸道吸入体内是造成内照射的主要途径。为防止放射性物质由呼吸道进入体内,首先应避免空气受放射性核素的污染,其次是加强通风,降低空气中放射性物质的浓度。②放射性物质经口进入体内是造成内照射的另一途径。为防止放射性物质由口进入体内,首先要防止食物、饮水受到放射性污染,其次是在开放源工作场所不进食、饮水、化妆和吸烟,特别要注意放射性物质经手转移到口内。③放射性物质经皮肤进入体内是造成内照射的第三条途径。放射性物质有可能经皮肤渗透或伤口进入体内,还可以在体表直接造成 β 射线照射而引起皮肤损伤。为防止放射性物质经皮肤进入体内,最主要的是穿戴防护器材,避免皮肤直接接触放射性物质。

2. 外照射　γ 射线的穿透力很强,远大于 α 和 β 射线,因此外照射的防护重点是 γ 射线。外照射防护的基本原则有三点:减少时间、增大距离、设置屏蔽。具体内容是:①减少接触放射源的时间。人体所受辐射的累积剂量与接触放射源的时间在较短的时间内基本成正比。因此,在保证完成工作的前提下,应做好操作前的一切准备工作,尽可能缩短人员与放射源接触的时间。②增大与放射源的距离。离放射源越远,人体所受的照射也越少。对 γ 射线点源,某一点的吸收剂量与距源的距离的平方成反比。因此,在保证完成工作的前提下,应尽可能采用远距离操作器具,以延长距离。③屏蔽。高密度材料所制成的防护屏可大大减低放射源对人体的照射强度。因此,在保证完成工作的前提下,应尽可能使用防护屏以减少放射源的照射强度。

(三)各种射线的防护原则

放射性核素放出的射线都可以引起物质的电离,但不同种类的射线,引起的电离密度不同,对人体的危害程度也就不一样。同一种类的射线,不同的照射方式(外照射和内照射)对人体的危害程度也不一样。

1. 对 α 射线的防护　α 粒子电离密度大,射程短。α 粒子在液体或固体中的射程非常短,在外照射的情况下,α 粒子不足以穿透人体的皮肤,防护一般不需特殊屏蔽材料,衣服和手套就足够防护它的外照射。但 α 粒子源若进入体内,它的能量将全部沉积在很小的局部组织中,从而会造成局部组织的明显损伤,这一点应特别需要注意。

2. 对 β 射线的屏蔽防护　β 射线在不同吸收物质中的最大射程有很大的差异。当 β 粒子的能量较低时,其能量损失主要由电离和激发所引起;当 β 粒子能量较高并通过原子序数较大的物质,则轫致辐射所引起能量损失增大。电离引起的能量损失与物质的原子序数成正比;轫致辐射引起的能量损失与物质的原子序数平方成正比。因此屏蔽 β 射线时,最好的措施是采用双层屏蔽,内层用原子序数较低的材料,如塑料、有机玻璃等屏蔽 β 射线,外层用原子序数较高的材料,屏蔽穿过内层后能量降低的 β 粒子及内层产生的轫致辐射。

3. 对 γ 射线的防护 由于 γ 射线的频率很高,穿透力很强,任何厚度的物质只能将其强度减弱,而不能将其完全吸收,故 γ 射线没有最大射程。因此,对它的防护要求只能是将其剂量降低到允许剂量范围内。防护的措施主要有:①增加距离进行防护;②缩短时间进行防护;③用屏蔽进行防护,在实际工作中,有时靠减少操作时间和增加操作距离不能达到防护的要求,这时需加防护屏措施。防护 γ 射线的材料都是密度大的物质,如铅、铁、混凝土等。

<h2 style="text-align:center">二、核医学工作中的放射防护要求</h2>

(一) 放射性药物操作的防护要求

1. 操作放射性药物应有专门场所,若给药不在专门场所进行时则需采取适当防护措施。药物使用前应有屏蔽。

2. 给药用的注射器应有屏蔽。难以屏蔽时应缩短操作时间。

3. 操作放射性药物应在衬有吸水纸的托盘内进行,工作人员应穿戴个人防护用品。

4. 操作放射性碘化物等挥发性或放射性气体应在通风橱内进行,并按操作情况进行气体或气溶胶放射性浓度的常规检测以及必要的特殊检测,应注意对放射性碘在操作人员甲状腺内沉积的防护。

5. 在控制区和监督区内不得进食、饮水、吸烟,也不得进行无关工作及存放无关物件。

6. 工作人员操作后离开工作室前应洗手和作表面污染监测,如其污染水平超过 GB18871 规定值,应采取去污措施。

7. 从控制区取出任何物件都应进行表面污染水平监测,以杜绝其污染水平超过 GB18871 规定的表面污染控制水平的物品被带出控制区。

8. 为体外放射免疫分析目的而使用含 ^3H、^{14}C 和 ^{125}I 等核素的放免药盒可在一般化学实验室进行。

9. 放射性物质的贮存容器或保险箱应有适当屏蔽。放射性物质的放置应合理有序、易于存取,每次取放的放射性物质应只限于需要的那部分。

10. 放射性物质的贮存室应定期进行放射防护检测,无关人员不得入内。

11. 贮存和运输放射性物质时,均应使用专门容器。取放容器中内容物时,不应污染容器。容器在运输时应有适当的放射防护措施。

12. 存储的放射性物质应登记建档,登记内容包括生产单位、到货日期、核素种类、理化性质、活度和容器表面放射性污染擦拭试验结果等。

(二) 临床核医学诊断时的防护要求

1. 诊断用场所的布局应有助于工作程序,如一端为放射性贮存室,依次为给药室、候诊室、检查室。应避免无关人员通过。

2. 给药室与检查室应分开。如必须在检查室给药,应具有相应的防护设备。

3. 候诊室应靠近给药室和检查室,宜有专用厕所。

(三) 临床核医学治疗时的防护要求

1. 使用治疗量 γ 放射体药物的区域应划为控制区。用药后患者床边 1.5m 处或单人病房应划为临时控制区。控制区入口处应有放射性标志,除医护人员外,其他无关人员不得入内,患者也不应该随便离开该区。

2. 配药室应靠近病房,尽量减少放射性药物和已接受治疗的患者通过非限制区。

3. 根据使用放射性核素的种类、特性和活度,确定核医学治疗病房的位置及其放射防护要求。病房应有防护栅栏,以控制已给药患者同其他人保持足够距离,必要时可使用附加屏蔽防护措施。

4. 接受治疗的患者应使用专用便器或设有专用浴室和厕所。

5. 治疗患者的被服和个人用品使用后应作去污处理,并经表面污染辐射监测合格后方可作一般处理。

6. 使用过的放射性药物注射器、绷带和敷料,应作污染物件处理或作放射性废物处理。

7. 接受^{131}I治疗的患者,在出院时体内允许最大活度为400MBq,以控制患者家庭与公众成员可能受到的照射。

8. 对近期接受过放射性药物治疗的患者,外科手术处理应遵循下列原则:①应尽可能推迟到患者体内放射性水平降低到可接受水平不需要辐射安全防护时再做手术处理;②进行手术的外科医师及护理人员应佩戴个人剂量计;③对手术后的手术间应进行辐射监测和去污,对敷料、覆盖物等其他物件也应进行辐射监测,无法去污时可作放射性废物处理。

三、工作人员的健康管理

我国现行的工作人员的健康管理的规章及标准为2007年卫生部令第55号及GBZ 98－2002。

(一) 培训

放射工作人员上岗前应当接受放射防护和有关法律知识培训,考核合格方可参加相应的工作。培训时间不少于4天。

放射工作单位应当定期组织本单位的放射工作人员接受放射防护和有关法律知识培训。放射工作人员两次培训的时间间隔不超过2年,每次培训时间不少于2天。

放射工作单位应当建立并按照规定的期限妥善保存培训档案。培训档案应当包括每次培训的课程名称、培训时间、考试或考核成绩等资料。

(二) 体检

放射工作单位应当组织上岗后的放射工作人员定期进行职业健康检查,两次检查的时间间隔不应超过2年,必要时可增加临时性检查。

放射工作人员脱离放射工作岗位时,放射工作单位应当对其进行离岗前的职业健康检查。

对参加应急处理或者受到事故照射的放射工作人员,放射工作单位应当及时组织健康检查或者医疗救治,按照国家有关标准进行医学随访观察。

从事放射工作人员职业健康检查的医疗机构(以下简称职业健康检查机构)应当经省级卫生行政部门批准。

职业健康检查机构应当自体检工作结束之日起1个月内,将职业健康检查报告送达放射工作单位。

职业健康检查机构出具的职业健康检查报告应当客观、真实,并对职业健康检查报告负责。

职业健康检查机构发现有可能因放射性因素导致健康损害的,应当通知放射工作单位,并及时告知放射工作人员本人。

职业健康检查机构发现疑似职业性放射性疾病患者应当通知放射工作人员及其所在放射工作单位,并按规定向放射工作单位所在地卫生行政部门报告。

放射工作单位对职业健康检查中发现不宜继续从事放射工作的人员,应当及时调离放射工作岗位,并妥善安置;对需要复查和医学随访观察的放射工作人员,应当及时予以安排。

放射工作单位不得安排怀孕的妇女参与应急处理和有可能造成职业性内照射的工作。哺乳期妇女在其哺乳期间应当避免接受职业性内照射。

放射工作单位应当为放射工作人员建立并终生保存职业健康监护档案。职业健康监护档案应包括以下内容:

1. 职业史、既往病史和职业照射接触史。

2. 历次职业健康检查结果及评价处理意见。

3. 职业性放射性疾病诊疗、医学随访观察等健康资料。

放射工作人员有权查阅、复印本人的职业健康监护档案。放射工作单位应当如实、无偿提供。

放射工作人员职业健康检查、职业性放射性疾病的诊断、鉴定、医疗救治和医学随访观察的费用,由其所在单位承担。

放射工作人员的保健津贴按照国家有关规定执行。

在国家统一规定的休假外,放射工作人员每年可以享受保健休假 2～4 周。享受寒、暑假的放射工作人员不再享受保健休假。从事放射工作满 20 年的在岗放射工作人员,可以由所在单位利用休假时间安排健康疗养。

岗前对准备参加放射性工作的人员,必须进行全面的体格检查。有以下情况者不宜从事放射性工作;若已参加放射性工作,可酌情减少接触。

(1)红细胞及血红蛋白较长时期低于正常值者,或红细胞数超过 $700 \times 10^4/mm^3$,血红蛋白高于 18 克者。

男　血红蛋白 120～160g/L,红细胞数(4.0～5.5)×10^{12}/L。

女　血红蛋白 110～150g/L,红细胞数(3.5～5.0)×10^{12}/L。

(2)白细胞总数及血小板数对已参加放射性工作和准备参加放射性工作的人员要求如下:

就业前　白细胞总数(4.5～10)×10^9/L,血小板数(110～300)×10^9/L。

就业后　白细胞总数(4.0～11.0)×10^9/L,血小板数(90～300)×10^9/L。

四、个人防护及防护用品

(一) 工作人员的受照剂量控制

放射性工作人员在工作过程中会受到照射,放射性工作机构应该为工作人员的职业照射设定目标管理值,通常设定职业照射的四分之一,即 5mSv 为目标管理值,控制工作人员的照射在目标管理值内。

放射性工作人员在工作过程中的受照剂量与工作量、使用的防护用品及工作方式有关。使用防护用品是有效的降低受照剂量的方法。

（二）个人防护用品

放射性工作人员在工作过程中应使用个人防护用品,放射性工作机构应该为工作人员配置个人防护用品。核医学工作中使用的个人防护用品包括注射车、注射器铅套、铅衣、铅帽、铅眼镜、铅手套等。根据具体的工作,选择防护用品的铅当量。

按照我国相关的现行标准(GBZ176—2006 医用诊断 X 射线个人防护材料及用品标准)规定:使用中的个人防护材料及用品每年应至少自行检查 2 次,防止应老化、断裂或损伤而降低防护效果;个人防护材料及用品的正常使用年限为 5 年,经检查并符合防护要求时刻延至 6 年。

五、剂 量 监 测

工作人员的吸收剂量监测,是实现辐射防护中"个人剂量限值"原则的基础。监测工作主要考虑两种情况:外照射及放射性污染。放射性污染的监测包括表面污染和个人体内外污染。

（一）工作场地的剂量监测

1. 放射性表面污染监测 操作放射药物人员的衣具、护理被施用了放射性药物患者的清洁工人和护士的衣具以及患者的卧具都要进行常规放射性污染监测。操作放射药物的房间的地面、操作台台面和门把手也要进行常规放射性污染监测。

表 7-5 所示为 GB18871 要求的工作场所的放射性表面污染控制水平。如果超出该水平,应采取适当的清污措施。

表 7-5　工作场所的放射性表面污染控制水平（Bq/cm²）

表面类型		α 放射性物质（Bq/cm²）		β 放射性物质（Bq/cm²）
		极毒性	其他	
工作台、设备	控制区[1]	4	4×10	4×10
墙壁、地面	监督区	4×10^{-1}	4	4
工作服、手套	控制区	4×10^{-1}	4×10^{-1}	4
工作鞋	监督区			
手、皮肤、内衣、工作袜		4×10^{-2}	4×10^{-2}	4×10^{-1}

注:1)该区内的高污染子区除外

2. 空气中放射性污染监测 对操作放射性物质的场所,可能会造成空气污染,必要时可进行空气中放射性污染监测。放射性气体的监测可用连续抽取空气,使之通过测量仪器进行检测。对于一般核医学实验室,如有良好的通风设备,可不进行空气污染监测。

3. 剂量率监测 监测工作场地典型的位点的剂量率,例如,SPECT 或 PET 控制室操作位处的剂量率。

（二）个人剂量监测

1. 外照射个人剂量监测 对个人外照射监测,用累积装置定期记录数据,并存放于个人档案中,终生保存。监测的方法通常是佩戴个人剂量计。除了使用全身的个人剂量监测仪以外,对身体局部高照射区(如手指)也应佩戴局部专用剂量监测仪(如指端热释光剂量计)。

外照射个人剂量监测周期一般为30天,最长不应超过90天;内照射个人剂量监测周期按照有关标准执行;允许放射工作人员查阅、复印本人的个人剂量监测档案。

2. 体内污染监测 核医学科工作,有可能会造成体内污染,必要时可进行空气中放射性污染监测。体内污染的监测通常有两种方法,其一是通过体外测定以估算体内或器官内的放射性活度,其二是分析排泄物或体液样品然后作估算。

第六节 核医学诊疗患者的防护

患者进行核医学诊疗的原则:正当性、防护最优化及医疗照射指导水平和剂量约束。

一、正 当 性

在决定为患者实施核医学诊疗前,首先应作出正当性判断,以确保根据临床需要得到的诊疗预期利益将超过该医疗照射可能带来的潜在危险。

(一) 核医学诊断的正当性判断

1. 诊断技术方法的正当性 对核医学新的诊断技术和方法应用于临床前,应通过正当性判断;已判断为正当的技术和方法,随着医学技术的发展,当取得新的或重要的证据并需要重新判断时或出现了非放射的技术和方法可以替代该技术时,应对其重新进行正当性判断。

若有同等功能的非放射诊断技术方法,应首选非放射的技术方法。

2. 适应证 应掌握各种医学影像诊断技术的特点及其适应证,即使新型临床核医学技术和方法已做过正当性判断,但使用时应严格控制其适应证范围,要用于新的适应证时应另行进行正当性判断。

3. 避免不必要的检查 在决定为患者实施核医学检查前,查阅以往的检查资料,以避免不必要的重复检查。

4. 特殊患者

(1)哺乳妇女:是否对哺乳妇女施行核医学检查,应当在人乳主育的婴儿所受的照射危险和母亲的疾病得到诊治而及时治愈的利益这两者之间作出权衡。除非十分必要,一般情况下应当推迟对哺乳妇女施行放射性药物注入体内的核医学检查。哺乳妇女如接受核医学检查,根据所用放射性药物在乳汁的分泌情况确定暂停哺乳时间(详见本章第三节)。

(2)妊娠妇女:应特别注意妊娠妇女的诊断性服用放射性药物的正当性判断,为育龄妇女申请核医学检查时应考虑其是否妊娠,并严格掌握适应证。在提请检查时如果月经已经过期或停止,一般应作为妊娠看待。

当特别需要对妊娠妇女进行较长时间的影像检查时,应对其胎儿所受吸收剂量进行评估,当胎儿接受剂量超过100mGy时,应判断此医疗照射处方是不正当的。

(3)儿童:仅当有明显的临床指征时才可以对儿童实施放射性核素显像检查。对儿童施行核医学检查可由儿科医师协同进行。检查时可根据情况谨慎地采用有效的镇静方法和各种固定措施。根据临床实际需要和患儿的体重、身体表面积或其他适用的准则尽可能减少放射性药物服用量,还应选择半衰期尽可能短的放射性核素。

(4)研究志愿者:出于生物医学和医学研究目的对志愿人员施用核医学诊断的放射性药物,也应进行正当性判断,志愿人员对所进行的研究应是事先知情并同意的,健康儿童不能用来作为生物或医学研究的受试者。

(5)健康查体者:我国现行的规范规定各种核医学诊断不能用于健康查体。

(二)核医学治疗的正当性判断

1. 治疗技术和方法的正当性　对核医学新的治疗技术和方法应用于临床前,应通过正当性判断;已判断为正当的技术和方法,随着医学技术的发展,当取得新的或重要的证据并需要重新判断时或出现了非放射的技术和方法可以替代该技术时,应对其重新进行正当性判断。

2. 特殊患者　除非是挽救生命的情况,妊娠妇女不应接受放射性药物的治疗,特别是含^{131}I 和^{32}P 的放射性药物,通常应在结束妊娠和哺乳期后接受放射性药物的治疗。

二、防护最优化

对有正当理由施予临床核医学诊疗的患者,也应当避免一切不必要的辐射照射。在达到提供必要的诊断信息或治疗目的前提下,尽量降低所产生的照射危害。加强临床核医学的质量保证,从仪器设备、设施、放射性药物、诊治技术、操作和管理等各环节确保获取最佳诊治效果,避免失误和重复性检查。

(一)核医学诊断中的最优化

1. 施用放射性药物前　在为患者施用放射性药物前要严格查对患者及放射性药物是否与处方相符,并且要详细记录放射性药物的施用信息,包括患者信息、药物名称、活度、施用时间、施用方式等。

对女性患者,确认其是否妊娠及哺乳。对妊娠或哺乳期的患者,告之注意事项(见下文)。

2. 放射性药物施用量　用放射性药物诊断时,应采用能达到预期诊断目的所需要的最低放射性核素施用量。

(1)成年患者:对成年患者,参考有关医疗照射指导水平。

(2)儿童患者:对儿童患者,严禁使用成人的施用量。可根据体重、身体表面积、年龄或其他适用的准则尽可能减少放射性药物施用量,还应选择半衰期尽可能短的放射性核素。

3. 降低非靶器官的照射　对患者施用放射性药物后,针对放射性药物在体内的生物学行为,采取适当措施,阻断非靶器官对放射性药物的吸收,并加速非靶器官中药物的排泄,既可以增加靶器官图像的靶本比,又能降低对非靶器官的照射。例如,注射骨显像药物^{99m}Tc-MDP 后,多饮水,多活动,可加速非骨组织中的^{99m}Tc-MDP 的排泄,增加骨图像的靶本比,提高图像质量,并且可降低对患者的照射。

大多数放射性药物为通过泌尿系统排泄,为加快肾脏排出放射性药物,鼓励实施过核医学诊断检查的患者多饮水多排泄、特别是儿童。

4. 特殊患者的注意事项

(1)哺乳期妇女:因为不同的放射性药物会不同程度的进入乳汁,对施用了某些放射性药物的哺乳期妇女,应实施哺乳中断。表 7-6 所示为核医学常用的放射性药物对哺乳期妇女需哺乳中断的建议。

(2)已妊娠妇女:对已妊娠妇女,应按以下方式进行医疗照射最优化处理:①采用 Tc-99m 及其放射性药物进行的核医学诊断,由于此核素穿不过胎盘屏障,因而不会导致 胎儿受到高剂量照射,这时可直接采用较小的施用药量和延长成像时间来进行优化,此时 通常不需要估算胎儿受照剂量;但若使用其他放射性核素(例如碘或镓),宜进行胎儿剂量 计算和风险评估。②应鼓励妊娠妇女多喝水和多排尿,以便放射性药物通过妊娠妇女肾脏 迅速清除。对容易穿过胎盘被胎儿摄入放射性药物,例如放射性碘,要避免对胎儿引起的事 故性照射。

表 7-6　哺乳期妇女施用放射性药物后,中断哺乳的建议(GB16361—2012)

放射性药物	施用活度,MBq(mCi)	哺乳中断时期建议
^{67}Ga- 枸橼酸盐	185(5)	中断
^{99m}Tc- DTPA	740(20)	不用中断
^{99m}Tc- MAA	148(4)	中断 12 小时
^{99m}Tc- 高锝酸盐	185(5)	中断 4 小时
^{131}I- NaI	5550(150)	中断
^{99m}Tc- 二异丙亚氨基二醋酸	300(8)	不用中断
^{99m}Tc- 葡庚糖酸盐	740(20)	不用中断
^{99m}Tc- HAM	300(8)	不用中断
^{99m}Tc- MIBI	1110(30)	不用中断
^{99m}Tc- MDP	740(20)	不用中断
^{99m}Tc- PYP	740(20)	不用中断
^{99m}Tc- 体外标记 RBC	740(20)	不用中断
^{99m}Tc- SC	444(12)	不用中断
^{123}I- NaI	14.8(0.4)	中断
^{123}I- 邻碘马尿酸钠(OIH)	74(2)	不用中断
^{123}I- MIBG	370(10)	中断 48 小时
^{125}I- OIH	0.37(0.01)	不用中断
^{131}I- OIH	11.1(0.3)	不用中断
^{201}Tl	111(3)	中断 96 小时
^{99m}Tc- WBC	185(5)	中断 48 小时
^{99m}Tc- MAG3	370(10)	不用中断

5. 对患者宣教 为施用了诊断放射性药物的患者提供书面和口头的指导,以便他们在离开后还能有效的限制护理、安抚人员和公众的受照。例如,在一定时间内,减少与家庭成员的接触,特别是与未成年人和妊娠妇女的接触,避免在人员密集的场所停留。

6. 设备采集条件 应选择适当的数据采集条件,以便能在达到必要的诊断预期目标下,患者接受的剂量最低。

(1)SPECT 和 PET:对设备进行定期质量控制,确保设备工作在其最佳状态。

为获取最佳品质 SPECT 或 PET 图像,应适当选择能量窗、矩阵尺度、采集时间、缩放因子及重建算法等,对 SPECT 显像,还要注意适当选择准直器并且尽量使探头贴近患者表面以获得高空间分辨图像。对动态显像,适当选取帧的数量、时间间隔和其他参数,以获取满足临床需求的图像。

对各种显像项目,应严格按照操作规范进行;并且嘱咐患者防止衣物及皮肤放射性污染,避免出现图像伪影,以确保图像质量。

(2)SPECT/CT 和 PET/CT:对 SPECT/CT 和 PET/CT 显像,特别是 PET/CT 显像,由于大部分为全身显像,其中全身 CT 会导致患者相当高的辐射剂量,因此,应该在满足临床需求的条件下,选取适当的 CT 采集参数,最大限度地降低 CT 的剂量。

(二) 治疗中的最优化

1. 施用放射性药物前 在为患者施用治疗用放射性药物前要确定患者身份,确认是否完成服药前的准备。例如,对用 ^{131}I 治疗甲状腺癌术后转移灶的患者,服药前要求停服甲状腺素片 4 周左右。

查对放射性药物的名称与活度是否与处方相符,并且要记录放射性药物的施用信息,包括患者信息、药物名称、活度、施用时间、施用方式等。

计算患者吸收剂量或有效剂量的代表值,并记录。在特殊情况下,例如对胚胎或胎儿应给出其个例剂量数值,并记录。

对女性患者,确认其是否妊娠、哺乳或准备妊娠,对所有治疗患者应有知情同意,并且明确告之注意事项(详见下文)。

2. 患者注意事项

(1)哺乳妇女:凡是接受放射性药物治疗的哺乳妇女,应按表7-6 的建议终止一段时间的哺乳。

(2)妊娠妇女:为挽救生命而对妊娠妇女进行放射性药物治疗时,若胎儿接受剂量不超过 100mGy,可以不终止妊娠;为了避免对胎儿和胚胎造成意外辐射照射,应对患者是否妊娠进行监测和询问,并作出评估;为了减少对胚胎或胎儿无意接受照射的频率,咨询说明应张贴在临床核医学部门有关的场所,特别是入口处和候诊区。

(3)准备妊娠妇女:对已接受放射性药物治疗的妇女,应按表7-7 给出的建议在一段时期内不要妊娠。

(4)男性患者:若给男性施用治疗剂量的离子化学状态较长寿命放射性核素,有可能使精液中有大量的这种放射性核素,影响精子的质量。建议已接受 ^{131}I(碘),^{32}P(磷酸盐)或放射性锶(氯化锶)治疗的男性,在 4 个月内不要行房事。

表 7-7　放射性核素治疗后建议避免妊娠的时间 *

放射性药物及形态	疾病	最大放射性活度（MBq）	避免妊娠时间（月）
I-131 碘	甲状腺毒症	800	4
I-131 碘	甲状腺癌	5000	4
I-131 MIBG	嗜铬细胞瘤	5000	4
P-32 磷酸盐	红细胞增多（症）	200	3
Sr-89 氯化物	骨转移	150	24
Y-90 胶体	关节炎关节	400	0
Y-90 胶体	癌	4000	1
Au-198 胶体	癌	10 000	2
Er-169 胶体	关节炎关节	400	0

* GB16361—2012；即使施用活度小于表列的值,避免妊娠的时间也按此表建议处理

3. 患者宣教　已施用放射性药物的患者提供书面和口头的指导,告知上述注意事项及出院后的防护措施,以便他们在离开后还能有效的限制护理、安抚人员和公众的受照。在一定时间内,减少与配偶及其他家庭成员接触,特别是未成年人和妊娠妇女的接触;避免在人员密集的场所停留。

三、核医学诊断照射指导水平

1. 核医学诊断中放射性活度的指导水平　对成年患者的诊断,所用的放射性药物的活度应遵循国家有关标准中的活度指导水平,以保证施用放射性药物的合理性。对儿童,应根据临床实际需要和患儿的体重、身体表面积或其他适用的准则尽可能减少放射性药物服用量。

2. 使用活度指导水平的原则

（1）当施用活度显著低于相应的指导水平,又不能提供有用的诊断信息或给患者带来预期的医疗利益时,应按需要采取纠正行动。

（2）当施用活度显著超出相应的指导水平,应考虑指导水平是否已达到辐射防护优化,或该诊断项目是否保持在适当良好水平。

（3）国家有关标准中的活度指导水平仅适用于一般成年患者,在实际工作中,应考虑患者体质、病情、体重、身高和年龄等个体情况,适当调整药物施用量。

（4）当诊断技术改进后,如有必要,应对指导水平进行适当的修改。

四、剂 量 约 束

1. 剂量约束适用范围　剂量约束不适用于患者在核医学诊疗过程中受到的照射;对核医学诊疗患者进行陪护和探视者及患者的家庭成员受到的来自患者的照射不适用于公众的剂量限值,可进行剂量约束。

2. 剂量约束值　核医学科应对施用了放射性药物患者的陪护、探视者及家庭成员提供必要的防护措施及相应的书面指导,并对其所受剂量加以约束。对成年陪护、探视者及家庭

成员,使其在患者的诊疗期间所受的剂量不超过 5mSv;对儿童陪护、探视者及家庭成员,使其在患者的诊疗期间所受的剂量不超过 1mSv。

3. 核医学治疗患者出院的条件 对接受放射性药物治疗的患者,只有在对成人家庭成员的剂量不可能超过 5mSv,对家庭成员中的婴儿和儿童及公众的剂量不可能超过 1mSv 时才能出院。

4. 碘-131 治疗患者出院的条件 对接受了碘-131 治疗的患者,其体内放射性活度降至低于 400MBq 之前不得出院。

五、患者剂量估算

国内外放射防护规章及标准中对患者在医疗照射中所受剂量均未规定剂量限值,但是,患者在核医学诊疗中受到的有效剂量是可以估算的。

(一)放射性药物导致的有效剂量

临床核医学诊疗中,用放射性活度施用量(A)与单位施用量下患者所接受的剂量(d)的乘积来估算患者的剂量(D),即:

$$D = A \times d$$

式中:A 的单位为 MBq;d 的单位为 mGy/MBq,成人、少儿($\leq$14 岁、>8 岁)、幼儿($\leq$8 岁、>3 岁)和婴儿($\leq$3 岁)患者的单位施用量下患者所接受的剂量不同,应用时刻查表获得。例如,静脉注射 Tc-99m 标记的高锝酸盐,单位施用活度下患者所接受的有效剂量为:成年人 1.3×10^{-2} mSv/MBq、少儿 2.6×10^{-2} mSv/MBq、幼儿 4.2×10^{-2} mSv/MBq、婴儿 7.9×10^{-2} mSv/MBq。

表 7-8 所示为核医学临床中常用的几种显像药物的单位施用量下成人患者所受到的有效剂量。

表 7-8 单位施用活度下成人患者所受到的有效剂量

核素	药物	摄入方式	mSv/MBq
F-18	FDG	静脉	1.9 E-2
F-18	氟化物	静脉	2.7 E-2
Ga-67	枸橼酸盐	静脉	0.1
I-131	邻碘马尿酸钠	静脉	5.2 E-2
Tc-99m	白蛋白微球体	静脉	1.1 E-2
Tc-99m	DTPA	静脉	4.9 E-3
Tc-99m	红细胞	静脉	7.0 E-3
Tc-99m	肝磷脂	静脉	7.3 E-3
Tc-99m	MAA	静脉	1.1 E-2
Tc-99m	MIBI	静脉(锻炼)	7.9 E-3
Tc-99m	MIBI	静脉(静止)	9.0 E-3

续表

核素	药物	摄入方式	mSv/MBq
Tc-99m	高锝酸盐	吸入	1.2 E-2
Tc-99m	高锝酸盐	静脉	1.3 E-2
Tc-99m	磷酸盐	静脉	5.7 E-3
Tc-99m	白细胞	静脉	1.1 E-2
Tl-201	铊离子	静脉	0.22
In-111	铟	静脉	0.26

选自 GB 16361—2012

(二) PET/CT 及 SPECT/CT 中 CT 的剂量

在临床中,多为全身 PET/CT,其中全身大范围的 CT 扫描是造成受检者高剂量的主要原因,因此应根据临床需求,适当降低 PET/CT 及 SPECT/CT 中 CT 的剂量。目前,CT 剂量的估算采用 CT 扫描时系统给出的剂量长度乘积(dose-length product,DLP)计算获得:

$$CT \text{ 有效剂量} = k \cdot DLP$$

式中系数 k 对不同年龄的人群有不同的值,成人 k 值最低,未成年人的年龄越小,其 k 值越高,并且与 CT 扫描部位及管电压相关,应用时可查表获得。

第七节 放射性药品的管理

一、放射性药品管理法规

我国目前对放射性药品的管理有从上向下的各级法规,法、行政法规到部门规章各级都专门对放射性药品的管理作出了规定。

1. 法 《中华人民共和国药品管理法》第九届全国人民代表大会常务委员会第二十次会议于 2001 年 2 月 28 日修订通过。是关于放射性药品管理的最高法规。

2. 行政法规

(1)《放射性药品管理办法》国务院令(第 25 号)1989 年 1 月 13 日。

(2)《中华人民共和国药品管理法实施条例》国务院令(第 360 号)2002 年 8 月 4 日。

3. 部门章程

(1)《药品生产质量管理规范》国家药品监督管理局第 9 号局长令,1998 年。

(2)《药品 GMP 认证检查评定标准》国家食品药品监督管理局　国食药监安[2007] 648 号。

(3)《医疗机构制备正电子类放射性药品管理规定》国家食品药品监督管理局　中华人民共和国卫生部(国食药监安[2006]4 号)。

(4)《正电子类放射性药品质量控制指导原则》国家食品药品监督管理局(国食药监安 [2004]324 号)。

(5)《关于开展换发《放射性药品使用许可证》工作的通知》国家食品药品监督管理局

中华人民共和国卫生部　中华人民共和国公安部　国家环境保护总局(国食药监安[2003]199号)。

二、放射性药品使用许可

在由国家食品药品监督管理局、中华人民共和国卫生部、中华人民共和国公安部、国家环境保护总局发布的《关于开展换发《放射性药品使用许可证》工作的通知》(国食药监安[2003]199号)中,规定了放射性药品使用许可证分为四类,核发了《放射性药品使用许可证》验收标准。四类《放射性药品使用许可证》的许可条件如下:

(一)第一类《放射性药品使用许可证》

1. 放射性药品使用范围　使用体外诊断用各种含放射性核素的分析药盒。

2. 人员

(1)具有医学院校毕业、经核医学专业培训半年以上,并获中级以上专业技术职务的人员。

(2)具有中专以上文化程度、经核医学(放免)专业培训,从事本专业三年以上的技术人员。

(3)操作放射性物质的人员应持有卫生行政部门发给的《放射工作人员证》。

3. 仪器与设备

(1)具有表面沾污监测仪、加样器、γ计数器或液体闪烁计数器、恒温水浴箱、离心机、冰箱等。

(2)具有满足辐射防护要求的储存、操作、废弃物处置等设备。

(3)具有洗刷、清洁等器具和设备。

4. 房屋设施

(1)具备临床检验用的实验室,并且内墙表面平整、光洁,操作区的地面应易于去污、清洁。

(2)实验室设通风设施,具有器具洗刷和卫生清洁设施。

(3)具备防昆虫和防尘设施。

(4)具有满足辐射防护要求的存放含放射性核素的分析药盒和废弃污物的设施。

(5)具有安全防盗设施。

(二)第二类《放射性药品使用许可证》

1. 放射性药品使用范围

(1)体内诊断、治疗用一般放射性药品(系指根据诊断、治疗需要,对购入的放射性药品进行简单的稀释或不稀释用于患者的品种。如碘[^{131}I]化钠口服溶液、邻碘[^{131}I]马尿酸钠注射液、氯化亚铊[^{201}Tl]注射液等)。

(2)即时标记放射性药品生产企业提供的已配制完成的含锝[^{99m}Tc]注射液。

2. 人员

(1)具有取得医师执业证书,经核医学专业培训1年以上,并获中级以上专业技术职务的人员;从事放射性药品治疗的医疗机构,还必须配备核医学副高级以上专业技术职务的人员。

(2)操作放射性物质的人员应持有卫生行政部门发给的《放射工作人员证》。

3. 仪器与设备

（1）具有表面沾污监测仪。

（2）配备满足辐射防护要求的储存、操作、废弃物处置设备。

（3）开展体内放射性药品诊断：必须配备经标定的活度计（井型电离室）、功能测定仪（甲功仪或肾图仪）或显像设备（γ闪烁照相机或单光子发射计算机断层仪）。

（4）开展体内放射性药品治疗：必须配备经标定的活度计（井型电离室）、显像设备（γ闪烁照相机或单光子发射计算机断层仪）；开展甲状腺疾病治疗的必须配备甲功仪。

4. 房屋设施

（1）具有与诊断和治疗相适应的实验室和病房；使用含等效活度 1.11GBq 以上的碘［^{131}I］或其他核素放射性药品治疗的医疗机构应有专用病房。

（2）实验室内墙壁表面平整、光洁，操作区的地面应易于去污、清洁。

（3）实验室内设通风橱；具有放射性药品用具的洗刷和消毒设施等。

（4）具备防昆虫和防尘设施。

（5）具有满足辐射防护要求的存放放射性药品和废弃污物的设施。

（6）具有安全防盗设施。

（三）第三类放射性药品使用许可证

1. 放射性药品使用范围

（1）《放射性药品使用许可证》（第二类）规定的放射性药品。

（2）采用放射性核素发生器及配套药盒自行配制的体内诊断及治疗用放射性药品。

（3）采用市售自动合成装置自行制备的正电子类放射性药品。

2. 人员

（1）具有《放射性药品使用许可证》（第二类）规定的人员。

（2）具有负责放射性药品的配制、质量控制的专职技术人员。

（3）具有掌握核物理或辐射计量专业知识的技术人员。

3. 仪器与设备

（1）达到《放射性药品使用许可证》（第二类）规定的相应条件。

（2）具有保证无菌操作的净化设备；制备正电子类放射性药品还应具备加速器、自动合成装置、高能正电子成像设备。

（3）具备储存配套药盒的冷冻或冷藏设备和满足辐射防护要求的存放放射性药品和废弃污物的设备。

（4）具备与所用放射性药品质量检测相适应的检验仪器和设备（如：测定化学纯度的纸色谱分析条件及仪器等）。

4. 房屋设施 达到《放射性药品使用许可证》（第二类）的要求；制备正电子类放射性药品的还应有相应的制备和放射防护设施。

（四）第四类《放射性药品使用许可证》

1. 放射性药品使用范围

（1）《放射性药品使用许可证》（第三类）规定的放射性药品。

（2）可研制和使用放射性新制剂以适应核医学诊治新方法、新技术的应用。研制范围仅限国内市场没有或技术条件限制而不能供应的品种。

2. 人员

（1）除具有《放射性药品使用许可证》（第三类）规定的人员外，还应有10年以上核医学临床工作经验的正高级专业技术职务人员。

（2）具有核医学技术专业高级技术职务的人员。

（3）具有药学、化学等相关专业博士学位的副高级以上专业技术职务的人员。

（4）具有核物理或生物物理学位、中级专业技术职务的核物理或辐射剂量学专业技术人员。

3. 仪器与设备

（1）达到《放射性药品使用许可证》（第三类）的要求。

（2）具备与研制放射性制剂相适应的基本仪器和设备。包括药物合成、药物分析、药效学、内辐射吸收剂量等实验所需仪器、净化设备和配制设备等。

4. 房屋设施

（1）达到《放射性药品使用许可证》（第三类）的要求。

（2）具备与所配制制剂相适应的配制、净化、质检和放射性制剂研制的实验室设施。

（3）具备符合国家规定的动物实验的基本条件和设施。

<h3 style="text-align:center">三、正电子药物的管理</h3>

在国家食品药品监督管理局、中华人民共和国卫生部2006年发布的《医疗机构制备正电子类放射性药品管理规定》（国食药监安［2006］4号）中，对PET用正电子药品的管理进行了专门的规定。

按照该规定，医疗机构填写《医疗机构制备正电子类放射性药品申请表》，经所在地省、自治区、直辖市卫生行政主管部门审核同意后，向省、自治区、直辖市药品监督管理部门提出制备正电子类放射性药品申请并报送有关资料，经审核合格，获得《正电子类放射性药品备案批件》，方可制备患者用正电子放射性药物自用。如果医疗机构拥有三类《放射性药品使用许可证》，则只能制备下列12种正电子类放射性药品自用：氟-18［^{18}F］脱氧葡糖（^{18}F-FDG）；氟-18［^{18}F］氟化钠（^{18}F离子）；氮-13［^{13}N］氨水（^{13}N-NH_4^+）；氧-15［^{15}O］水（^{15}O-H_2O）；碳-11［^{11}C］醋酸盐（^{11}C-Acetate）；碳-11［^{11}C］一氧化碳（^{11}C-CO）；碳-11［^{11}C］蛋氨酸（^{11}C-Methionine）；碳11-［^{11}C］胆碱（^{11}C-Choline）；碳-11［^{11}C］氟马西尼（^{11}C-FMZ）；碳-11［^{11}C］雷氯必利（^{11}C-Raclopride）；碳-11［^{11}C］甲基-N-2β-甲基酯-3β-(4-氟-苯基)托烷（^{11}C-CFT）；碳-11［^{11}C］甲基哌啶螺环酮（^{11}C-NMSP）。如果医疗机构拥有四类《放射性药品使用许可证》，除可生产上述12种药物外，还可以研发新药，向国家食品药品监督管理局提出备案申请，填写《医疗机构研制正电子类放射性新制剂申请表》，报送有关资料，国家食品药品监督管理局组织核医药学有关专家技术审核，同意备案的发给《正电子类放射性药品新制剂备案批件》，方可生产自用。取得GMP认证的医疗机构制备的正电子类放射性药品可以调剂给其他医疗机构使用。

<h2 style="text-align:center">第八节　放射性废物处理</h2>

在核医学工作中，放射性废物主要是固体废物、液体废物和气载废物。简称为放射性"三废"。放射性废弃物不能以普通废弃物的方法进行处理，而要根据废物的性状、体积、所

含放射性核素的种类、半衰期、活度情况相应处理。对放射性"三废"处理不当,会造成周围环境的污染,影响工作人员和周围居民的健康。因而妥善处理放射性"三废"是十分重要的。

一、固体废物的处理

最简易的处理方法是放置法。放射性污染的固体物质如安瓿、青霉素瓶、pH 试纸、棉签、纱布及实验动物的排泄物等,均不可随意乱丢,也不可与非放射性废物混在一起。应放在固定的有电离辐射标记的污物桶内,并采用适当的屏蔽物加以防护,放置点应避开工作人员作业和经常走动的地方,存放时在废物桶显著位置标上废物类型、核素种类、活度范围和存放日期等。污物桶内应放置专用塑料袋直接收纳废物。装满后的废物袋及时转送专用的贮存室。放射性活度降低到达标水平(有关部门认定)后,方可作为非放射性废物处理。放射性活度不达标的固体废物交由环保部门处理。

二、液体废物的处理

含放射性核素的残液、患者的排泄物、用药后的呕吐物及清洗器械的洗涤液、污染物的洗涤水等均为放射性液体废物。在处理放射性液体废物时,应根据放射性物质的最大容许浓度、放射性核素的化学性质、放射性强度、废液的容积以及下水道的排水设备等情况进行不同的处理。废水处理主要有稀释法、放置法及浓集法。短半衰期核素以放置法为主,也可采用稀释法使放射性浓度达到容许排放的放射性浓度水平,核医学通常采用衰变池的方法,使放射性浓度降低到达标水平后,方可排入本单位下水道。

含长半衰期核素的液体,应先用沉淀凝集、离子交换等方法进行有效减容、固化,之后按固体放射性废物收集处置,不可排入下水道以造成污染。

三、气体废物的处理

操作含挥发性放射性核素标记药物时,均需在通风橱内于通风的条件下进行操作。通风橱排气口要高出周围最高建筑物,并且加高效过滤装置,并根据使用情况定期更换,以保证排出的废气达到环境保护的要求。更换的滤膜作为固体放射性废物处理。呼出的 ^{133}Xe 应有特殊的吸收器收集,放置衰变。

第九节　放射性事故应急处理

一、辐射事故的分级

按照 2005 年《放射性同位素与射线装置安全和防护条例》(中华人民共和国国务院令第 449 号),根据辐射事故的性质、严重程度、可控性和影响范围等因素,从重到轻将辐射事故分为特别重大辐射事故、重大辐射事故、较大辐射事故和一般辐射事故四个等级。

1. 特别重大辐射事故　是指Ⅰ类、Ⅱ类放射源丢失、被盗、失控造成大范围严重辐射污染后果,或者放射性核素和射线装置失控导致 3 人以上(含 3 人)急性死亡。

2. 重大辐射事故　是指Ⅰ类、Ⅱ类放射源丢失、被盗、失控,或者放射性核素和射线装置失控导致 2 人以下(含 2 人)急性死亡或者 10 人以上(含 10 人)急性重度放射病、局部器官残疾。

3. 较大辐射事故　是指Ⅲ类放射源丢失、被盗、失控,或者放射性核素和射线装置失控导致 9 人以下(含 9 人)急性重度放射病、局部器官残疾。

4. 一般辐射事故　是指Ⅳ类、Ⅴ类放射源丢失、被盗、失控,或者放射性核素和射线装置失控导致人员受到超过年剂量限值的照射。

二、辐射事故应急处理

发生辐射事故时,事故单位应当立即启动本单位的辐射事故应急方案,采取必要防范措施,并在 2 小时内填写《辐射事故初始报告表》,向当地环境保护部门和公安部门报告。

造成或可能造成人员超剂量照射的,还应同时向当地卫生行政部门报告。

(耿建华　陈英茂)

第八章

放射性药物

第一节 放射性药物的制备

一、医用放射性核素的来源

医用放射性核素主要有三个来源:核反应堆(nuclear reactor)、加速器(accelerator)和放射性核素发生器(radionuclide generator)。

1. 核反应堆生产医用放射性核素 核反应堆是生产医用放射性核素的主要方式,可生产多种放射性核素。反应堆是以^{235}U和^{239}Pu为核燃料,用这些核燃料在裂变过程中产生的中子(n)来轰击各种靶核,可以大量廉价地生产用于核医学诊断和治疗的各种放射性核素,如^{99}Mo,^{125}I,^{131}I,^{14}C,^{32}P,^{51}Cr,^{89}Sr,^{133}Xe,^{153}Sm,^{186}Re,^{198}Au等。反应堆生产的放射性核素是丰中子核素,主要发生b^-衰变,放出γ射线。

2. 加速器生产医用放射性核素 加速器是利用电场加速带电粒子,使其能量增高,被加速的带电粒子轰击靶物质引起核反应,从而生产放射性核素。加速器主要生产短寿命和超短寿命的缺中子放射性核素,多以电子俘获(EC)和β^+的形式衰变。

加速器加速的带电粒子有质子(p)、氘核(d)、氦核(^3He)、α粒子等,轰击靶物质后,产生与靶元素不同的放射性核素,再通过化学分离法,即可得到高放射性浓度甚至是无载体的医用放射性核素(表8-1)。

表8-1 加速器生产的医用放射性核素及其半衰期

放射性核素	半衰期 $T_{1/2}$
^{11}C	20.4min
^{13}N	9.96min
^{15}O	2.03min
^{18}F	109.8min
^{67}Ga	78.3h
^{111}In	2.83d
^{123}I	13.0h
^{201}Tl	74h

3. 发生器生产的医用放射性核素 放射性核素发生器是一种以长半衰期母体核素和短半衰期子体核素的"衰变-生长"关系为基本原理的、生产放射性核素的特殊装置。医学上比较常用的放射性核素发生器约有十余种,其中^{99}Mo-^{99m}Tc发生器是目前最普遍使用的发生器。

二、^{99}Mo-^{99m}Tc发生器

1. 原理 放射性核素发生器是从长半衰期的母体中分离短半衰期的子体的装置,又称"母牛"。临床常用的^{99}Mo-^{99m}Tc发生器有两种:裂变型^{99}Mo-^{99m}Tc发生器、凝胶型^{99}Mo-^{99m}Tc发生器。

(1)裂变型^{99}Mo-^{99m}Tc发生器:根据^{99}Mo、^{99m}Tc在吸附剂Al_2O_3上的分配系数不同的原理制成的。将^{235}U经反应堆辐照裂变产生的^{99}Mo,分离纯化后吸附于Al_2O_3色层柱上,而衰变产生的^{99m}Tc在Al_2O_3柱上吸附能力很弱,用生理盐水洗脱,即可得到$Na^{99m}TcO_4$洗脱液。

(2)凝胶型^{99}Mo-^{99m}Tc发生器:^{98}Mo经堆照生成^{99}Mo,将^{99}Mo用化学方法制备成钼酸锆酰($ZrOMoO_4$)凝胶,这种凝胶是一种具有开放结构的阳离子交换剂,$^{99m}TcO_4^-$很容易扩散出来,用生理盐水洗脱,即可得到$Na^{99m}TcO_4$洗脱液。

2. ^{99}Mo-^{99m}Tc发生器的使用 ^{99}Mo-^{99m}Tc发生器的淋洗方法如下:

(1)根据所需洗脱液的放射性比活度选择用5ml还是用10ml的配套生理盐水瓶淋洗,将生理盐水瓶盖消毒。

(2)取出发生器输入针头的保护套(首次淋洗)或上次淋洗后保留的小瓶,将输入针头消毒,再将生理盐水瓶插至输入针头。

(3)取出发生器输出针头的保护套(首次淋洗)或上次淋洗后插入的小瓶,将输出针头消毒,再将配套的负压瓶装入配套的防护铅罐中,消毒后插至输出针头上。

(4)淋洗完毕(约2分钟)后,取下带防护铅罐的负压瓶,对于裂变型^{99}Mo-^{99m}Tc发生器,将另一负压瓶消毒后插至输出针头;对于凝胶型^{99}Mo-^{99m}Tc发生器,将一生理盐水瓶消毒后插至输出针头。这样使下次洗脱时^{99m}Tc的产率最佳。

如果连续两次淋洗的时间间隔均为24小时,淋洗得到的^{99m}Tc的活度为前一次淋洗的活度的0.78。

每天(上午8时)淋洗一次,^{99m}Tc产率为^{99}Mo放射性的70%~90%。

每天(上午8时和下午2时)淋洗两次,^{99m}Tc产率大约为^{99}Mo放射性的(105%~120%)。

日常工作中发生器常见的问题及解决方法见表8-2。

表8-2 ^{99}Mo-^{99m}Tc发生器使用中常见的问题及解决方法

问题	可能原因	解决方法
淋洗不出或洗脱液少	负压瓶失去部分或全部真空	换一负压瓶
	洗脱针未刺穿隔膜	试用另一针
	洗脱针阻塞	换针头
	盐水通道断开	与厂商联系
比预期的活度低	上次淋洗后插入的负压瓶失去真空(裂变型发生器)	插入新的负压瓶后过一段时间再淋洗
	假如48小时未淋洗,第一天可能下降	24小时后应重复淋洗,如结果照旧,与厂商联系

续表

问题	可能原因	解决方法
比预期的活度高	^{99}Mo/^{132}I 漏出	检查有无漏出,如有,淋洗柱,直到无 ^{99}Mo/^{132}I 为止;如仍有,与厂商联系
发生器上或其容器上有放射性液体污染	运输中的问题;盐水通道破裂	监测污染物,进行去污处理。如盐水通道破裂,与厂商联系
^{99}Mo 漏出	运输中的问题、淋洗液 pH 不对或柱子问题	测定洗脱液的 pH,用 pH 接近 7 的淋洗液洗脱柱 5 ~ 6 次,测定每次洗脱 ^{99}Mo 的活度,使其降低到可接受范围。如不行,与厂商联系

3. 使用注意事项

(1)裂变型发生器洗脱后需插入真空瓶将柱子抽干,而凝胶型发生器插入生理盐水瓶保持柱子中有水。

(2)预先估算洗脱活度,将实测值与估算值对照,差别大应分析原因。

(3)淋洗时间间隔一般不超过 24 小时。

4. 洗脱液的质量控制 ^{99}Mo-^{99m}Tc 发生器的主要性能参数包括洗脱效率、洗脱曲线的性状、^{99}Mo 含量、Al 或 Zr 含量、载体含量、放射化学纯度等。

(1)洗脱效率:指洗脱得到的子体的实际活度与理论值之比,代表分离子体的效率。

(2)^{99}Mo 含量测定:屏蔽法,用专用的 4mm 厚的铅容器(几乎可吸收所有^{99m}Tc 所发的 140keV 的光子)屏蔽,测定屏蔽前后的放射性活度,经衰减校正后,即可计算出^{99}Mo 的含量,如用 4mm 厚的铅容器测得值乘以 2,6mm 厚的铅容器测得值乘以 3.5,即得^{99}Mo 的活度,^{99}Mo 含量应低于 0.1%。

(3)Al 含量测定:Al 可影响放射性药物的标记和体内分布,如 Al 可使某些放射性药物在肝脾中浓聚。Al 含量测定可用含铝试剂(金精三羧酸铵)的试纸测定,用 $10\mu g/ml$ 的 Al^{3+} 溶液对照。Al^{3+} 含量应低于 $10\mu g/ml$。

(4)载体含量:载体^{99}Tc 可由^{99m}Tc 和^{99}Mo 衰变产生。其含量随洗脱时间间隔增加和洗脱液放置时间延长而含量增高。若两次洗脱间隔时间过长,大于 48 小时,需在使用前 24 小时内洗脱^{99}Mo-^{99m}Tc 发生器一次,以避免洗脱液内含有过多的^{99}Tc,影响标记效率。

由于射线对水的辐射分解作用产生的过氧化物游离基含量,随洗脱时间间隔增加和洗脱液放置时间延长也会增加,影响洗脱液质量,克服办法是洗脱间隔时间小于 24 小时,洗脱液洗脱后尽快使用。

(5)放射化学纯度:指洗脱液中 Na^{99m}TcO$_4$ 的放射性活度占总放射性活度的百分数。可用快速纸层析法测定:用 75% 的丙酮作展开剂,新华 1 号层析纸作支持物,Na^{99m}TcO$_4$ Rf 为 0.9 ~ 1.0,^{99}Tc 的还原性杂质 Rf 为 0 ~ 0.1。

三、放射性药物的标记

1. ^{99m}Tc 的性质与标记原理 ^{99m}Tc 是最常用于脏器显像的放射性核素,它发射 140KeV

的单能 γ 射线,适宜于 γ 照相机;无 β 射线,不产生对患者不必要的辐射剂量;6 小时的半衰期使患者的辐射剂量很低,并有充裕的时间完成大多数显像操作;能安全地给予较高剂量的放射性(可达 800 ~ 1000MBq),这种剂量在动态显像方法的统计学中足以取得好的计数。

锝是过渡元素,原子序数为 43。从 ^{99}Mo-^{99m}Tc 发生器得到的 ^{99m}Tc 以 Na^{99m}TcO$_4$ 形式存在,其 +7 价锝在化学上是很稳定的,除某些胶体如 ^{99m}Tc-硫胶体被认为是 Tc +7 价直接结合外,很难直接与各种配基结合,可被 Sn^{+2} 离子、连二亚硫酸钠等还原剂还原为低价态,低价态时稳定性下降,可形成各种不同的 ^{99m}Tc 络合物。

2. 标记方法

(1)直接标记法:将以 Na^{99m}TcO$_4$ 形式存在的 Tc^{+7} 还原至较低价态,常用的还原剂有氯化亚锡、氟化亚锡、酒石酸亚锡或枸橼酸亚锡、连二亚硫酸钠,在适当的 pH 下,与配体络合得到 ^{99m}Tc 标记的放射性药物。

还原剂(如亚锡)量与 pH 对 ^{99m}Tc 标记非常重要。在 SnCl$_2$ 还原中,Sn^{+2} 离子数与 ^{99m}Tc 原子数的比值应为 103 ~ 106,亚锡量太少还原反应不完全,亚锡量太大易形成还原水解锝,亦影响放化纯度;SnCl$_2$ 易氧化、水解,标记及药盒存放中应注意。在不同 pH 下标记得到的放射性药物生物分布可有很大差异。

^{99m}Tc 配套药盒:根据优选法制定的制备某 ^{99m}Tc 标记化合物的方案,将配体、还原剂、缓冲剂及辅剂等按规定的配方,用符合特定要求和卫生要求的工艺,组装在一个小瓶内,经冷冻干燥、抽真空或充氮而制成的混合试剂。直接将洗脱得到的 Na^{99m}TcO$_4$ 加入药盒中,在一定温度下进行反应,即得到 ^{99m}Tc 标记的放射性药物,是临床中常用的放射性药物的制备方式。

^{99m}Tc 标记的放射性药物中常见的两种放射化学杂质是 Na^{99m}TcO$_4$ 和还原水解 ^{99m}Tc,Na^{99m}TcO$_4$ 是洗脱液未被还原的部分,引入体内后,可分布在甲状腺、胃黏膜、腮腺等部位,造成这些部位的异常放射性浓聚;还原水解 ^{99m}Tc 是经还原的水合 ^{99m}Tc,其存在形式为:^{99m}TcO^{2+}、^{99m}TcOOH$^+$ 及 ^{99m}Tc-Sn 胶体注入体内后可在肝、脾中异常浓聚。为减少 Na^{99m}TcO$_4$ 和还原水解 ^{99m}Tc 的含量,药盒标记中应注意以下几个问题:①注意配套药盒瓶盖密封是否严密,若发现瓶盖漏气,如应为负压的药盒失去负压,则不能使用该药盒;②加入 Na^{99m}TcO$_4$ 洗脱液后立即摇匀;③使用新鲜 Na^{99m}TcO$_4$ 洗脱液,即发生器淋洗时间间隔不超过 24 小时,放置时间不超过 2 小时的洗脱液,如不是新鲜洗脱液,标记后应进行放射化学纯度分析;④加入的 Na^{99m}TcO$_4$ 洗脱液的放射性活度、体积应符合说明书要求。

(2)配体交换法:用 ^{99m}Tc 标记一个络合能力较弱的配体,再将欲最后标记的配体(络合能力应较强)与之反应,后者能取代前一配体而与 ^{99m}Tc 结合。某些化合物的标记需要在 pH 较高的条件下进行,而 pH 较高时容易形成 ^{99m}Tc-Sn 胶体,可用配体交换法,先在酸性条件下制备 ^{99m}Tc 的弱配体络合物作为中间配体,然后在中性或碱性条件下进行交换而得到标记产物。在这一过程中弱配体起到相当于掩蔽剂的作用,这对标记蛋白质和具有生物活性的物质尤为重要。

常用的中间配体有:酒石酸、枸橼酸、葡庚糖、MDP。

(3)间接标记法:对于不含络合基团的化合物,如蛋白质、多肽,可通过双功能螯合剂,即含有可与待标记的化合物结合的基团及可与 ^{99m}Tc 络合的基团的试剂,将 ^{99m}Tc 与待标记化合物偶联,称为间接标记法。^{99m}Tc 标记常用的双功能螯合剂有:MAG$_3$ 衍生物、肼基联氨基烟酰胺(HYNIC)及 N$_2$S$_2$ 类等。

第二节　放射性药物的质量控制

一、质量检测的内容

质量控制(quality control,QC)指对各个重要环节和最终制品的一些重要的质量指标进行经常的或定期的检测,以检查各个环节和最终制品的质量是否达到要求。

放射性药物的质量检测主要包括物理性质、化学性质和生物学性质三个方面。

1. 物理检定　包括性状、放射性核纯度、放射性活度与比活度检定。澄明度及颜色通过肉眼观察,颗粒度可通过显微镜检查,放射性活度可通过活度计测定。

2. 化学检定　包括 pH、化学量、化学纯度及放射化学纯度检定。pH 采用 pH 试纸或酸度计检测。化学纯度是指以某一形式存在的物质的质量占该样品总质量的百分数。可采用微量分析法测定,目前多采用紫外分光光度法、荧光分光光度法等方法测定。

3. 生物学检定　包括生物学纯度,即灭菌度、无热原性和生物活性检定;生物分布和显像;毒性效应及药代动力学研究。

二、放射性核纯度的测定

放射性核纯度指特定放射性核素的活度占总活度的百分数。常用的测定方法如下。

1. 能谱法　根据不同放射性核素的能谱不同进行测定。

2. 屏蔽法　根据不同放射性核素发出的射线的能量不同,选择适当的屏蔽材料将所需核素或杂质的放射性进行屏蔽,测定屏蔽前后的放射性活度,求出放射性核纯度。

3. 半衰期法　根据不同放射性核素的半衰期不同,测定不同时间的放射性活度,求得放射性核纯度。

三、放射化学纯度的测定

放射化学纯度(RCP 或 Rp)是指以特定化学形态存在的放射性活度占总放射性活度的百分比。放射化学纯度测定包括不同化学成分的分离和放射性测量。测定方法有放射性色谱法(如纸色谱和薄层色谱)、高效液相色谱法(HPLC)、电泳法等。临床中最常用的是纸色谱法和薄层色谱法。

(一) 纸色谱法(纸层析法)

纸色谱法以色谱纸为支持体,当溶剂沿色谱纸向上渗透时,样品中的各组分即在固定相和流动相间进行分配,由于各组分的分配系数不同,从而使其沿溶剂渗透方向分布在不同位置,达到分离的目的。用比移值 Rf 表示某组分在色谱纸上的位置:

Rf = 溶质移动距离/溶剂移动距离 = 原点至样品中某组分距离/原点至溶剂前沿距离

1. 层析方法　将色谱纸沿纤维方向剪成 1~2cm 宽的纸条,在距纸条一端约 1.5cm 处用铅笔划一点样基线,用玻璃毛细管或微量注射器吸取待测样品,点在点样基线的中点(原点),将纸条悬挂在盛有适量展开剂的密封层析缸中,当展开适当距离(原则是使样品中各组分分开)后,取出纸条,标出展开剂前沿位置,吹干或自然晾干后,用扫描法或分段剪开测定色谱纸条上的放射性分布。根据 Rf 值确定所需成分的位置,计算其放射性计数占总计数的百分比(即放射化学纯度)。

2. 纸层析注意事项

(1)层析纸不能有折皱,顺纤维方向裁剪层析纸条。

(2)点样直径不超过 0.5cm。

(3)点样位置距展开剂液面 0.5~1cm。

(4)对于^{99m}Tc 的放射性药物,点样后应立即放入层析缸中,在空气中暴露时间不能太长,否则有可能氧化。

(5)层析缸应密封防止展开剂挥发。

(6)如果放射性药物比活度很高,放射性测量时有可能漏计,可将样品稀释后再点样,但应注意稀释时不使放射性药物的化学成分发生变化。

(二)薄层色谱法

薄层色谱法以色谱用硅胶、聚丙烯酰胺等材料均匀涂布的薄片(大多数为塑料片)或薄板(大多数为玻璃板)为支持物进行层析。层析完成后,用放射性薄层色谱扫描仪、分段剪开或分段刮取法测定放射性分布。

第三节　放射性药物的正确使用、不良反应及其防治

一、正确使用总原则

1. 在决定是否给患者使用放射性药物进行诊断或治疗时,首先要作出正当性判断,即权衡预期的需要或治疗后的好处与辐射引起的危害,得出进行这项检查或治疗是否值得的结论。

2. 若有几种同类放射性药物可供诊断检查用,则选择所致辐射吸收剂量最小者。

3. 诊断检查时尽量采用先进的测量和显像设备,以便获得更多的信息,提高诊断水平,同时尽可能降低使用的放射性活度。

4. 采用必要的保护(如封闭某些器官)和促排措施,以尽量减少不必要的照射。

5. 对恶性疾病患者可以适当放宽限制。

6. 对小儿、妊娠妇女、哺乳妇女应用放射性药物要从严考虑。

二、小儿应用原则

由于儿童对辐射较为敏感,所以一般情况下,放射性检查不作为首选的方法。

小儿所用的放射性活度必须较成人为少。一般可根据年龄、体重或体表面积按成人剂量换算,也可按年龄组粗算用药量,即 1 岁以内用成人用量的 20%~30%、1~3 岁用 30%~50%、3~6 岁用 40%~70%、6~15 岁用 60%~90%。

三、妊娠及哺乳期妇女应用原则

原则上妊娠期应禁用放射性药物,哺乳期妇女应慎用放射性检查。必要时可参考放射性药物在乳汁内的有效半减期,在用药后的 5~10 个有效半减期内停止哺乳。

第四节 临床常用的放射性药物

一、^{99m}Tc 的放射性药物

1. ^{99m}Tc-ECD 锝[^{99m}Tc]双半胱氨酸乙酯,脑血流灌注显像剂。ECD 药盒有一步法药盒和两步法药盒两种,一步法药盒用 Na^{99m}TcO$_4$ 直接进行标记,两步法药盒用 GH 作为中间配体通过配体交换法标记,采用两步法标记时,制成的 ^{99m}Tc-GH 溶液必须立即全量转移注入 ECD 冻干品瓶中。放化纯度可用快速纸层析法测定,展开剂为甲醇:氯仿 = 1:9(v/v),Rf 值:^{99m}Tc-ECD:0.9 ~ 1.0,Na^{99m}TcO$_4$ 和 ^{99m}Tc-胶体:0。RCP 应 >90%。静脉注射 740 ~ 1110MBq(20 ~ 30mCi),体积小于 4ml,儿童用量酌减。注射后 30 ~ 90 分钟内显像。^{99m}Tc-ECD 注射液无明显不良反应,偶有面部轻度潮红,可自行消退。注意事项为制备时应使用新鲜洗脱的 Na^{99m}TcO$_4$;如发生混浊及放化纯度小于 90% 时不得使用;妊娠及哺乳期妇女禁用。

2. ^{99m}Tc-MIBI 锝[^{99m}Tc]甲氧基异丁基异腈。心肌灌注显像剂。在心肌中的分布与心肌血流量成正比。在心肌中洗脱极少,没有明显再分布。主要经肝胆清除,注射后 30 分钟进脂餐,可促进聚集在胆囊内的显像剂排出,有利于心肌显像。亦可作为甲状旁腺显像剂与肿瘤阳性显像剂。标记方法为按其放射性浓度取 1 ~ 8ml 高锝[^{99m}Tc]酸钠,加入到 MIBI 药盒中,充分振摇,在沸水浴中直立加热 10 ~ 15 分钟,取出,冷至室温,即得。放化纯度可用聚酰胺薄膜层析法测定,展开剂为乙腈,Rf 值:^{99m}Tc-MIBI:0.9 ~ 1.0;Na^{99m}TcO$_4$:0.5 ~ 0.6;还原水解 ^{99m}Tc:0。RCP 应 >90%。^{99m}Tc-MIBI 无明显不良反应,给药后有一过性异腈臭味(大蒜味),伴口苦;偶有面部潮红,稍后自行消退。第二次注射 ^{99m}Tc-MIBI 后 2 小时偶见较重过敏反应,包括呼吸困难,低血压,心悸,无力、呕吐。妊娠妇女禁用。哺乳期妇女慎用,用后应停止哺乳 24 小时。

3. ^{99m}Tc-DTPA 锝[^{99m}Tc]二乙三胺五乙(醋)酸(或喷替酸)。主要用作肾小球滤过型肾功能显像剂,也可用于脑池显像,经肾脏从血液循环中清除。脑显像:"弹丸"静脉注射 555 ~ 740MBq(15 ~ 20mCi);肾显像:静脉快速注入 370 ~ 740MBq(10 ~ 20mCi)。儿童用量酌减。标记方法为用生理盐水洗脱 ^{99}Mo-^{99m}Tc 发生器得到高锝[^{99m}Tc]酸钠后,按其放射性浓度取 2 ~ 4ml,加入到注射用亚锡喷替酸盐瓶中,充分振摇,使内容物溶解,室温静置 5 分钟即得。放化纯度可用快速纸层析法测定,展开剂为 90% 丙酮,Rf 值:^{99m}Tc-DTPA:0,Na^{99m}TcO$_4$:0.9 ~ 1.0。RCP 应 >95%。

4. ^{99m}Tc-EC 锝[^{99m}Tc]双半胱氨酸。肾小管分泌型肾功能显像剂。静脉注射后,肾的首次通过清除率高,可在肾中迅速聚积。标记方法为按 Na^{99m}TcO$_4$ 放射性浓度取 1 ~ 6ml,加入到注射用亚锡双半胱氨酸瓶中,充分振摇,使内容物溶解,静置 5 分钟即得。放化纯度可用快速纸层析法测定,展开剂为丙酮,Rf 值:^{99m}Tc-EC:0,Na^{99m}TcO$_4$:0.9 ~ 1.0。RCP 应 >95%。肾显像静脉注射 148 ~ 370MBq(4 ~ 10mCi),儿童酌减,最大注入体积不得过 6ml。

5. ^{99m}Tc-DMSA 锝[^{99m}Tc]二巯基丁二酸钠;肾静态显像剂。成人每次静脉注射 74 ~ 185MBq(2 ~ 5mCi),最大注射体积不超过 4ml。儿童用量酌减。标记方法为按高锝[^{99m}Tc]酸钠放射性浓度取 2 ~ 4ml,加入到注射用亚锡二巯丁二酸瓶中,充分振摇,使内容物溶解,在室温静置 5 ~ 10 分钟即得。放化纯度可用快速纸层析法测定,展开剂为 90% 丙酮,Rf 值:^{99m}Tc-DM-

SA:0,Na^{99m}TcO$_4$:0.9～1.0。RCP 应 >95%。

6. ^{99m}Tc-MDP　锝[^{99m}Tc]亚甲基二磷酸盐,骨显像剂。属多磷酸盐类,通过化学吸附机制沉积在骨骼中,使骨骼显像。标记方法为按其放射性浓度取 4～6ml 高锝[^{99m}Tc]酸钠,加入到注射用亚锡亚甲基二磷酸盐瓶中,充分振摇,使内容物溶解,静置 5 分钟即得。放化纯度可用快速纸层析法测定,展开剂为 90% 丙酮,Rf 值:^{99m}Tc-MDP:0,Na^{99m}TcO$_4$:0.9～1.0。RCP 应 >90%。成人静脉注射 370～740MBq(10～20mCi),3 小时后显像,注射后嘱患者多饮水以加速清除非骨组织的显像剂。取适合的体位检查,检查时应包括相对称的健侧,以便与患侧比较。

7. ^{99m}Tc-PYP　锝[^{99m}Tc]焦磷酸盐,心肌梗死与骨显像剂。标记方法为用生理盐水洗脱^{99}Mo-^{99m}Tc 发生器得到高锝[^{99m}Tc]酸钠后,按其放射性浓度取 4～6ml,加入到注射用锡焦磷酸钠瓶中,充分振摇,使内容物溶解,在室温静置 5 分钟即得。放化纯度可用快速纸层析法测定,展开剂为 90% 丙酮,Rf 值:^{99m}Tc-PYP:0,Na^{99m}TcO$_4$:0.9～1.0。RCP 应 >95%。用量均为静脉注射 370～740(10～20mCi)MBq。儿童酌减。本品偶有皮疹、瘙痒、荨麻疹等过敏反应。

此外,注射用亚锡焦磷酸钠也可用于体内标记红细胞,方法是,取 1 支注射用亚锡焦磷酸钠,在无菌操作条件下,将生理盐水 2～5ml 注入瓶中,充分振摇,使内容物溶解,给预先口服了 400mg 过氯酸钾的受试者静脉注射。20～30 分钟后,再静脉注射高锝[^{99m}Tc]酸钠注射液 370～740MBq。20～30 分钟后即完成体内红细胞的标记。可进行血池显像。

8. ^{99m}Tc-MAA　锝[^{99m}Tc]大颗粒聚合白蛋白,肺灌注显像剂。^{99m}Tc-MAA 颗粒应在 10～90μm,肉眼观察应为乳白色均匀悬浮液,无可见颗粒或絮状物;摇匀后使用,成人一次注射 20 万～30 万颗粒。用量为 111～185MBq(3～5mCi),儿童酌减。本品可能出现过敏反应:皮肤发绀(紫色);肺部紧缩感、喘息或呼吸困难;经常发生面部潮红等。对有明显过敏史者或过敏体质者禁用。标记方法为用生理盐水洗脱^{99}Mo-^{99m}Tc 发生器得到高锝[^{99m}Tc]酸钠后,按其放射性浓度取 3～10ml,加入到注射用亚锡聚合白蛋白瓶中,充分振摇,使颗粒均匀分散成为悬浮液,即得。标记时应注意药盒适合几人份用,对于肺功能差的患者应加大标记的放射性剂量,以减少注入体内的蛋白颗粒数。放化纯度可用快速纸层析法测定,展开剂为 90% 丙酮,Rf 值:^{99m}Tc-MAA:0,Na^{99m}TcO$_4$:0.9～1.0。RCP 应 >95%。

9. ^{99m}Tc-SC　锝[^{99m}Tc]硫胶体,用于肝、脾、骨髓系统、胃排空、小肠通过时间和胃-食管反流等显像。放化纯度可用快速纸层析法测定,展开剂为 90% 丙酮,Rf 值:^{99m}Tc-SC:0 Na^{99m}TcO$_4$:0.9～1.0。RCP 应 >95%。

10. ^{99m}Tc-ASC　锝[^{99m}Tc]硫化锑胶体,淋巴系统显像剂。放化纯度可用快速纸层析法测定,展开剂为 90% 丙酮,Rf 值:^{99m}Tc-ASC:0,Na^{99m}TcO$_4$:0.9～1.0。RCP 应 >95%。

11. ^{99m}Tc-PHY　锝[^{99m}Tc]植酸钠,肝、脾显像剂。^{99m}Tc-PHY 进入血液循环后,与血中的 Ca^{2+} 离子反应生成植酸钙胶体,可被单核-吞噬细胞摄取,故可用于肝、脾显像。标记方法为按其放射性浓度取 4～6ml 高锝酸钠,加入到注射用亚锡植酸钠瓶中,充分振摇,使内容物溶解,静置 5 分钟即得。放化纯度可用硅胶薄层层析法测定,展开剂为 0.9% NaCl,Rf 值:^{99m}Tc-PHY:0.5,Na^{99m}TcO$_4$:1.0,还原水解^{99m}Tc:0。RCP 应 >95%。一般静脉注射^{99m}Tc-Phy111～185MBq(3～5mCi)后 5～10 分钟即可开始检查。

12. ^{99m}Tc-EHIDA　锝[^{99m}Tc]依替菲宁,能被肝脏摄取并经胆囊分泌入肠道,用作肝胆显像剂。标记方法为按其放射性浓度取 1～8ml 高锝酸钠,加入到注射用亚锡依替菲宁瓶

113

中,充分振摇,使内容物溶解,静置 5～10 分钟即得。放化纯度可用快速纸层析法测定,展开剂为 0.9% NaCl,Rf 值:^{99m}Tc-EHIDA:1.0,Na^{99m}TcO$_4$:0.6～0.7,还原水解^{99m}Tc:0。RCP 应 >95%。用药前禁食 2～4 小时。肝胆显像时,如胆红素正常,静脉注射的剂量 1.11MBq (0.03mCi)/kg,胆红素不正常时,剂量可增加至 7.4MBq(0.2mCi)/kg。

13. ^{99m}Tc-RBC 锝[^{99m}Tc]红细胞,血池显像剂,亦用于消化道出血显像。^{99m}Tc-RBC 常用的标记方法有体外法和体内法。体外法是自受检者采血,在体外用^{99m}Tc 标记 RBC,质控合格后再将^{99m}Tc-RBC 注入体内进行显像;体内法是先将 PYP 药盒用生理盐水溶解,注入患者体内,20 分钟后再注入 Na^{99m}TcO$_4$,PYP 药盒中的 Sn^{2+} 将 Na^{99m}TcO$_4$ 还原而完成标记。体外法标记率高,易于质量控制,但体内法简便易行。

二、碘的放射性药物

1. ^{131}I-NaI 碘化钠[^{131}I],可作为甲状腺激素特异合成原料而被甲状腺上皮细胞摄取和利用,用于甲状腺吸碘试验、异位甲状腺与甲状腺癌诊断、甲亢与甲状腺癌治疗。有溶液和胶囊两种剂型。很多药物和食物都可以影响甲状腺摄碘[^{131}I]率,服用本品前需停服一段时间。儿童、妊娠或哺乳期妇女,伴发心肌梗死或急性肝炎的患者应禁用;20 岁以下患者慎用。甲状腺吸碘试验使用 333kBq(9μCi)的^{131}I-NaI 诊断胶囊,治疗应根据甲状腺情况计算^{131}I-NaI 的用量。

2. ^{131}I-OIH 碘[^{131}I]邻碘马尿酸,用于肾图测定、双核素肾动态显像。主要经肾小管分泌排泄。放射化学纯度可用纸层析法测定,以苯:冰醋酸:水=40:40:12(体积比)为展开剂,^{131}I-OIH 的 Rf 值为 0.5。主要放射化学杂质为游离^{131}I-1 和^{131}I-苯甲酸。RCP 应 >95%。

3. ^{131}I/^{123}I-MIBG 碘[^{131}I/^{123}I]间碘苄基胍,临床上用于嗜铬细胞瘤、神经母细胞瘤、非功能性副神经节瘤和类癌的定位和治疗,以及心肌病和心脏移植排斥反应的诊断。用法为静脉注射,成人一次 18.5～37MBq(0.5～1mCi)。注意给药前一天至给药后 2 或 4 天患者应服用碘液,每天三次,每次 2 滴;妊娠及哺乳期妇女禁用。放化纯度可用硅胶板薄层层析测定,展开剂为正丙醇:10% 氢氧化铵=3:1(v/v),主要杂质为游离 I$^-$ 和碘苄基胺。RCP 应 >90%。

三、其他放射性药物

1. ^{201}TlCl 氯化亚铊[^{201}Tl]心肌灌注显像剂。^{201}Tl^{+1}在心肌中的分布与心肌血流量成正比,因此心肌中的分布可反映心肌局部血流灌注情况。^{201}Tl 在心肌中有再分布现象,注射一次可完成运动与静息显像。^{201}TlCl 亦可作为甲状旁腺显像剂与肿瘤阳性显像剂。RCP 可用纸层析法测定,以磷酸氢二钠:丙酮=1:9(v/v)为展开剂,层析纸经展开剂预饱和,^{201}Tl^{+1} Rf 值为 0,主要放化杂质是^{201}Tl^{+3},Rf 值为 0.88～1.0。

2. ^{67}Ga-枸橼酸镓 炎症与肿瘤显像剂。放化纯度可用纸层析法测定,展开剂为 1.36% 的醋酸钠:冰醋酸=500:29(v/v),^{67}Ga-枸橼酸镓的 Rf 值为 0.9。RCP 应 >97%。

四、正电子药物

1. ^{18}F-NaF(氟[^{18}F]化钠注射液,F-18) 由加速器准备,经纯化,再溶于适量的生理盐水而制成无色、无菌、无热原、适合静脉注射的制剂,其 pH 4.5～8.0,放化纯度应大于 95%。

注射剂量根据体重而定,5~10mCi,动态采集1小时。体内的氟[^{18}F]离子99%以上被骨摄取,动力学不受血浆蛋白结合的影响,再加上PET的高分辨率,氟[^{18}F]化钠是明显优于^{99m}Tc-MDP的理想的骨显像剂。

2. ^{18}F-FDG(2-氟[^{18}F]-2-脱氧葡萄糖注射液) ^{18}F由加速器生产,在放射药物中心或PET中心由专人用自动合成仪制得。^{18}F-FDG注射液为无色、无菌、无热原、适合静脉注射的制剂,其pH 4.5~7.5,放化纯度应大于90%。^{18}F-FDG可用于脑、心肌、肿瘤和炎症显像,测定葡萄糖代谢灵敏度很高,但它是一个非特异性显像剂。注射剂量根据体重和显像目的而定(一般5~10mCi),注射后40~50分钟显像。

3. ^{13}N-NH$_3$([^{13}N]-氨注射液) ^{13}N-氨可用不同的方法、步骤制得。一般用加速器用高纯水经^{16}O(p,α)^{13}N核反应后,将产品导入乙醇中即得。再溶于适量的生理盐水而制成无色、无菌、无热原、适合静脉注射的制剂,其pH 4.5~7.5,放化纯度应大于95%。注射剂量根据体重而定,一般20~30mCi,注射后立即进行动态采集。心肌血流灌注显像,进行血流定量测定。心肌的摄取取决于心肌的血流量,在正常组织的分布与血流成正比,梗死的部位无摄取。结合^{18}F-FDG可评价局部心肌的存活能力。

4. ^{15}O-H$_2$O([^{15}O]-水注射液) 水是最常见的,在人体内含量最多。[^{15}O]-水可用不同的方法、步骤制得。一般医用由加速器用^{15}N-氮气^{15}N(p,n)^{15}O核反应制得^{15}O$_2$,再与氢气混合,在410℃铂丝催化,^{15}O-水蒸气通入生理盐水中,即得。该制剂无色、无菌、无热原、适合静脉注射,其pH 4.5~8.0,用气相色谱检测,放化纯度应大于95%。注射剂量根据体重而定,一般30~60mCi,注射后立即进行动态采集,灌注持续约2分钟。用于血流动力学(如心、脑、肾、脾和肺等的血流量)定量测定。

5. ^{11}C-NaAc(醋酸[^{11}C]钠注射液) 由加速器用氮气(含1%~2%氧气)经核反应^{14}N(p,α)^{11}C制得^{11}C-CO$_2$,再进行甲基格式化反应得到醋酸[^{11}C]盐,再溶于适量的生理盐水而制成无色、无菌、无热原、适合静脉注射的制剂,其pH 4.5~8.0,放化纯度应大于95%。注射剂量根据体重而定(一般20~25mCi)。由于其随血流分布并参与氧化代谢,因此,可用于心脏冠状动脉疾病的诊断,评价局部心肌的存活能力。对急性心肌梗死的预后评估优于^{18}F-FDG。还可用于前列腺癌、肾细胞癌等的诊断。

(杨 志)

第九章

神 经 系 统

第一节 脑血流灌注显像

一、原 理

静脉注射分子量小、不带电荷且脂溶性高的脑显像剂,如^{99m}Tc-双胱乙酯(^{99m}Tc-ECD)和^{99m}Tc某些具有小分子、零电荷、脂溶性高的胺类化合物和四配基络合物等可通过正常血-脑屏障,被脑细胞所摄取,经代谢后形成非脂溶性化合物,从而能较长时间滞留脑内以满足显像的要求。这类物质在脑内的存留量与局部脑血流量成正比,静脉注射后,通过断层显像设备所获得的局部脑组织的放射性分布即反映了局部脑血流量(regional cerebral blood flow,rCBF)。

二、适 应 证

1. 缺血性脑血管病的诊断、血流灌注和功能受损范围的评价。
2. 癫痫致痫灶的定位诊断、儿童良性癫痫和儿童特发性癫痫的辅助诊断和鉴别诊断。
3. 痴呆的诊断与鉴别诊断。
4. 评价颅脑损伤后或其手术后脑血流灌注与功能。
5. 评价脑肿瘤的灌注情况。
6. 脑动静脉畸形(AVM)。
7. 脑死亡的诊断。
8. 情绪障碍包括焦虑症、恐惧症、强迫症和癔症,精神分裂症、睡眠障碍的功能异常定位及辅助诊断。
9. 其他:偏头痛、儿童孤独症(Autism)、注意缺陷多动障碍(ADHD)、抽动障碍、学习障碍(LD)、精神发育滞迟(MR)的功能损伤定位、治疗方法的筛选和疗效评价。

三、禁 忌 证

无明确禁忌证。

四、显 像 剂

^{99m}Tc-HMPAO,六甲基丙二胺肟,注射后30~40分钟脑摄取达高峰,摄取量约为注入量

的 2%～3%。在脑内分布稳定,4.5 小时内很少出现再分布。主要经肠道排泄,少量从尿中排出。剂量:740～1110MBq(20～30mCi)。

^{99m}Tc-ECD,双半胱乙酯,摄取量约为注入量的 4%～7%。主要经肾脏清除,少量经肝胆排泄。在血中清除非常快,在脑内的分布有轻微改变。剂量 740～1110MBq(20～30mCi)。

五、给药方法与途径

静脉注射给药。

六、图像采集

1. 患者准备　封闭视听,令受检者闭目带黑色眼罩,用耳塞塞住外耳道口,5 分钟后由静脉注射显像剂,注射完毕后保持 5 分钟以上。

2. 开始采集时间　一般情况下静注给药后 15 分钟左右进行。

3. 体位　一般取仰卧位,平稳呼吸,自然放松,保持不动。

4. 准直器选择　平行孔低能高分辨或通用准直器。

5. 能窗设定　能峰 140keV,窗宽 20%。

6. 采集参数　矩阵 128×128 或 64×64,采集角度 3°～6°/帧,旋转 360°,以总采集时间 30 分钟为限来分配每帧采集时间或计数。

Zoom 系数:以能使靶器官的影像占据视野的 80% 为原则,适当的选择系数大小。探头尽可能贴近患者。

七、图像重建与分析

目前常用的重建方法有两种:迭代与滤波。两者的差异与参数选择见第四章《核医学成像的参数选择原则》,另外各厂家有自己的专利,请认真参考。

图像定量分析方法包括以下两种:

1. 在断层影像某区域和镜像部位提取计数,计算比值。

2. 利用扇形区分割法提取某扇面区域和镜像扇面均数,计算比值。

八、正常影像所见

大脑额、顶、颞、枕叶皮质(影像上所见宽度 5～8mm)放射性分布高于白质和脑室部位,即周边放射性阴影。丘脑、基底核、脑干等灰质核团的放射性分布与脑皮质相近且高于白质,呈“岛状”团块浓影。小脑皮质放射性分布亦高于髓质。由于入脑的显像剂和脑的血流灌注量及脑细胞摄取功能成比例,所以,影像上所见的放射性分布高低,反映不同局部脑血流灌注、脑神经细胞功能活跃程度。

九、注意事项

1. 数据采集时患者头部位置变动,会严重影响影像质量,重建的断层影像见脑内各结构紊乱。为防止头部移位,要用胶带强制固定。对神经或精神症状明显、小儿和不能合作的患者,预先应给予镇静剂。

2. 封闭不够,使用 ^{99m}Tc 标记化合物时即便放化纯度 >90%,但若未使用过氯酸钾封闭脉络丛、鼻黏膜或封闭不够时,有时可见静脉窦轻度显影,特别是鼻黏膜内放射性浓集明显,影响影像的清晰度,在进行 3DSD 显示时可见鼻腔显影,严重干扰影像。

第二节 ^{18}F-FDG PET 脑显像

葡萄糖是脑组织的唯一能量来源,^{18}F-FDG(2-^{18}F-2-脱氧-D-葡萄糖)为葡萄糖的类似物,静脉注入人体后进入脑组织,在己糖激酶的作用下磷酸化生成6-磷酸-FDG,后者不能进一步代谢,而滞留于脑细胞。通过 FDG PET 显像,可反映大脑生理和病理情况下葡萄糖代谢情况,应用动态采集,还可获得糖代谢的各种速率常数、脑组织葡萄糖代谢率等定量参数。另外 PET 可以借助各种生理性刺激或药物介入完成神经活动状态的检测,在判定药物作用、评价药效、预测副作用等新药研制和开发方面具有重要意义。

一、适 应 证

1. 病灶的定位诊断与术前评价。
2. 痴呆的诊断(包括早期诊断和痴呆严重程度评价)及鉴别诊断。
3. 脑肿瘤恶性程度分级判断、术前脑功能及预后评价;治疗后肿瘤复发与放射性坏死或纤维化的鉴别诊断;转移性脑肿瘤的诊断(全身显像有助于寻找肿瘤原发灶和颅外转移灶)。
4. 脑外伤、脑血管性病变、精神疾病、脑感染性病变(AIDS、弓形虫病等)、药物成瘾及滥用、酗酒等有关脑功能的评价。
5. 锥体外系疾病如 Parkinson 病、Huntington 病等诊断与病情评价。
6. 脑认知功能的研究。

二、禁 忌 证

无明确禁忌证。

三、显 像 剂

^{18}F-FDG 为常规示踪剂,是葡萄糖的衍生物,在体内的生物学行为与葡萄糖相似,为机体提供能量,反映的是组织细胞葡萄糖利用率。静脉给药后 45~60 分钟在细胞内达到平衡浓度。给药剂量:由于各厂家的仪器探测晶体(BG0、LSO、GSO 等)和探测线路不同,从而导致性能差异,因而所需的剂量亦不同,请参考各厂家的推荐剂量,根据公斤、体重给药,如有可能最好做剂量模型试验,以期获得最佳剂量。

四、给药方法与途径

静脉注射给药。

五、图 像 采 集

静注 FDG 45 分钟后开始采集,取仰卧位,自然放松,头部用头托固定。调整床上下位,将患者头部放置在机架中心,因为中心处仪器分辨率最佳。图像采集分为两步,即透射采集和发射采集。单机 PET 机架内装配有可伸缩透射源,将源伸出即可行透射扫描,扫描时间 2~3 分钟/每床位。PET/CT;CT 扫描取代了透射源的透射扫描,大大缩短了采集时间,透射扫描时间 5~10 秒。发射扫描根据不同的探测晶体及线路处理,时间有所差异,3D 采集大致在 4~6 分钟/每床位,2D 采集时加倍。

六、图像重建

目前常用的重建方法有两种:迭代与滤波。两者的差异与参数选择见第四章《核医学成像的参数选择原则》,另外各厂家有自己的专利,请认真参考。

七、正常图像所见

大脑皮质摄取 ^{18}F-FDG 很高,其分布决定于脑内组织结构,以及给药前后一段时间内脑的功能状态。灰质结构的摄取明显高于白质。大脑皮层、尾状核、豆状核、丘脑、小脑皮层均表现为明显而清晰的浓聚。脑室部位无明显放射性分布。

八、注意事项

1. 常规禁食 4 小时,可适量饮水。
2. 给药前测量血糖水平,如高于正常或降血糖或择日再行检查。
3. 给药前后多饮水,静卧休息,控制视听。
4. 与患者做好沟通,告知其检查过程中需要配合的事项,以期得到最佳配合,保证图像质量。
5. 对不合作患者可应用适量镇静剂(FDG 给药后半小时实施)。
6. 对癫痫发作频繁者,应进行 EEG 监测,了解有无亚临床发作。
7. 对瘤体较小及经过治疗的患者,要注意结合 CT、MRI 提供的结构信息。

（林岩松）

第十章

循 环 系 统

应用放射性核素示踪剂评价心肌血流灌注、代谢、心室功能和循环通路情况,对心血管疾病的早期诊断、危险度分级、协助临床选择治疗方案和预后判断等有重要作用。其应用范围广,发展也较快,已形成临床核医学的一个重要分支,即心血管核医学或核心脏病学,包括心肌灌注显像、心肌代谢显像、心室功能(血池)显像、大血管显像等。

第一节　心肌灌注显像

心肌灌注显像反映心脏冠状动脉血流灌注和心肌细胞自身功能状态,对心脏疾病的诊断、评估有重要意义,主要用于冠心病的诊断、危险度分级、协助临床选择治疗方案、了解心肌细胞存活或活性和预后判断。尽管当前的 CT 快速显像技术也可以进行冠状动脉血流灌注造影(CTA),但其探测造影剂流经冠状动脉、在微小血管、细胞间隙弥散的过程,反映的仍然是冠状动脉是否通畅、有没有狭窄等解剖学信息,不能反映心肌细胞自身功能状态和缺血等造成的心肌病理生理改变。心肌灌注显像仍是临床诊断心脏疾病、评估其病理生理改变的重要无创方法。随着显像技术的进步,目前心肌灌注显像都采用断层显像,可消除平面显像组织重叠的影响。断层显像包括静息、负荷、门控等多种显像方案。

一、显像原理

1. 心肌灌注显像　正常、有功能的心肌细胞可选择性摄取某些碱性阳离子或与之具有相似生物学特性的核素标记化合物(示踪剂或显像剂),且其摄取蓄积量与局部心肌血流量成正比,而坏死心肌不摄取,缺血心肌因功能受损而摄取减少。利用这一特性,应用 SPECT 进行断层显像,可使正常、有功能的心肌显影,缺血心肌或功能受损心肌因摄取减少而呈示踪剂减低区,缺血心肌不显影表现为示踪剂缺损区,从而达到了解心肌供血和心肌细胞功能状态,协助诊断心脏疾病的目的。由于心肌细胞摄取显像剂依赖于供血及其自身功能状态或活性,心肌摄取显像剂,标志着心肌细胞存活或具有活性。

2. 负荷试验　正常冠状动脉具有极强的扩张功能储备。静息状态下正常与狭窄冠脉供血区心肌的血流量差异常不明显,影响狭窄冠脉的检出。负荷试验(运动或药物)可使正常冠脉扩张、增加血流量,而狭窄冠脉不能相应扩张,从而拉大血流灌注量差异,显像图上正常、异常冠脉供血区域心肌显像剂摄取量显示差异,提高狭窄冠脉的检出率。负荷显像与静息显像相结合,能更好地评价冠状动脉狭窄的血流动力学和心肌细胞功能状态,对冠心病早期诊断、协助治疗方案选择、评估临床疗效、判断预后更有价值。

3. 门控显像　心脏是不停地自主收缩、舒张的肌性器官,心肌壁的运动会造成投影数据的位移,影响心肌显像剂摄取量的定量分析准确性。门控断层显像(负荷、静息显像)在每个投影采集位,以心电 R 波为触发信号,启动门控装置,按事先设定的时间间隔采集心动周期的投影数据,反复采集满足统计学要求的多个心动周期信息,经计算机重建成心动周期不同时相的心肌灌注断层影像,可在一定程度上消除由于心脏舒缩运动造成的投影数据位移,提高定量分析准确性。除更准确反映心肌血流灌注和心肌细胞功能状态外,还可计算心室腔容积变化,提供心室功能信息。

二、适应证

1. 冠心病、心肌缺血的早期诊断。
2. 冠心病危险度分级和预后估计。
3. 评估心肌细胞活性,包括心肌梗死、急性冠脉综合征顿抑心肌、可挽救心肌的估计。
4. 协助血运重建术(PTCA 或 CABG)适应证选择。
5. 心肌缺血治疗(血运重建术、溶栓治疗、药物治疗)疗效监测和评价。
6. 心肌梗死的定位诊断,范围及程度估计。
7. 心肌病和心肌炎的辅助诊断。
8. 胸痛的鉴别诊断。

三、禁忌证

心肌灌注显像无绝对禁忌证(运动与药物负荷试验除外,由医生选择合适的负荷方法)。

四、显像剂

根据显像剂在心肌是否有再分布分为两大类:

(一)"再分布"类

此类显像剂的一个重要特点是具有"再分布"特性,即静脉注射后能迅速被心肌细胞摄取,随后被心肌细胞洗出至血液,局部心肌摄取量与随后被洗出清除的速度与冠脉血流量成正比,心肌摄取显像剂在注射后 5～10 分钟达到高峰(早期相或初始分布),洗出的显像剂随血液循环可被心肌细胞再摄取、洗出,3～4 小时后达到平衡(延迟相或再分布相)。由于正常心肌与缺血心肌摄取量与洗出速度存在差异,随着时间推移二者的显像剂蓄积量差别缩小,缺血心肌早期相所见"缺损"或"减低"区域常可见到显像剂蓄积量增加,提示心肌细胞存活或有活性。利用这一特点,可以一次注射显像剂,完成负荷-静息(再分布)两次显像,对比分析更有利于评估心肌血流灌注、冠脉狭窄造成的心肌病理生理改变和心肌细胞活性。目前常用的有两种:

1. 铊-201(^{201}Tl-Cl)　^{201}Tl 的生物特性与 K^+ 离子近似,经细胞膜上的 Na^+-K^+-ATP 酶主动转运进入心肌细胞,初始分布与局部冠脉血流量成正比。心肌摄取 ^{201}Tl 在注射后 5～10 分钟达到高峰,此时采集初始影像(负荷或静息);由于 ^{201}Tl 被心肌细胞不断地摄取、洗出,摄取与洗出速度与冠脉血流量成正比,3～4 小时后达到平衡,此时采集再分布影像。^{201}Tl 以电子俘获方式衰变,发射射线主要是能量为 69～83keV 的 γ 线(88%),是心肌灌注显像探测的主要射线,其他还伴有 135keV、165keV、167keV 的 γ 射线(12%)。^{201}Tl 的物理半衰期约为 73 小时,使用剂量较小,通常给予 74～148MBq(2～4mCi)。^{201}Tl 由加速器生产,价格昂贵。

2. ^{99m}Tc-NOET（^{99m}Tc-氮二（N-己基-N-乙氧基二硫代氨基酸盐） ^{99m}Tc-NOET 是一种中性脂溶性化合物，以被动扩散方式进入心肌细胞，心肌摄取快速且摄取率高，具有与^{201}Tl 相似的再分布特性。^{99m}Tc-NOET 价格较^{201}Tl 低，由于^{99m}Tc 优良的物理特性，更适于 SPECT 显像，使用剂量可达 740～925MBq（20～25mCi），图像质量好。

（二）"细胞嵌顿"类

此类显像剂进入心肌细胞后与细胞内某些成分结合，较长时间滞留在细胞内，无再分布特性，如同"嵌顿"在细胞内。心肌摄取量与局部心肌血流量成正比，可根据心肌局部显像剂分布量判断心肌供血状况和心肌细胞活性。由于显像剂在心肌细胞内滞留时间长，做负荷、静息显像时需两次注射显像剂。"细胞嵌顿"类显像剂种类很多，目前国内常用的主要有两种：

1. ^{99m}Tc-MIBI（^{99m}Tc-甲氧基异丁基异腈） ^{99m}Tc-MIBI 是一种脂溶性正一价的小分子络合物，静脉注射后通过被动扩散进入心肌细胞，并牢固地与线粒体膜结合。^{99m}Tc-MIBI 静脉注射后迅速被心肌摄取，平均摄取量达 4%。^{99m}Tc-MIBI 主要经肝胆及肾排泄，肝脏的显像剂有时会干扰心肌特别是下壁的显像，可在显像采集前嘱患者进脂餐促排，或在注射后间隔稍长时间显像。使用剂量：740～925MBq（20～25mCi），注射后 1～2 小时显像图像最佳。^{99m}Tc-MIBI 标记时需要在沸水中加热。

2. ^{99m}Tc-TF（^{99m}Tc-1,2 双[双（2 乙氧乙基）磷基]乙烷） ^{99m}Tc-TF（^{99m}Tc-Tetrofosmin，也有用代称 P53）是一种二磷络合物，具有脂溶性，带正电荷，生物学特性与^{99m}Tc-MIBI 相似，肝胆及肾同样是^{99m}Tc-TF 的主要排泄途径。静脉注射后通过被动扩散进入心肌细胞，与细胞质中带负电荷的成分结合。心肌摄取迅速，摄取量可达 1.2%，4 小时内保持稳定，无再分布。使用剂量：740～925MBq（20～25mCi），注射后 1～2 小时显像图像好。^{99m}Tc-TF 的优点是标记时不需要加热。

五、给药方法与途径

给药途径均为静脉注射，^{201}Tl 给予 74～148MBq（2～4mCi），^{99m}Tc 标记药物均为 740～925MBq（20～25mCi）。给药方法根据医生确定的显像方案而定。

六、图 像 采 集

1. 常用显像方案和显像采集时间

（1）^{201}Tl（或^{99m}Tc-NOET）运动-再分布显像方案：运动负荷达次极量时静脉注射显像剂，5～10 分钟行早期显像，3～4 小时后行再分布显像。也有在使用^{201}Tl 运动-再分布显像时，于再分布显像后再次注射^{201}Tl 74MBq，5～10 分钟后行静息显像，以提高判断心肌细胞活力的敏感性和准确性。

（2）^{99m}Tc-MIBI（或^{99m}Tc-TF）负荷-静息隔日显像法：运动负荷达次极量时或药物负荷到达预定时间时静脉注射显像剂，注射后 1～2 小时显像，隔日在静息状态下再注射显像剂，1～2 小时行静息显像。

（3）^{99m}Tc-MIBI（或^{99m}Tc-TF）负荷-静息一日显像法：静息状态下注射显像剂 296～370MBq（8～10mCi），1～2 小时行静息显像；给药 3 小时后行负荷试验，再注射显像剂 740～925MBq（20～25mCi），1～2 小时行负荷显像。也可以先做负荷显像，然后再做静息显像。

2. 采集条件

（1）显像仪器：单探头或多探头 SPECT。

（2）准直器：平行孔低能高分辨准直器或低能通用准直器。

（3）能峰窗宽设置：^{99m}Tc：能峰 140keV，窗宽 20%。^{201}Tl：能峰为 80keV，或三能峰采集（167keV 和 135keV），窗宽 20% ~25%。

（4）断层显像参数：矩阵 64×64 或 128×128，采集投影间隔 3°~6°，采集 30~60 投影（帧），每帧采集计数或采集时间参阅本书"核医学成像参数选取原则"章节确定（或以总采集时间 30 分为限来分配每帧计数或时间），Zoom 以能使靶器官图像占据视野的 80% 为原则，根据不同设备选取适当系数。受检者取仰卧位，双上臂抱头并固定，探头从右前斜位 45° 至左后斜位 45° 旋转 180° 采集（或行 360° 采集），旋转轨迹常用圆周轨迹，也可用椭圆轨迹，注意设定好探头旋转轨迹的端点，使探头尽可能贴近受检者胸壁并确保受检者安全。使用固定角多探头 SPECT 采集的，还应注意将靶器官追踪标志置于左心室中心，避免发生截断伪影。

（5）门控心肌显像：^{99m}Tc 标记显像剂的图像较 ^{201}Tl 为好。目前多采用断层显像采集方法，连接心电图导联和门控装置，以心电图 R 波作为触发信号，R-R 窗宽为 20%，每一个 R-R 间期分为 8~16 时相（图像），其他条件同断层显像，但每帧计数应不低于 50 万计数。

七、图像重建与处理

1. 图像重建和正常所见 常用的重建方法有两种：迭代重建和滤波反投影重建。目前多数厂家均设有自动重建程序，各单位根据设备和实际情况选用合适重建程序，在心轴倾斜校正步骤注意将校正参考线调整到心室中央并与心脏长轴平行。如需修改重建方法和重建参数，参阅本书"核医学成像参数选取原则"章节。断层影像重建后，可获得左室心肌短轴、水平长轴、垂直长轴三个轴向上的断层剖面影像，每层厚度取 2 个像素厚度为宜。

（1）短轴剖面：自心尖向心底部垂直于左心室长轴的剖面，呈逐渐增大的圆环形。

（2）水平长轴剖面：由心底向上逐层展开，呈心尖向上的马蹄形，可显示左室间隔、心尖及侧壁。

（3）垂直长轴剖面：平行于左心室长轴、自右向左逐层展开，可显示左室前壁、心尖、下壁及后壁。

正常人左室各室壁段放射性分布良好，相对均匀，心尖部有时略稀疏，室间隔膜部放射性分布稀疏。有时女性巨大乳房或者膈肌抬高可使正常左室前壁或者下壁放射性稀疏。正常人负荷和静息心肌灌注显像左室各室壁段心肌均无放射性分布稀疏、缺损。

2. 周边剖面曲线定量分析法 此法是分别在早期显像及延迟显像上进行。先将图像进行本底扣除、多点加权平滑处理，以左心室腔的中心为中点，自动生成 60 个扇区（每个扇形区 6°），提取各扇区内的最大计数（/像素），以最高值为 100%，计算各扇区最大计数值的相对百分数。以此百分数为纵坐标，心室腔 360° 圆径为横坐标，绘制成周边剖面曲线，代表心肌各扇区的相对显像剂分布。将早期显像和延迟显像的周边剖面曲线进行对比，计算延迟显像 ^{201}Tl 的洗脱率。各单位需确定自己的正常参考值。周边剖面曲线分析法是极坐标靶心图等其他心肌分析法的基础。

3. 极坐标靶心图（Bull's eye） 在重建心肌短轴剖面图像后，形成各个短轴心肌剖面的周边剖面曲线，将心尖至基底部各剖面的心肌环像素空间按同心圆方式逐层套叠，将周边剖面曲线相对应的数值填入其中，圆心为心尖部，最外环为基底部，即为靶心图。将原始靶心图上每个扇形区计数的百分值同该区的正常百分值进行逐个比较，凡低于正常均值 ±2.5

或 ±3.0 个标准差的部位用黑色显示,称变黑靶心图,提示该区域的心肌灌注减低。用靶心图来显示心肌显像剂分布可相对客观和形象地评估正常、可逆性灌注缺损和固定性灌注缺损的范围,并可定量测定有病变心肌占左室心肌的百分率。

4. 门控断层显像　重建短轴、水平长轴和垂直长轴三个断层影像,每个轴向的各个剖面在每个心动周期可获得 8~16 帧影像。可计算左心室舒张末期容积(EDV),收缩末期容积(ESV)及射血分数(LVEF)等心室功能,观察室壁运动情况和测定局部心肌增厚率。

八、注意事项

1. 在检查前应严格进行仪器的日常质控,确保仪器处于正常工作状态。

2. ^{99m}Tc-MIBI 的标记率低、显像剂注射量不足或采集信息量不够等,均可使信噪比降低,均可造成图像放射性分布不均匀,要注意避免。

3. 注射 ^{99m}Tc-MIBI 及相似显像剂后 30 分钟受检者进食脂餐,以减少肝脏放射性干扰。

4. 显像前嘱咐受检者除去项链等佩饰、上衣口袋内的金属异物等。

5. 嘱患者在检查中保持平稳呼吸和保持体位避免移动,以减少因膈肌运动、移动体位等造成对心肌显像的影响。难以合作的患者应加以固定。

6. 进行早期及延迟显像时患者体位、数据采集和影像处理的条件必须保持一致,以利比较和定量分析,技术人员在显像采集过程中,应严格观察患者情况,不可离开岗位,有病情变化及时通知医师。

7. 图像处理尤其是断层处理中,轴向、色阶、配对要一致,以利于阅片分析。

8. 心率变化太大或心律不齐频繁者不宜做门控心肌灌注显像。

第二节　硝酸甘油介入试验心肌灌注显像

一、原　理

硝酸酯类药物如硝酸甘油、硝酸异山梨酯等,有较强的扩张血管作用,能扩张动脉、静脉和冠状动脉系统,降低体循环阻力和心脏前、后负荷,降低心肌耗氧量,改善心肌组织的血供和心肌代谢状态。在心肌灌注显像前给患者使用硝酸甘油或硝酸异山梨酯,可改善缺血心肌组织的血流灌注和代谢状态,增加显像剂的摄取,有利于存活心肌的评估,可提高心肌缺血诊断的准确性。

二、适　应　证

1. 提高诊断心肌缺血的准确性　负荷心肌灌注显像图像上见到心肌节段明显稀疏或缺损,静息心肌显像前可给予硝酸甘油或硝酸异山梨酯。

2. 评估心肌存活　静息心肌灌注显像图像上有心肌节段性明显稀疏或缺损区,临床诊断考虑有心肌梗死者,可给予硝酸甘油或硝酸异山梨酯,再重复静息心肌灌注显像。

三、禁　忌　证

血压不低于 90/60mmHg 者均可做此项检查。

四、显 像 剂

同心肌灌注显像。

五、给药方法与途径

1. 诊断心肌缺血 负荷显像图上见到呈心肌节段性放射性缺损区或明显稀疏区时,作静息显像前先给患者舌下含服硝酸甘油 0.6mg,5 分钟时静脉注射显像剂,其余操作同心肌灌注显像。

2. 评价心肌存活 可采用两种方法

(1)静脉注射法:用静脉泵输注硝酸异山梨酯从 30μg/min 开始,每 3 分钟增加 5μg,同时监测血压与心电图,当平均动脉压下降 8~10mmHg 时,静脉注入显像剂,行静息心肌灌注显像,其结果与首次静息心肌灌注显像图进行对照分析。硝酸异山梨酯的总剂量一般为 10~38mg。

(2)口服法:舌下含服硝酸甘油 0.6mg,5 分钟时静脉注射显像剂,行静息心肌灌注显像,其结果与首次静息心肌灌注图像进行对照分析。

六、图 像 采 集

同心肌灌注显像。

七、图 像 重 建

参照心肌灌注显像。

八、注 意 事 项

1. 以提高诊断心肌缺血准确性为目的者,应严格按适应证执行,即在首次心肌显像图上有放射性缺损区或明显稀疏区者。

2. 注意询问病史,如患者一直服用长效硝酸酯类药物,检查前应停药 24 小时;如患者未服用过硝酸酯类药物,应小心谨慎,在应用硝酸甘油前应测血压,血压低于 90/60mmHg 者不用,以防发生低血压。

3. 静脉泵入硝酸异山梨酯时,要按规程进行,必须监测血压和心电图。

4. 显像时的注意事项同心肌灌注显像。

第三节 平衡门控心血池显像

心脏的主要功能是泵血。心脏收缩、舒张过程中心室腔内血容量的变化是心脏泵功能的主要评价指标。

一、显 像 原 理

能在血液循环内存留较长时间而不溢出血管的血池显像剂在血液循环中混合均匀、达到平衡状态后,心室腔内显像剂放射性的变化代表了血容量变化。利用受检者自身的心脏电生理信号(心电图中显示的 R 波),将心电 R-R 间期划分为若干(16~32)相等时相,以心电 R 波作为门电路触发信号,启动 γ 照相机(或 SPECT)图像采集程序,连续动态采集,获得一个心动周期内的连续动态图像,至下一个 R 波出现时,再重复上述过程,连续收集数百个(300～400)心跳图像,并将相同时相的图像叠加,组成一个满足统计学要求的心脏收缩、舒张过程连续动态图像。利用感兴趣区(ROI)技术分别勾画左(右)心室,获得时间-放射性曲线(心室容积曲线),经计算机处理,获得左(右)心室的各项功能参数。

二、适 应 证

1. 心室功能评价(负荷或静息状态)。
2. 冠心病早期诊断及心功能评价。
3. 心室室壁瘤诊断。
4. 心脏疾病临床治疗疗效评价。
5. 监测某些药物对心脏的毒性作用。
6. 辅助左、右束支传导阻滞诊断、预激综合征旁道定位,手术或消融术疗效的观察。
7. 心脏瓣膜病变的辅助诊断,包括心脏功能与反流量测定及手术疗效观察。
8. 监测心血管患者药物或介入性治疗前后心功能的改变。

三、禁 忌 证

静息显像无绝对禁忌证(运动和药物负荷试验除外,由医生选择合适的负荷方法)。

四、显 像 剂

能在血液循环内存留较长时间而不溢出血管、不被肺毛细血管截留的放射性核素标记物均可用于心血池显像。常用^{99m}Tc-RBC,^{99m}Tc-人血清白蛋白(^{99m}Tc-HSA)也有应用。

五、给药方法及途径

1. ^{99m}Tc-RBC 体内标记法 先给患者静脉注射亚锡焦磷酸盐(PYP)1～2 支(按 20μg/kg 计算),20 分钟后静脉注入^{99m}TcO$_4$ 洗脱液 740～925MBq(20～25mCi),20～30 分钟后即可开始检查。本法标记方法简便,安全性好,是目前临床最常用的标记方法。

2. ^{99m}Tc-RBC 体外标记法 先从患者肘静脉抽取血液 5～10ml(肝素抗凝),加入亚锡焦磷酸盐瓶中,混合静置 30 分钟后,再加入^{99m}Tc-O$_4$ 洗脱液,混合后静置 15 分钟,用无菌无热原生理盐水洗涤去掉游离^{99m}Tc,所得^{99m}Tc-RBC 给受检者静脉注入。本法标记率高,但操作繁琐,无菌要求高,现已较少采用。

3. ^{99m}Tc-人血清白蛋白(^{99m}Tc-HSA) ^{99m}Tc-HSA 在血液内滞留时间较短,临床应用受到限制;近年来,采用^{99m}Tc 标记 DTPA 偶联 HSA(DTPA-HSA)方法,其血液清除率降低且稳定,应用效果与体内标记红细胞相似。但因为外源性血清白蛋白存在的一些问题,目前应用并不广泛。

六、图 像 采 集

1. 开始采集时间 注入^{99m}TcO$_4$ 或^{99m}Tc-RBC 或^{99m}Tc-HSA 20～30 分钟后开始心血池图像的采集。

2. 平面显像 是心血池显像最常用的采集方法。

（1）给患者连接心电电极,连接门控装置,观察心电信号显示良好。

（2）体位:患者仰卧位,探头常规采用前后位、30°~45°左前斜位（以分清左、右血池为准）、70°左前斜位采集,必要时可加用其他体位。

（3）采集方法和条件:矩阵64×64或128×128,视野应尽可能包括心脏及大血管,但要避开甲状腺、肝、脾等脏器。每心动周期预置采集16~32帧图像。预置采集400~600个心动周期,亦可预置采集总计数5000~8000k计数。为了剔除异常心跳或伪信号的干扰,以采用缓冲心跳采集程序为佳,一般设置心动周期可接受范围为平均值的±10%。

3. 断层采集　采集时探头从右前斜位（RAO）45°~左后斜位（LPO）45°旋转180°采集,条件与门控心肌灌注断层显像相似。

4. 负荷试验　作静息心血池显像后,也可进行负荷试验显像评估心功能储备。可采用运动负荷或药物负荷试验,负荷试验方案由医生确定,事先应描记心电图,并记录血压、心率,负荷试验和显像过程中监测血压、心率、心电图,负荷显像常规取30°~45°左前斜位体位,在负荷达到预定要求时开始采集,采集条件等与静息显像同。

七、图像处理

1. 室壁运动图像　使用软件处理心室电影图像,可获得心动周期不同时相的图像,用于观察室壁运动。

2. 心室功能曲线及参数　利用感兴趣区（ROI）技术分别勾画左、右心室感兴趣区,获得时间-放射性曲线,即心室容积曲线。该曲线在时相上分为射血期和充盈期,曲线的起始点反映舒张末容积（EDV）,最低点表示收缩末容积（ESV）,根据相应计算公式可计算收缩及舒张期各项功能参数。

3. 功能影像图　应用"傅立叶转换"技术,对心动周期中每一像素的T-A曲线进行正弦或余弦拟合,可获得心室的相位图、振幅图、时相电影等反映心室各局部的收缩功能及其协调性变化的功能影像,亦称相位分析。

八、正常影像所见

图像上左侧椭圆形浓影为左心室,右侧锥型浓影为右心室,其上方为右心流出道,外上方为右心房影。左、右心室影之间有一条状淡影为室间隔,左、右心室影显示清楚不重叠,且室间隔影与图像底边垂直,是左前斜位30°~45°角的最佳显像采集位。这一体位通过心动电影显示能比较清晰地观察左心室心尖、后侧壁和间壁的运动情况。正常情况下,心室各节段均匀地向心性收缩和扩张。

常用心功能参数正常参考值:静息状态左心室LVEF>50%;PFR≥2.1EDV/S;相角程<65°或70°。

九、注意事项

1. 在检查前应严格进行仪器的日常质控,确保仪器处于正常工作状态。

2. 体内标记红细胞,静脉注射亚锡焦磷酸盐后间隔约20分钟后注射$^{99m}TcO_4$,间隔时间太短或长均会降低红细胞标记率。

3. 保证患者的心电导联接触良好,心电示波屏上患者的R波清楚并可见正常触发信号。

4. 显像前嘱咐受检者除去项链等佩饰、上衣口袋内的金属异物等,在显像过程中患者保持平稳呼吸和避免移动体位。

5. 左前斜位采集定位时,使左、右心室达到最佳分隔的角度。

6. 负荷试验采集过程中要密切观察患者病情变化。

7. 如果患者装了起搏器,起搏信号有时与 R 波的信号均被计算机接受,此时,应重新调整起搏器与 R 波的振幅,以便计算机能准确识别 R 波。

第四节 首次通过心血池显像

一、原 理

经肘静脉"弹丸"式注射不被肺毛细血管截留的放射性药物,同时启动仪器(γ 相机或 SPECT)以 0.5~1 秒/帧的速度连续采集 20 秒,记录显像剂顺序流经大血管、心脏各腔室全过程。可提供心脏、大血管的形态、血液流向,经计算处理生成肺和心脏的时间-放射性曲线,可获得肺通过时间,心室分流以及左、右心室功能参数。

二、适 应 证

1. 先天性心脏病的诊断,判断心内分流的位置和分流方向以及分流量。

2. 心脏瓣膜疾病的辅助诊断,二尖瓣、主动脉瓣狭窄与关闭不全等。

3. 其他心肺血管病的诊断,如肺动脉狭窄,腔静脉阻塞综合征等。

4. 心室功能评价。

三、禁 忌 证

无明确禁忌证。注意婴幼儿不宜短时期内反复检查。

四、显 像 剂

不被肺毛细血管截留的大多数 ^{99m}Tc 标记放射性药物均可用于首次通过血池显像,如 ^{99m}Tc-RBC、^{99m}Tc-DTPA 等,也可根据其他检查项目时结合首次通过血池显像。临床最常用的是 ^{99m}Tc-RBC,完成首次通过血池显像后,还可进行平衡法心血池显像。给药剂量:成人 555~925MBq(15~25mCi),儿童按 11MBq(0.3mCi)/kg 计算,显像剂体积小于 1ml。

五、给药方法与途径

静脉"弹丸式"(高放射性活度/尽可能小的体积)注射,尽量选择较大的静脉。"弹丸"式注射应注意:止血带结扎于穿刺点上方 3cm 处,穿刺静脉注入显像剂立即松解止血带,迅速抬高上臂。也可采用三通法利用生理盐水将显像剂快速冲入静脉。

六、图像采集

1. 准直器 仪器为 γ 照相机或 SPECT,平行孔低能高分辨准直器或低能通用准直器。

2. 患者体位 一般取仰卧位(卧位有呼吸困难者也可取坐位),将 γ 照相机或 SPECT 探头置于患者胸前位(ANT)或左前斜 30°位(LAO30°),尽量贴近患者胸部,视野应包括锁骨水平和剑突水平。

3. 能峰、窗宽 能峰 140keV,窗宽 20%。

4. 采集参数 矩阵 64×64 或 128×128,0.5~1 秒/帧,共采集 20~30 秒;注射显像剂的同时,即启动图像采集。

5. "弹丸式"注射显像剂的同时,即刻开启 γ 照相机进行图像采集。

七、图像处理和正常所见

1. 大血管、心脏各腔室 应用动态图像显示程序,可见上腔静脉、右心房、右心室、肺动脉、肺小血管、肺(毛细血管床)、肺静脉、左心房、左心室、主动脉、降主动脉依次显影,整个过程 8~12 秒。按注射显像剂后显影顺序,上腔静脉和右心房通常在 1~3 秒显影,右心室和肺动脉在 2~5 秒,4~7 秒见双肺显影(一般不超过 8 秒),8~12 秒左心房、左心室和主动脉显影。大血管、心脏各腔室形态无异常,无明显显像剂滞留或阻断征象。左心房、左心室无提前显影,右心房、右心室无持续显影,肺内无显像剂滞留("脏污肺")。

2. 半定量分析 应用感兴趣区(ROI)技术,勾画肺、心室、主动脉等 ROI,获得时间-放射性曲线,可计算心室射血分数、肺通过时间、肺血容量等参数。由于"弹丸"随血液流动过程中逐渐被稀释,故各 ROI 的时间-放射性曲线又称为稀释曲线,经 ROI 面积校正后,曲线峰下的积分面积代表该部位下的显像剂总量(血容量),可计算容量比等参数,肺稀释曲线 QP/QS(正常≤1.2)用于分析左向右分流,心室稀释曲线 C4/C1(正常≤27%)可协助判断右向左分流。

八、注意事项

1. 不宜直接用高锝酸盐($Na^{99m}TcO_4$)作为显像剂。如确需应用,显像前 1 小时口服过氯酸钾 400mg 封闭甲状腺。

2. 显影剂体积<1 毫升,穿刺静脉选择右上肢大血管(贵要静脉)。

3. 显像前嘱咐受检者除去项链等佩饰、上衣口袋内的金属异物等。

4. "弹丸"注射质量要高。判断"弹丸"质量方法:①目测法:正常人上腔静脉影像应在注射后 6 秒消失;②半定量测定法:由上腔静脉的时间-放射性曲线计算曲线半高宽(FW-FM),应小于 1.5 秒。否则应考虑"弹丸"不合格,必要时重做检查。

第五节 ^{18}F-FDG 心肌葡萄糖代谢显像

心脏因不断运动而能量需求高,葡萄糖、脂肪酸等是心脏最主要的能量代谢底物。在不同生理条件下,心脏的自适应机制可使其根据血浆中底物浓度、胰岛素水平等调整其供能底物的比例。正常有氧情况下,脂肪酸氧化代谢是心肌的主要能量来源;空腹时血糖浓度和血浆胰岛素水平低,心肌脂肪酸利用增多;而在进食状态下,血糖升高,血胰岛素水平上调,血中脂肪酸浓度下降,心肌利用葡萄糖氧化供能比例增加。但在缺血(缺氧)心肌,由于脂肪酸有氧代谢受到抑制,糖酵解增加,故摄取利用葡萄糖相对增加。

一、显像原理

心肌对葡萄糖的利用取决于血糖浓度、胰岛素水平和心肌本身状态(细胞功能状态和细胞环境氧浓度等）。^{18}F-FDG 是葡萄糖类似物，在葡萄糖负荷下（适量的葡萄糖负荷可刺激机体分泌适量胰岛素，增加心肌对^{18}F-FDG 的摄取）静脉注射^{18}F-FDG，应用 PET 显像，可灵敏地检测不用状态心肌的葡萄糖代谢水平及其分布，协助诊断心肌缺血及判断缺血程度及范围。

本法对准确鉴别正常、缺血和坏死心肌状态，正确评价冠脉再通术的适应证有重要意义，被认为是检测存活心肌的"金标准"，常用于心肌梗死区内存活心肌的判断、分析。

二、适 应 证

1. 冠心病、心肌缺血的早期诊断。
2. 心肌缺血范围与程度的客观评价和预后判断。
3. 心肌梗死区存活心肌的准确判断。
4. 冠状动脉血运重建术前适应证选择。
5. 心肌病异常代谢的研究与病因探讨。

三、禁 忌 证

无明确禁忌证。

四、显 像 剂

^{18}F-FDG（氟 18-脱氧葡萄糖），是葡萄糖的衍生物，在体内的生物学行为与葡萄糖相似，静脉给药后 40～60 分钟在细胞内达到平衡浓度。

给药剂量：由于各厂家的仪器探测晶体（BG0、LSO、GSO 等）和探测线路不同，从而导致性能差异，因而所需的剂量亦不同，请参考各厂家的推荐剂量，根据公斤、体重给药，如有可能最好做剂量模型试验，以期获得最佳剂量。

五、给药方法与途径

静脉注射给药。给药前应调控受检者血糖水平：受检者少量清淡低糖饮食或空腹，饮水不限，测试血糖水平，并根据血糖结果给予糖负荷（口服 50% 葡萄糖溶液，20～50ml），30 分钟后再次测量血糖，最终将血糖水平调控在 7.3～8.8mmol/L，然后静注显像剂。血糖水平过高的，可给予适量胰岛素（皮下注射）进行调节。

六、图 像 采 集

1. **仪器** PET/CT。
2. **采集开始时间** 给药 40～60 分钟开始采集。
3. **患者体位** 仰卧，双臂上举，平稳呼吸，保持体位不移动。
4. **采集参数** 目前单机 PET 已极少。PET/CT 采集 1 个床位即可，在定位像上确定范围，将心脏置于轴向视野的中央，CT 扫描后，PET3D 采集 5～10 分钟。

七、图像重建与处理

常用的重建方法有两种：迭代重建和滤波反投影重建。参阅本书"核医学成像参数选取原则"章节。

八、正常图像所见

与单光子核素心肌灌注显像短轴、水平长轴、垂直长轴断层图像相似。

九、注 意 事 项

1. 血糖水平影响心肌摄取^{18}F-FDG,最好给予糖负荷,待血糖浓度至 7.3 ~ 8.8mmol/L 再注射显像剂。
2. 给药后患者安静休息,避免过多运动造成肌肉摄取^{18}F-FDG,干扰心肌影像。
3. 寒冷季节注意保暖,避免肌肉颤动造成肌肉过多摄取^{18}F-FDG。

第六节 放射性核素大动脉显像

一、原 理

经外周静脉"弹丸"式注射放射性核素显像剂,通过心肺循环后,快速进入主动脉干及其主要分支,从体外显像可动态显示这一过程,了解大动脉形态、走行,及相关区域供血情况。

二、适 应 证

1. 先天性肺动脉异常,如肺动脉特发性扩张,肺动脉狭窄,肺隔离症。
2. 肺血管疾病如肺动脉血栓栓塞、大动脉炎累及肺动脉等。
3. 主动脉异常,如主动脉狭窄或扩张、夹层动脉瘤,马-凡综合征等。
4. 主要分支动脉的畸形、狭窄、阻塞等。
5. 动脉相关区域供血情况。

三、禁 忌 证

无明确禁忌证。

四、显 像 剂

同"第四节首次通过心血池显像"。给药剂量:成人 555 ~ 925MBq(15 ~ 25mCi),儿童用量酌减或按 11MBq(0.3mCi)/kg 计算,显像剂体积小于 1ml。

五、给药方法与途径

静脉给药,"弹丸"式注射。

六、图 像 采 集

1. 患者准备 不需要特殊准备。不能配合的小儿可预服镇静剂,检查过程中予以固定。
2. 检查体位 患者一般取仰卧位,特殊需要可用其他体位。
3. 探头对位 根据检查不同目的,可取下列方式对位。
前位:探头平面与患者前胸壁平行,其中心对准胸骨角并尽量贴近胸壁,视野包括肺动脉及肺、主动脉、头臂血管及锁骨下动脉。

左前斜70°位:左臂上举抱头,探头贴近左前胸壁,主要用于观察升主动脉、主动脉弓和降主动脉。

其他:根据病变的部位不同,探头对准欲探测血管部位,以能较好显示血管尽量避开其他器官为原则,探测肢体动脉时应将探头视野尽量包括双侧肢体血管,以便左右对比分析。

4. 准直器 仪器为γ照相机或SPECT,平行孔低能高分辨准直器或低能通用准直器。

5. 能窗设定 能峰140keV,窗宽20%。

6. 采集参数 矩阵128×128或64×64。观察肺动脉和胸主动脉时,一般设定0.5~1.0秒/帧;观察腹主动脉及肢体近端动脉时,可设定2~3秒/帧;检测肢体远端动脉分支或相应组织动脉血流灌注情况时,应设3~5秒/帧。探头采集开始时间的选择和总采集时间的设定根据检测部位的不同有所不同。观察肺动脉时,可在"弹丸"注射时或上腔静脉出现示踪剂时开始采集,共采集10秒;升主动脉和降主动脉显像时,可在肺动脉显像时启动采集,共采集10秒;检测肢体动脉时,一般在看到探头有效视野上缘出现示踪剂时立即启动采集,共采集20~30秒。

七、正常影像所见

1. 肺动脉 肺动脉干与右心室流出道相连,从右下指向左上,上端分成左、右肺动脉注入肺血管床,注入示踪剂1.5~3秒内隐约可分辨出肺叶分支动脉,之后放射性均匀分布于两侧肺内,两肺放射性灌注的速度基本相同,6~8秒后,肺内放射性开始逐渐清除,并可见左心房、左心室影。

2. 主动脉

前位相:升主动脉长轴与左室一致,从左下指向右上方,并返折接续主动脉弓,故其上端显示为圆隆形,或可见其向左后返折影像并接续主动脉降段,因心脏、隔及肝左叶的屏蔽,降主动脉胸腹节段往往显示不清,腹主动脉降至脐水平后,分叉为髂总动脉。

左前斜位或左侧位相:升主动脉从左室流出道起始向前上方发出,然后呈近似水平角度向后返折为主动脉弓,再向下向前返折为降主动脉。

无论何种体位,正常主动脉显影迅速,走行自然,口径由上到下逐渐变细,尤以入腹后更加明显,但不应有角度和口径的突兀变化。动脉内壁光滑,道次通过后管腔内无放射性滞留。

3. 大分支动脉 较大分支动脉,如头颈动脉、肱动脉、肾动脉及髂外动脉、股动脉可在相应于各自开口水平的主动脉充盈后迅速显影。因这种分支动脉供应身体中线两侧相对应结构,故从形态、走行、充盈速度和程度上均表现为两侧的对称和同步。

八、注意事项

1. "弹丸"质量要求较高。

2. 避免金属异物或起搏器对图像的影响。

第七节 放射性核素静脉显像

一、原 理

自静脉远端注入的放射性核素显像剂,随静脉血流按向心端方向依次通过小、中、大静脉血管,体外显像可动态显示这一过程,了解静脉走行、通畅情况。下肢静脉有深、浅两组,之间有丰富的交通支相连,在近心端适度结扎止血带阻断浅静脉,远心端静脉注射的显像剂可经深静脉回流,显示深静脉各段的走行、通畅情况。

二、适 应 证

1. 先天性静脉发育异常,如双上腔静脉,大静脉异位等。
2. 大静脉闭塞症,如上腔静脉阻塞综合征,下腔静脉阻塞综合征[如巴德-吉(基)亚利综合征]等。
3. 肺动脉血栓栓塞症寻找血栓来源。
4. 肢体水肿病因的诊断和鉴别诊断,如下肢深静脉血栓形成。

三、禁 忌 证

仅了解静脉通畅情况的静脉显像无明确禁忌证。如需采用^{99m}Tc-MAA(锝 99m-聚合白蛋白)检测下肢静脉血栓,则有过敏史和严重肺功能不全者禁用。

四、显 像 剂

仅了解静脉通畅情况的静脉显像,显像剂和给药剂量同"第四节首次通过心血池显像"。

如需同时探测下肢静脉血栓,采用^{99m}Tc-MAA(锝 99m-聚合白蛋白,其特性见本书"肺灌注显像"章节),给药剂量为:111~148MBq(3~4mCi)。

五、给药方法与途径

检查部位的远端静脉注射给药,双侧注射时将显像剂分为等量的两份。探测下肢静脉血栓时,双侧足背静脉同时注射给药。

六、图 像 采 集

仪器、准直器、能窗设定同动脉显像。

1. 上腔静脉显像

(1)探头对位:采用前位,探头贴近胸壁,视野包括胸骨上切迹上方3cm处和两侧上臂。

(2)显像参数:动态采集方式,矩阵 128×128 或 64×64,0.5~1.0 秒/帧,共采集 6~8 秒。

(3)静脉穿刺及药物注射:取 5ml 注射器 2 支,各抽取显像剂 370MBq(10mCi)/0.5~0.8ml。在双肘关节上方结扎止血带,选取贵要静脉穿刺,穿刺点尽量靠近止血带,"弹丸"式注入显像剂后,双侧同时松开止血带,开始动态采集。

2. 上肢、锁骨下及上腔静脉显像

（1）探头对位：前位，探头贴近胸壁。

（2）显像参数：全身显像方式，范围由腕关节至胸骨上切迹上方约3cm处，扫描速度30cm/min，全程60cm，可以获得双上肢、锁骨下及上腔全程静脉影像。

（3）静脉穿刺及药物注射，双手背静脉穿刺，同时、同速推注显像剂，开始采集。

3. 下腔静脉显像

（1）探头对位：前位，探头贴近腹部，视野上缘在乳头水平（包括部分左室），于剑突左旁及脐旁做阳性体表标志。

（2）显像参数：动态采集方式，矩阵128×128或64×64，0.5~1.0秒/帧，共采集20~30秒。

（3）静脉穿刺及药物注射，双侧足背静脉穿刺，同时、同速推注显像剂，开始采集。

4. 下肢静脉显像及深静脉探测

（1）探头对位：前位，探头对于下肢，距离以不妨碍探头移动至胸部为宜。

（2）显像参数：全身显像方式，范围由踝关节至胸骨上切迹上方约3cm处，扫描速度30cm/min。

（3）静脉穿刺及药物注射，在双侧踝关节上方结扎止血带，双侧足背静脉穿刺，同时、同速推注显像剂，开始采集。结束后松开止血带，再重复显像一次，可观察下肢浅静脉情况。下肢静脉显像结束后，最好做肺部显像，观察肺灌注情况（见本书"肺灌注显像"章节）。

七、注 意 事 项

1. 如果预计短时间内需重复检查，应选择血液清除迅速显像剂如^{99m}Tc-DTPA（或EC）。

2. 有过敏史和严重肺功能不全者禁用^{99m}Tc-MAA。

3. 上腔静脉显像，一般不用，以免肺影干扰上腔静脉影像。

（朱 虹）

第十一章

消 化 系 统

消化系统核素显像充分发挥了核医学示踪技术的优势,无创性地通过观测血流、功能、代谢及形态变化,对消化系统器官、组织的生理功能和发病机制的研究、疾病的诊断、疗效观察等提供重要的信息。

第一节 食管通过显像

食管通过显像也称食管通过时间测定,是了解食管运动功能的一种简便易行的方法。食物被吞咽后,是依靠食管的蠕动进入胃。根据这个原理,将放射性显像剂混入食物内,连续采集试验餐从吞咽到入胃的过程,即可获得食管通过时间,食管通过率等影像变化和相应参数,为诊断和治疗提供较为系统的影像学依据,是一种非常符合人体生理状态的功能检查。

一、适 应 证

1. 原发性食管运动功能障碍性疾病。
2. 继发性食管运动功能障碍性疾病,如系统性硬化症、糖尿病合并周围神经病变等。
3. 药物、手术等疗效的观察。

二、禁 忌 证

无明确禁忌证。

三、患 者 准 备

1. 禁食 4~12 小时;
2. 介绍检查过程,训练患者按指令做一次性"弹丸"式吞咽和干咽动作。

四、显 像 剂

符合以下基本条件的显像剂均可以使用。
1. 应具备稳定的化学性质,在整个检查过程中保持原有状态不变。
2. 不被食管、胃肠道黏膜吸收。
3. 常用 ^{99m}Tc-SC(硫胶体)或 ^{99m}Tc-DTPA,剂量 11.1~37MBq(0.3~1.0mCi)。

五、给药方法与途径

"弹丸"式吞咽方式口服给药。

六、图 像 采 集

1. 患者准备 禁食 4 小时以上。介绍检查过程,训练患者按指令做一次性"弹丸"式吞咽和干咽动作。

2. 体位 视野上界为口咽部,下界至少包括胃底部,患者取直立位,头部取侧位,胸部紧贴探头。

3. 开始采集时间 嘱患者将 15ml 液态显像剂含入口中。在患者做一次弹丸式吞咽的同时启动计算机。在整个检查过程中,自第一次吞咽以后每隔 15 秒给受检者发出指令,让其干咽一次。

4. 准直器选择 平行孔低能高灵敏或通用型准直器。

5. 能窗设定 能峰 140keV,窗宽 20%。

6. 采集参数 矩阵 64×64 或 128×128,0.5 秒/帧,共 120 帧;随后 30 秒/帧,共 8 帧。

七、图 像 重 建

1. 采用感兴趣区(ROI)技术得到时间-放射性曲线。

2. ROI 分别勾画出全食管及上、中、下段分段食管。

3. 利用曲线分析食管通过时间及通过率。

八、正 常 影 像 所 见

1. 自咽部起,可见一条垂直向下的食管影像,动态电影可清晰显示食团通过全食管的过程。

2. 食管总通过时间(TETT) 指从吞咽开始到食团进入胃之前,食物通过整个食管所需时间,正常≤10 秒,一般 5～10 秒。

3. 食管分段通过时间(RETT)

(1)将全食管分为近、中、远三段,计算出分段通过时间。

(2)RETT 为下段峰时与上段峰时之差。

(3)一般远段的通过时间比近段稍长,分别为 3 秒、4 秒和 5 秒以内。

4. 食管通过率 正常食管内的放射性下降得很迅速,第一次吞咽后 5～10 秒,食管内就基本没有放射性而不能显影。在 8 次吞咽后(2 分钟),通过率 >90%。食管下段通过率较上段略低。

九、注 意 事 项

1. 采集过程要求受检者身体保持不动。

2. 患者头部附近探头处放纸巾,避免污染准直器。

3. 受检者体位、显像剂种类和容积、吞咽频率与干咽方式等都会影响结果。因此,检查方法必须保持一致,否则影响结果的可比性。通过时间,一般立位快于卧位,液体快于糊状物,小体积快于大体积。

第二节　胃食管反流显像

胃食管反流系指食管下端括约肌不适当弛缓或经常处于松弛状态等功能障碍,引起胃内容物反流入食管的表现。口服不为食管和胃黏膜吸收的酸性显像剂入胃后,上腹部加不同的压力,同时对胃和食管下段进行连续动态显像,根据食管下段是否出现放射性及其与压力的关系即可判断有无胃食管反流及反流程度。

一、适　应　证

1. 引起胃灼热和反酸的原因。
2. 反流性食管炎。
3. 胃大部切除术后并发症。
4. 婴幼儿不明原因的呕吐。
5. 小儿反复吸入性肺炎的病因。
6. 慢性肺部感染原因。

二、禁　忌　证

食管与气管瘘患者。

三、显　像　剂

成人常用的显像剂为 ^{99m}Tc-硫胶体或 ^{99m}Tc-DTPA 制成的酸性显像剂,内含 150ml 橘子汁、150ml 0.1NHCl、11.1~37MBq(0.3~1mCi) ^{99m}Tc-硫胶体或 ^{99m}Tc-DTPA 的混合液。

婴幼儿检查时将 ^{99m}Tc-硫胶体或 ^{99m}Tc-DTPA 加入牛奶中,牛奶量按 300ml/1.7m^2 体表面积计算,活度 7.4~11.1MBq(200~300μCi)。

四、给药方法与途径

成人受试者 3 分钟内饮完含显像剂的混合液,再服 15~30ml 清水以去除食管内残余放射性。

婴幼儿则经鼻饲入胃,并拔出鼻饲管。

五、图　像　采　集

1. 患者准备　整夜禁食 4 小时以上,成人受检者在腹部缚于带压力装置的腹带或者缚普通腹带,在其下面放置血压计的充气胶囊,连接血压计。

2. 体位　视野包括食管和胃,患者仰卧于 γ 照相机或 SPECT 探头下,取前位显像。

3. 开始采集时间　饮完显像剂后 10~15 分钟。婴幼儿鼻饲后 5~10 分钟。

4. 准直器选择　平行孔低能高灵敏或通用型准直器。

5. 能窗设定　能峰 140keV,窗宽 20%。

6. 采集参数　矩阵 64×64 或 128×128。充气腹带逐级加压,分别为 0、2、4、6、8、10、12 和 13.3kPa,每级加压后采集 30 秒。婴幼儿检查不用腹带加压。2 分钟/帧连续采集 1 小时,此后 2~4 小时内在胸部间断采集静态图像几次。

137

六、图 像 重 建

1. 用 ROI 技术获得各时相食管和胃的计数率,生成时间-放射性曲线,观察曲线上是否出现尖峰及其数目。

2. 峰的高度与反流量成比例,其宽度反映反流发作的持续时间。

3. 计算胃食管反流指数(GERI)。

七、正常影像所见

全部图像未见胃食管结合部以上区域出现放射性分布。

八、注 意 事 项

1. 显像剂的制备及用量应严格统一。

2. 显像前应在视屏上观察食管部位有无残留放射性,若有,可再饮几口水之后再观察,如已无明显放射性才可进行系列显像。

3. 腹部加压时的压力要准确,否则会影响结果准确性。

4. 勾画食管部位 ROI 时,每帧胃轮廓要尽量一致。

第三节　胃排空显像

将不被胃黏膜吸收的放射性显像剂标记的食物摄入胃内,经胃的蠕动传送而有规律地将其从胃排入肠腔,用 γ 照相机或 SPECT 仪连续记录在此过程中胃的影像和胃区放射性计数下降的情况,计算出胃排空时间,以反映胃的运动功能。这是在生理状态下准确了解胃排空功能很好且常用的方法。

一、适 应 证

1. 胃正常生理功能的评价。

2. 胃排空障碍原因的探讨。

3. 药物及手术治疗的疗效观察和随访。

二、禁 忌 证

无明确禁忌证。

三、显像剂与试验餐的制备

1. 固体食物的制备　取 37 ~ 74MBq(1 ~ 2mCi)^{99m}Tc-SC 或 ^{99m}Tc-DTPA,加入到 120g 鸡蛋中搅匀,在油中煎炒至固体状,夹入两片面包中备用。有条件时,也可采用 ^{99m}Tc-SC 或 ^{99m}Tc-植酸钠标记鸡肝。

2. 液体食物的制备　取 37 ~ 74MBq ^{99m}Tc-SC 或 DTPA,加入到 5% 葡萄糖(糖尿病患者用生理盐水)300ml 中混匀备用。做固体-液体混合食物胃排空测定时,则应选用 ^{111}In-DTPA(或 ^{131}I-OIH)11.1 ~ 18.5MBq(0.3 ~ 0.5mCi)作为液体食物部分。

3. 半固体食物的制备　取 TETA 树脂 250mg 与 ^{99m}TcO$_4^-$ 混合,加生理盐水至 5ml,振荡

10 分钟,获得^{99m}Tc-TETA 树脂,与 50g 麦片、2g 食盐配制成的麦片粥混匀备用,总体积 300ml。

四、给药方法与途径

1. 患者在预先统一的时间空腹服用试餐,要求在 5 分钟内吃完。
2. 在做固体-液体混合食物胃排空检查时,先用固体食物,后服液体食物。

五、图像采集

1. 患者准备 检查前禁食至少 8 小时,停用胃动力药物 1~2 周(药物疗效观察除外)。

2. 体位 使胃和大部分小肠于探头视野中,患者仰卧于探头下,或直立位面向探头。在两次采集之间的间歇期,允许患者适当走动,但每次显像的体位必须一致。每个时间点的采集,均同时做前位显像和后位显像,然后取平均值。

3. 开始采集时间 从进食开始计时,在 5 分钟(即服完试餐后)、10 分钟、15 分钟、20 分钟各采集 1 帧,随后每 15 分钟采集 1 帧,每帧采集 60 秒,连续观察 2 小时。若 2 小时放射性计数尚未下降 50%,可继续延长观察时间。

4. 准直器选择 平行孔低能通用型准直器;平行孔中能准直器(^{111}In-DTPA)。

5. 能窗设定 ^{99m}Tc:能峰 140keV,窗宽 20%。^{111}In:能峰 173keV 和 247keV,窗宽 20%。

6. 采集参数 矩阵 128×128 或 256×256。

六、图像处理

1. 采用 ROI 技术勾画出胃的轮廓,计算出各时间点全胃内放射性计数,绘出时间-放射性曲线,按下述公式计算出各时间点的胃排空率。
2. 也可将胃区划分为近端胃、远端胃分别计算各自的胃排空率。

七、正常影像所见

1. 应根据各自的方法建立自己的正常值。

2. 正常人胃半排时间有下列规律 液体快于固体,坐立位快于卧位,男性快于绝经期女性,上午快于下午,活动快于静息。

3. 混合食物中的排空特点是液体成分先快后慢,且比固体食物排空快;固体成分先慢后快。

八、注意事项

1. 正常人胃排空率和半排时间因显像剂类型、显像体位、试餐的组成、试餐的总热量、试餐的温度、进食的速度及进食后的活动情况的不同而有差异。所以不同单位应针对各自的方法建立起自己的正常值。
2. 试餐的制备及采集方式方法应严格统一。
3. 勾画 ROI 时,每帧胃轮廓要尽量一致。
4. 试餐应合患者的口味,但是应避免使用刺激性调味品。

第四节 十二指肠-胃反流显像

十二指肠-胃反流显像是肝胆动态显像的一个特殊应用。静脉注射肝胆显像剂后,经由肝脏摄取并分泌入胆道,继而排至十二指肠,十二指肠-胃反流的患者,可见显像剂从小肠反流入胃的现象。为本病的诊断提供了一种简便、无创伤性的方法。

一、适 应 证

1. 慢性胃炎、胃切除术后残胃胃炎、胃溃疡、胃癌、反流性食管炎及某些消化不良疾患检测肠-胃反流。
2. 观察十二指肠-胃反流治疗的效果。

二、禁 忌 证

无明确禁忌证。

患者准备:整夜禁食 4~12 小时。

三、显 像 剂

常用^{99m}Tc-EHIDA。成人剂量 185MBq(5.0mCi);儿童剂量 7.4MBq/kg(0.2mCi/kg),不超过 37MBq(1mCi)。

四、给药方法与途径

静脉注射。

五、图 像 采 集

1. 患者准备 禁食 4 小时以上。

2. 体位 视野包括肝脏、胆道、肠道和胃,仰卧于探头下或坐位面向探头。

3. 开始采集时间

(1)动态采集:注射后即刻,每秒 1 帧采集 60 秒,然后每分钟 1 帧,采集 59 分钟。

(2)静态影像:前位 500~1000k 计数,然后定同样时间每 5 分钟采集 1 帧,至 60 分钟。

(3)必要时进行 2~4 小时甚至 24 小时延迟显像。

4. 准直器选择 平行孔低能通用型准直器。

5. 能窗设定 能峰 140keV,窗宽 20%。

6. 采集参数 动态采集矩阵 64×64 或 128×128;静态采集矩阵 128×128 或 256×256。

六、图 像 处 理

使用计算机划定"胃部""感兴趣区",可作出肠胃反流的时间-放射性曲线,并可定量反流程度。

七、正常影像所见

1. 正常情况下胆汁不进入胃,表现为十二指肠空肠曲以上的胃区无放射性浓聚,促胆汁分泌后,胃部仍无放射性出现。曲线呈低水平。

2. 当存在肠-胃反流时,经由肝、胆道排泄至肠的示踪剂逆流入胃,胃区出现放射性异常浓聚,造成胃显影,即可判断为十二指肠-胃反流。曲线可见上升。

八、注意事项

1. 如果胃部投影区难以确定或难以判断有无反流,可在检查结束前口服 0.1 ~ 0.2mCi ^{99m}Tc,然后再次显像以确定胃的位置和外形轮廓。

2. 当十二指肠没有显影之前,胃部出现放射性分布,首先考虑放射性药物质量不合格,出现游离锝过多所致,本次检查无效。可以进行甲状腺显像,甲状腺显影是放射性药物质量不合格,游离锝过多的证据;但是甲状腺不显影不能证明放射性药物质量合格。

第五节 消化道出血显像

人体红细胞被 ^{99m}Tc 标记后(体内或体外法标记)或静脉注射 ^{99m}Tc 标记胶体后,正常时胃肠壁含血量少基本不显影,如果肠壁有出血灶,显像剂从肠壁黏膜处溢出进入肠道,形成该部位放射性浓聚,从而可对胃肠道出血作出诊断并可大致定位。

一、适 应 证

1. 寻找消化道出血(尤其是下消化道出血)的出血灶。
2. 肠黏膜炎症或溃疡性出血。
3. 胃肠道血管破裂性出血、异物刺伤、血管畸形、手术等。
4. 胃肠肿瘤出血。
5. 应激性黏膜溃疡出血。
6. 外伤性脏器破裂出血。
7. 胆道出血。

二、禁 忌 证

无明确禁忌证。

三、显 像 剂

1. ^{99m}Tc 标记的自身红细胞。
2. ^{99m}Tc-硫胶体或 ^{99m}Tc-植酸钠。

四、给药方法与途径

静脉注射。

五、图像采集

1. **患者准备** 检查前患者停止用止血药,特别是少量出血的患者。
2. **体位** 视野包括剑突至耻骨联合的腹部,患者仰卧于探头下。

3. 开始采集时间

（1）^{99m}Tc 标记的自身红细胞法：静脉注射 ^{99m}TcO$_4$ 淋洗液 370MBq（10mCi），立即开始以 2~5 分钟一帧进行动态采集，或间隔 5~10 分钟采集一帧，采集 60 分钟，60 分钟仍为阴性者，需做延迟显像。

（2）^{99m}Tc 标记硫胶体或植酸钠显像法：静脉注射 ^{99m}Tc 标记硫胶体或植酸钠 185~370MBq（5~10mCi），立即开始动态采集，常分为两个时相，第一时相 2 秒/帧，连续采集 60 秒。第二时相 1 分钟/帧，共采集 16 帧。由于 ^{99m}Tc 胶体可迅速自血液中被单核-吞噬细胞系统清除，显像观察延迟至 60 分钟即可。

4. 准直器选择 平行孔低能通用型准直器。

5. 能窗设定 能峰 140keV，窗宽 20%。

6. 采集参数 动态采集：矩阵 128×128 或 64×64；静态采集：256×256 或 128×128。

六、正常影像所见

正常时胃肠壁含血量少基本不显影。

七、注意事项

1. 检查前患者停止用止血药，特别是少量出血的患者。避免造成假阴性。

2. 怀疑慢性间歇性出血的患者，可延长显像时间或用多次显像，以提高检出阳性率。

3. 怀疑出血点与大血管或脏器重叠时，为避免假阴性出现，可加做侧位显像。

4. 显像间隔时间不要过长，否则间歇性出血量小时由于在肠道内弥散影像消失，量大时采集图像，出血已经成片从而难以判断出血位置，减弱甚至失去临床意义。

八、^{99m}Tc 标记红细胞法与 ^{99m}Tc 标记胶体法的比较

1. ^{99m}Tc 标记红细胞法的优点是显像剂在血液循环中存留时间长，有利于持续动态观察；缺点腹部本底高，大血管、肾脏、膀胱影像干扰大，不利于出血灶显示与观察。适宜间歇性出血，不适宜急性活动性出血。

2. ^{99m}Tc 标记胶体法的优点是腹部本底低，大血管、肾脏、膀胱影像干扰少，有利于出血灶显示与观察；缺点是显像剂在血液循环中存留时间短，不利于持续动态观察。适宜急性活动性出血及病情不稳定的急诊患者，不适宜间歇性出血及胆道出血显像。

附：体内标记红细胞显像法

静脉注射亚锡焦磷酸盐 1 支（内含氯化亚锡 1mg），30 分钟时静脉注射 ^{99m}TcO$_4$ 淋洗液 370MBq（10mCi）。

第六节 异位胃黏膜显像

正常胃黏膜具有快速摄取过锝酸盐（^{99m}TcO$_4^-$）的特性，异位的胃黏膜同样具有这种特性，故在静脉注射 ^{99m}TcO$_4^-$ 后异位胃黏膜可很快聚集 ^{99m}TcO$_4^-$ 形成放射性浓聚灶而被探测。异位胃黏膜主要发生在 Barret 食管、部分 Meckel 憩室和小肠重复畸形中。前者好发于食管下端，多由于长期胃-食管反流，刺激食管上皮化生所致；后两种为好发于空肠、回肠段的先

天畸形。异位胃黏膜亦具有分泌胃酸和胃蛋白酶的功能,可引起炎症溃疡和出血,本项检查的阳性结果同时具有定位和提示病因的意义。

一、适 应 证

1. 下消化道出血疑有 Meckel 憩室和小肠重复畸形。
2. 小儿下消化道出血病因筛查。
3. 小儿慢性腹疼。
4. 肠梗阻或肠套叠疑与 Meckel 憩室或小肠重复畸形有关。
5. 不明原因的腹部包块。
6. 成人食管疾患的鉴别诊断。

二、禁 忌 证

无明确禁忌证。

三、显 像 剂

新鲜 ^{99m}Tc 过锝酸盐淋洗液,用量 370MBq(10mCi),小儿酌减(3.7MBq/kg,但不少于 37MBq)。

四、给药方法与途径

外周静脉注射给药,不宜口服。

五、图 像 采 集

1. 患者准备 禁食水 4 小时以上。停用过氯酸钾、水合氯醛等阻滞 ^{99m}Tc 过锝酸盐吸收的药物,阿托品等有抑制作用的药物以及可刺激胃液分泌、促蠕动的药物。检查前 2～3 天避免胃肠钡剂检查。

2. 体位 食管显像以剑突为中心;检查肠道病变时视野范围从剑突到耻骨联合。患者仰卧于探头下,常规采集取前位,在病灶显示最佳时,可根据需要加做左或右侧位采集。

3. 开始采集时间 一般可用动态或间隔显像方式检查。动态相可 5 分钟/帧,持续 30 分钟,60 分钟时再采集一帧。静态采集于 0、5、10、30、60 分钟进行,总观察时间可为 60～120 分钟。每帧计数 500～1000k。食管显像可于病灶显示后,饮水 200～300ml,重复显像。

4. 准直器选择 平行孔低能通用型准直器。

5. 能量设定 能峰 140keV,窗宽 20%。

6. 采集参数 动态采集:矩阵 128×128 或 64×64;静态采集:256×256 或 128×128。

六、正 常 影 像 所 见

正常时早期可见胃显影,随时间推移膀胱逐渐显示,腹部其他部分不显影。

七、注 意 事 项

1. 严格禁食。
2. 腹内病灶性质难定时,可用侧位显像鉴别。

3. 小儿检查应避免因尿污染造成的假阳性。

第七节 放射性核素肝胆动态显像

静脉注射能被肝细胞摄取并经胆道进行排泄的放射性药物,通过近似于处理胆红素的过程,将其分泌入胆汁,继而经由胆道系统排泄至肠道。动态显像可观察药物被肝脏摄取、分泌、排出至胆道和肠道的过程,了解肝胆系的功能和形态结构。

一、适 应 证

1. 肝胆功能的辅助评价。
2. 肝胆系手术如肝移植、胆道-肠道吻合术(Rous-Y 手术)等术后的疗效观察和随访。
3. 先天性胆道闭锁和婴儿肝炎综合征的诊断和疗效观察。
4. 诊断胆总管囊肿等先天性胆道异常。
5. 异位胆囊的确定。
6. 肝细胞癌、肝腺癌、肝局灶性结节增生的诊断(见其他章节)。
7. 诊断十二指肠-胃反流(见其他章节)。

二、禁 忌 证

无明确禁忌证。

三、显 像 剂

主要有两类。
1. ^{99m}Tc 标记的乙酰苯胺亚氨二醋酸类化合物,如^{99m}Tc-EHIDA、^{99m}Tc-Mebrofenin 和^{99m}Tc-DISIDA。
2. ^{99m}Tc 标记的吡哆氨基类化合物,如^{99m}Tc-PMT。
显像剂使用剂量与检查目的、采集方法、血清胆红素水平、年龄及体重有关,一般在 37 ~ 740MBq 之间。

四、给药方法与途径

静脉注射。

五、图 像 采 集

1. 患者准备 禁食 4~12 小时;检查前 6~12 小时停用对奥狄括约肌有影响的麻醉剂;禁食过长或完全性静脉营养者检查前 30~60 分钟,缓慢(3 分钟以上)注射 Sincalide(人工合成八肽胆囊收缩素)。
2. 体位 上腹部位于探头下,以剑突、脐连线中点作为显像中心,患者采用仰卧。
3. 开始采集时间与采集条件 应根据检查目的,设置不同的采集方法和条件。
(1)动态采集:主要用于了解肝胆功能,注射后即刻采集。
1)1 帧/秒采集 60 帧,然后 1 帧/分钟,采集 59 帧,共采集 60 分钟。
2)1 帧/2 秒采集 60 帧,然后 1 帧/30 秒,采集 80 帧,共采集 42 分钟。可以了解肝脏血流灌注和功能。

3）1 帧/30 秒，采集 60 帧，共采集 30 分钟。可以了解肝脏功能。

4）注射后 60 分钟开始采集，1 帧/30 秒，采集 130 帧，共采集 65 分钟。在采集开始后 3 分钟，口服液体脂肪餐（1 分钟内服完）。可以了解胆囊排泄功能情况。

（2）静态采集：前位 500～1000k 计数/帧。

1）注射后 5、10、15、20、30、60 分钟，6 小时及必要时 24 小时各采集采集 1 帧。主要用于小儿黄疸鉴别。

2）注射后 5、10、15、20、30、60 分钟时各采集采集 1 帧。脂肪餐或胆囊收缩素后 60 分钟再采集 1 帧，采取定时方式采集，定时时间与注射后 60 分钟时的采集时间一致。主要用于胆囊收缩率检查。

3）注射后 5 分钟开始采集，以后定同样时间每 5 分钟采集一帧，至 60 分钟。

（3）断层采集：360°采集，3°～6°/帧，以总时间 30 分钟为限来分配每帧采集时间。开始采集时间与检查目的有关。

（4）高度怀疑急性胆囊炎而胆道排泄正常但 45～60 分钟胆囊持续不显影者，缓慢（大于 1 分钟）静脉注射 0.04mg/kg 吗啡。必要时，常规显像结束前（动态采集 60 分钟后或注射吗啡后 30 分钟）采集右侧位和左前斜位影像；必要时进行 2～4 小时甚至 24 小时延迟显像，必要时选用适当的介入试验。

（5）动态、静态、断层采集可以结合进行。

4. 准直器选择 平行孔低能通用型准直器。

5. 能窗设定 能峰 140keV，窗宽 20%。

6. 采集参数 动态或断层采集矩阵 64×64 或 128×128；静态采集矩阵 128×128 或 256×256。

六、图 像 处 理

动态采集可根据检查目的设置不同的 ROI，生成时间-放射性曲线。在以了解肝脏功能为目的时，ROI 要选取右肝外上缘部位，避免胆系的影响。

七、正 常 影 像 所 见

胆系显像剂静脉注射后，迅速被肝实质细胞摄取，3～5 分钟心影消失，仅见肝影清晰显示。有时亦见肾影，10 分钟左右肝胆管、胆总管、十二指肠和小肠相继显像，胆囊在 15～30 分钟开始显影，逐渐增浓。正常情况下，胆囊和肠道的显像均不超过 60 分钟。

八、注 意 事 项

1. 禁食时间过长或使用完全性静脉营养者可能造成假阳性。

2. 必要时加摄其他体位，如观察胆囊可加摄右侧位像或右前斜位像。诊断胆漏时，需要通过多体位、多次延迟影像获得确诊。

3. 胆总管梗阻、胆管狭窄等须在 18～24 小时做延迟显像。

第八节 肝血流灌注和肝血池显像

肝脏含血量丰富,仅低于心腔大血管和脾脏,故限制在血液循环内的放射性药物能够较多地分布在肝血池内而使其显影。肝脏的血供约75%来自门静脉,约25%来自肝动脉。因此,当"弹丸"式注射示踪剂后,肝脏在动脉期不显影,到静脉期方显影。肝脏恶性肿瘤常由动脉直接供血,故在动脉期病灶区可见放射性充填。

一、适 应 证

1. 肝血管瘤的诊断。
2. 评估肝内占位性病变的血流灌注状态。
3. 肝脏的血流灌注评价(如肝血流量测定,肝动脉、门脉血流比的测定等)。

二、禁 忌 证

无明确禁忌证。

三、显 像 剂

1. 常用^{99m}Tc 标记的红细胞。
2. 仅仅了解肝血流灌注可以用^{99m}TcO$_4^-$。
3. 显像剂使用剂量 555~740MBq(15~20mCi)。

四、给药方法与途径

静脉注射。肝血流灌注需要"弹丸"式注射。

五、图 像 采 集

1. 体位 视野包括部分心室、腹主动脉、肝脏、脾脏和肾脏,患者采用仰卧位。

2. 开始采集时间与采集条件

(1)动态采集血流灌注:注射后即刻,1 帧/2 秒,共计 30 帧。

(2)常规平衡后血池相于注药后5、15 和 30 分钟各进行一次静态影像。延迟相于注药后 1.5~2 小时进行静态影像,必要时延至 4~6 小时。

(3)断层采集:探头旋转 360°,每 3~6° 采集 1 帧,以总时间 30 分钟为限来分配每帧采集时间。一般在注射 30 分钟后开始,或在平面像相对清晰时进行。

3. 准直器选择 平行孔低能通用型准直器或高分辨准直器。

4. 能窗设定 能峰 140keV,窗宽 20%。

5. 采集参数 动态或断层采集矩阵 64×64 或 128×128;静态采集矩阵 128×128 或 256×256。

六、图 像 处 理

用 3D 显示技术,可更直观地显示肝血管瘤的"热区"病变,肝胶体和肝血流与血池显像的对比分析,可对肝内占位性病变作出更准确地判断。

七、正常影像所见

肝脏血流灌注大致均匀,肝影低于心影。

八、注意事项

1. 根据标记红细胞方法的不同,其标记率须达到各方法的质控要求。

2. 需进行肝胶体和肝血流灌注与血池显像时,二者检查时间间隔不宜少于 24 小时。

3. 由于肝血管瘤血流缓慢,因此,血池显像开始采集时间一般不早于 30 分钟,可疑占位病变越大,开始采集时间越要后延。必要时要延迟采集。

第九节　门静脉分流显像

在正常情况下,经肛门给予放射性显像剂后,能迅速被肠黏膜吸收,经肠系膜下静脉到达门静脉进入肝脏,并被肝细胞浓聚,然后回流到心脏。当存在门静脉高压时,门腔静脉之间有侧支循环形成的情况下,部分显像剂绕过肝脏直接进入心脏,导致肝血流减少。应用显像剂仪器可以对分流情况进行定量分析。

一、适　应　证

1. 慢性肝病、肝硬化患者,了解有无门静脉高压。

2. 门静脉高压的诊断及其疗效评价。

二、禁　忌　证

无明确禁忌证。

三、患　者　准　备

1. 检查前禁食 12 小时以上。

2. 检查当日排空大便,必要时可以使用开塞露辅助。

3. 大便干燥者,检查前晚服用缓泻剂清洁肠道。

四、显　像　剂

1. $^{99m}TcO_4^-$ 常用于动态显像。

2. ^{99m}Tc-MIBI 常用于静态显像。

3. 使用剂量为 370 ~ 740MBq/2ml。

五、给药方法与途径

1. 经肛门乙状结肠给药。

2. 取侧卧位,将导管插入距肛门 20cm 以上的肠腔中,经导管直接注入显像剂,然后注射空气 20ml。

六、图像采集

1. 体位 视野包括心脏、肝脏,患者采用仰卧位。

2. 开始采集时间 在灌注显像剂后即刻开始动态采集。

3. 准直器选择 平行孔低能通用型准直器或高分辨准直器。

4. 能量设定 能峰 140keV,窗宽 20%。

5. 采集参数 动态采集矩阵 64×64 或 128×128,4s/帧,共采集 5 分钟。

七、图像处理

1. 动态采集通过勾画 ROI,获得心、肝区及本底区的时间-放射性曲线,计算出心/肝(H/L)比值和门体分流指数(SI)。

2. 静态采集通过勾画 ROI,计算出心/肝(H/L)比值和门体分流指数(SI)。

八、正常影像所见

肝影早于心影,肝影浓于心影。

九、注意事项

1. 使用 $^{99m}TcO_4^-$ 为显像剂时,部分可被胃黏膜摄取,可以对结果产生干扰。

2. 在门静脉高压情况下,通过肝脏的显像剂减少,大部分直接进入心脏,故采集数据质量要求较高,否则影响结果的准确性。

3. 采集时应把注入显像剂的浓聚区置于视野外,或用铅皮屏蔽以获取心肝区相对清晰图像。

4. 所选用肛管内经要细一些,材质不要太柔软。

5. 由于门、腔静脉的回流分界线在距肛门 15cm 左右的直肠,因此给药插管实际深度不得低于 20cm。插管迂曲打折时要重新插管。

6. 检查前不宜使用灌肠方法清洁肠道。

(李春林)

第十二章

呼吸系统

第一节 肺灌注显像

一、原　理

静脉注射大于肺毛细血管直径(7~9μm)的放射性蛋白颗粒后,随血流进入右心系统,与肺动脉血混合均匀,一过性暂时嵌顿在肺毛细血管前小动脉和毛细血管床内。其在肺内的分布与肺动脉血流分布成正比。因此,体外显示肺内放射性分布并进行肺显像可反映肺内各部血流分布情况,故称为肺血流灌注显像。当肺动脉血管出现狭窄或栓塞时,该血管辖区的肺动脉血流减少或消失,放射性颗粒不能随血流进入该区域,则在肺影像的相应区域出现放射性分布稀疏或缺损。

二、适 应 证

1. 肺动脉血栓栓塞症的诊断与疗效判断。
2. 肺叶手术适应证选择及术后残留肺功能预测。
3. COPD 患者肺减容手术适应证选择、手术部位和范围确定。
4. 肺动脉高压或右心负荷增加及先天性肺血管病变患者的评价。
5. 全身性疾病(胶原病、大动脉炎等)可疑累及肺血管者。
6. 判断成人呼吸窘迫综合征(ARDS)和慢性阻塞性肺部疾病(COPD)患者,肺血管受损程度与疗效判断。
7. 观察各种肺部疾患对肺血流影响的程度与范围,为选择治疗方法及疗效观察提供帮助。

三、禁 忌 证

无明确禁忌证。

四、显 像 剂

^{99m}Tc-标记大颗粒聚合人血清白蛋白(^{99m}Tc-MAA),颗粒直径 10~60μm。有效半衰期为 3~5 小时。

成人常用剂量一般为 111~185MBq(3~5mCi),含蛋白颗粒 20 万~70 万粒,平均 35 万粒,注射体积≥1ml。

五、给药途径与方法

静脉注射。如同时检测下肢静脉 DVT,可采用双足背静脉注射给药方法。

六、图 像 采 集

1. 患者准备　患者于检查前安静平卧。

2. 显像剂注射与开始采集时间　患者一般取平卧位,注射前将^{99m}Tc-MAA 悬浮液振荡摇匀,静脉缓慢注射,注射后 5 分钟即可显像。如检查是否有肺动脉高压血流分布图像时,可采用坐位注射。

3. 准直器选择　平行孔低能通用或高分辨准直器。

4. 能窗设定　能峰 140keV,窗宽 20%。

5. 平面显像采集参数　患者取平卧位,一般常规取 8 个体位,即前后位(ANT)、后位(POST)、左侧位(LL)、右侧位(RL)、左后斜位(LPO)和右后斜位(RPO)以及左前斜位(LAO)和右前斜位(RAO)。矩阵 256×256 或 128×128。计数 500~800k/帧。

6. 断层显像采集参数　患者取仰卧位,双臂抱头,使探头尽量贴近胸部。360°采集,矩阵 64×64 或 128×128,3°~6°/帧,以总采集时间 30 分钟为限来分配每帧收集计数或时间。采集过程中嘱患者平稳呼吸或采取呼吸门控采集,以减少呼吸运动对肺显像的干扰。

七、图 像 重 建

按照核医学成像的参数选择原则重建断层图像,也可参考各厂家的推荐方法。

八、正 常 影 像 所 见

左右两肺影之间为纵隔和心脏形成的放射性分布空白区,两肺影和轮廓与 X 线胸片上显示的解剖形态一致。肺内放射性分布,双肺上野略稀疏,中下野渐变浓,双肺边缘较稀疏。前位、后位、侧位及各斜位可以使各个肺段避免重叠并准确定位。

九、注 意 事 项

1. 检查前给予患者吸氧 10 分钟,可以避免因肺血管痉挛所造成的假阳性。

2. 检查中备有氧气和急救药品。

3. 标记后的^{99m}Tc-MAA 一般要在 4 小时内使用,否则会降解失效。

4. 对一侧肺缺如、肺叶切除或已知肺血管床明显受损害者,注射颗粒数要相应减少。

5. 儿童按 2~3MBq/kg 体重计算用药量,并相应减少颗粒数量。

6. ^{99m}Tc-MAA 为悬浮液,抽药时和注射前需振荡摇匀。

7. 注射时应采用平卧位,避免重力的影响,在检查肺动脉高压时,采用坐位注射。

8. 注射时尽量避免回血,注射速度要缓慢。

第二节 肺通气显像

一、原 理

肺通气显像是将放射性气体或气溶胶经呼吸道吸入双肺,其在肺内分布与肺通气量成正比。通过体外显像,显示双肺各部位放射性分布及动态变化影像,可估价肺局部通气功能及气道通畅情况。应用气溶胶显像,还可对支气管黏膜丝毛廓清功能、肺上皮细胞通透性等进行评估。

二、适 应 证

1. 与肺灌注显像配合鉴别诊断肺栓塞和肺阻塞性疾病。
2. 与肺灌注显像配合综合评价肺功能
3. 肺实质性疾病的肺通气功能评估,指导治疗、评估预后和观察疗效。
4. COPD 的诊断与病变部位确定。

三、禁 忌 证

无明确禁忌证。

四、显 像 剂

1. 放射性气溶胶,如^{99m}Tc-DTPA 溶液(常用)或^{99m}Tc-EHIDA。用气溶胶雾化器雾化为直径 <10μm 的颗粒(3~10μm 的颗粒沉积于细支管,1~3μm 的颗粒可达肺泡),一次吸入的气溶胶颗粒肺内沉积为 5%~10%。

2. ^{99m}Tc-Technegas 锝气体,由于其颗粒小且更为均匀,故中央气道沉积较少,肺组织显像质量更优,显像方法与前者基本相同。

五、给药途径和方法

1. **气溶胶** ^{99m}Tc-DTPA 雾化后形成放射性气溶胶吸入。将 740~1480MBq(20~40mCi)^{99m}Tc-DTPA 溶液注入雾化器后再推注 1~2ml 生理盐水,保持雾化室内药液体积为 3~4ml,控制氧气流量为 8~10L/min,使其充分雾化,经过过滤,产生雾粒大小合适的气溶胶。嘱受检者尽可能多地吸入气溶胶雾粒,吸入时间为 8~10 分钟。

2. **锝气体** ^{99m}Tc-Technegas 锝气体为^{99m}TcO$_4^-$气化后吸入。将比活度 >370MBq/0.1ml 的^{99m}TcO$_4^-$注入锝气体发生器的石墨坩埚内,在封闭的氩气环境下通电加温至 2500℃,气化成锝气体。患者吸入 3~5 口锝气体即可。

六、图 像 采 集

1. **体位** 同肺血流灌注显像。
2. **采集开始时间** 充分吸入气溶胶雾粒 8~10 分钟后。
3. **准直器选择** 同肺血流灌注显像。
4. **能窗设置** 同肺血流灌注显像。

5. 平面显像采集参数 同肺血流灌注显像。

6. 断层显像采集参数 同肺血流灌注显像。

七、图 像 重 建

同肺血流灌注显像。

八、正 常 影 像 所 见

正常肺影像内放射性分布基本均匀,周边略低。气溶胶受气道内气流影响较大,在气道内聚积较多,尤从气道分叉处尤为明显,放射性分布略高。由于放射性气溶胶经反复吸入沉积于有通气功能的气道和肺泡内,清除较慢。正常肺通气影像与肺灌注影像所见基本一致,无不匹配征。

九、注 意 事 项

1. 受检者吸入显像剂前要进行慢节奏深呼吸训练。

2. 为保证雾化质量,操作者要确保放射性药物全部注入雾化室内,并保持雾化室内药液体积 3～4ml。氧气流量 8L/min。

3. 操作者随时观察患者,确保呼吸动作正确。应嘱受检者减少吞咽动作,以免放射性气溶胶进入上消化道,影响图像质量。

4. 患者完成吸入药物后需戴好口罩,以免显像时污染探头。

(李春林)

第十三章

泌尿系统

第一节　肾动态显像

　　肾动态显像是检测泌尿系统疾患的常规核素检查方法,包括肾血流灌注显像和肾功能动态显像,可以为临床提供双肾血流、大小、形态、位置、功能及尿路通畅情况,是临床核肾脏病学的重要组成部分。

一、适应证

　　1. 肾血管病的诊断。
　　2. 分肾功能评价与监测。
　　3. 尿路梗阻的诊断与监测。
　　4. 移植肾术后监测。
　　5. 肾外伤尿漏探测。
　　6. 腹部肿物鉴别与肾脏的关系。

二、禁忌证

　　无明确禁忌证。

三、显像剂

　　分为肾小球滤过型和肾小管分泌型两类。

　　1. ^{99m}Tc-DTPA(二乙三胺五醋酸)　肾小球滤过型显像剂。几乎完全经肾小球滤过,不被肾小管重吸收和分泌。只有少量与血浆蛋白结合(< 2%)。主要反映肾小球的滤过功能。使用剂量:成人 185 ~ 740MBq(5 ~ 20mCi),儿童 7.4MBq/kg。

　　2. ^{99m}Tc-MAG3(巯基乙酰基三甘氨酸)和 ^{99m}Tc-EC(双半胱氨酸)　肾小管分泌型显像剂。极少从肾小球滤过,也不被肾小管重吸收。成人剂量为 296 ~ 370MBq,儿童剂量为 3.7MBq/kg(最小为 37MBq,最大为 185MBq)。

　　3. ^{123}I-OIH(邻碘马尿酸钠)　80%由肾小管分泌,20%通过肾小球滤过。成人剂量为 37MBq。

　　4. ^{131}I-OIH(邻碘马尿酸钠)　^{131}I 的物理特性不理想,内照射吸收剂量大,使用活度受到限制,图像质量差,应尽可能避免使用。

四、给药方法与途径

静脉"弹丸"注射。

五、图 像 采 集

1. 患者准备 正常饮食,检查前30分钟饮水300~500ml,显像前排空膀胱。

2. 体位 坐位或仰卧位,后位采集;移植肾的监测:仰卧位,前位采集。

3. 准直器选择 平行孔低能通用或高分辨准直器。

4. 能窗设定 ^{99m}Tc:能峰140keV,窗宽20%;^{123}I:能峰159keV,窗宽20%。

5. 采集参数 肘静脉"弹丸"样注射显像剂,同时启动采集开关,行连续双肾动态采集,共20~40分钟。采集分为两个时相进行,肾血流相:1~2秒/帧,连续采集60秒;肾功能相:15~60秒/帧,连续采集20~40分钟,矩阵64×64或128×128。

六、图 像 处 理

应用感兴趣区(ROI)技术分别勾画出双肾区及腹主动脉区或心影区,获取双肾血流灌注和功能曲线及相关定量参数。

七、正常影像所见

1. 肾血流灌注显像 "弹丸"静脉注射显像剂后,于腹主动脉上段显影后2~4秒,两侧肾动脉影几乎同时显影,随后出现完好"肾影",并逐渐变得清晰。此为肾内小动脉和毛细血管床,即肾小球和二次毛细血管的血流灌注影像,两侧基本对称,其影像出现的时间差和峰时差均小于1~2秒,峰值差小于25%。任何双肾影像的明显不对称,均表明显像较差侧肾脏的血流灌注减低,双肾时间-放射性曲线(TAC)将有助于图像的解释。双侧肾脏影像出现延迟,通常由双侧血流灌注减低或弹丸注射质量差所致。

2. 肾功能动态显像 肾脏血流灌注显影后,肾影逐渐增浓,经2~4分钟肾影最浓,双肾形态完整,放射性分布均匀,显像剂尚未随尿液经肾盏、肾盂排入膀胱,此时肾影为肾实质影像。此后肾影周围组织的放射性逐渐消退、减低,肾盏、肾盂处显像剂逐渐增浓,输尿管可隐约显影或不显影,膀胱于注射显像剂后3分钟开始逐渐显影、增浓、增大。在20~40分钟显影结束时,肾影基本消退,大部分显像剂集聚于膀胱内。

八、注 意 事 项

1. 检查过程中,患者须保持体位不动。

2. "弹丸"注射需高质量。

3. 显像药物标记率要大于96%。

第二节 肾静态显像

肾静态显像是通过有功能的肾小管细胞对特定药物的摄取,使肾脏清晰显影,从而为临床提供有关肾脏大小、形态、位置、数量及局部病变等的信息。

一、适应证

1. 了解双肾大小、形态、位置、数量。
2. 肾脏炎性病变的诊断。
3. 鉴别诊断腹部肿物与肾脏关系。

二、禁忌证

无明确禁忌证。

三、显像剂

1. **^{99m}Tc-DMSA**（二巯基丁二醇） 主要被肾上管分泌,大部分被肾近曲小管上皮细胞重吸收到细胞浆而滞留于肾皮质。成人剂量 185 ~ 370MBq,儿童 1.85MBq/kg。

2. **^{99m}Tc-GH**（葡庚糖酸盐） 静注后,大部分被肾小球滤过,部分被肾小管重吸收并滞留在肾皮质中。成人剂量 370 ~ 740MBq,儿童 7.4MBq/kg。^{99m}Tc-GH 可排入胆道,肾功能不全时可使胆囊显影。

四、给药方法与途径

静脉注射给药。

五、图像采集

1. **患者准备** 一般无特殊准备。不合作者(如儿童、意识障碍者)给予适量的镇静剂,以确保显像过程中保持体位不变。显像前排空膀胱。

2. **开始采集时间** 静脉注射显像剂 1 ~ 2 小时后显像。

3. **体位** 常规取坐位或仰卧位。平面显像:后位、前位、左后斜位、右后斜位,必要时行左侧位和右侧位显像。

4. **准直器选择** 平行孔低能通用或高分辨准直器。

5. **能窗设定** 能峰 140keV,窗宽 20%。

6. **采集参数** 矩阵 256×256 或 128×128,计数 500 ~ 800k/帧。一般情况下,以前位采集所用时间,去采集其他体位的图像。

六、正常影像所见

正常双肾呈蚕豆状,影像清晰,轮廓完整,肾门平第 1 ~ 2 腰椎,双肾纵轴呈"八"字形,右肾多较左肾略低和宽,左肾较右肾略长。大小约为 11cm×6cm,两肾纵径差 < 1.5cm,横径差 < 1.0cm。肾影周边显像剂分布增高,肾门和中心处稍低,两侧基本对称。

七、注意事项

1. 显像剂的标记率必须 ≥90%,使用剂量要准确,注射时无外漏。
2. 检查前排空小便,检查过程中保持体位无移动。
3. 注射显像剂后,建议患者多饮水,将未与肾小管细胞结合的显像药物排除体外。

第三节 肾小球滤过率测定(GFR)

单位时间内从肾小球滤过的血浆容量(ml/min)称为肾小球滤过率(GFR)。^{99m}Tc-DTPA几乎全部由肾小球滤过,肾小管不分泌也不重吸收。肾脏对^{99m}Tc-DTPA的摄取率与GFR成正比。因此可以根据其被清除的速度和数量计算GFR。GFR是判断肾功能灵敏指标,GFR改变早于外周血肌酐、尿素氮改变,有利于早期诊断,也可判断治疗效果。

一、适 应 证

提供分侧肾小球滤过功能的定量指标。尤其适用于

1. 对各种肾病的肾功能判断与疗效观察。
2. 病肾残留功能的判断,为手术方案提供参考。
3. 观察内科疾病对肾功能的影响。
4. 药物对肾功能的影响。
5. 移植肾术后监测。

二、禁 忌 证

无明确禁忌证。

三、显 像 剂

^{99m}Tc-DTPA。使用剂量与肾动态显像相同。

四、给药方法与途径

与肾动态显像相同。

五、检查前准备

1. 除与肾动态显像要求相同之外,还要在检查前三天停服任何利尿药物或静脉肾盂造影检查。
2. 记录受检者的身高(cm)和体重(kg)。

六、图像采集的操作步骤

1. 按照肾动态显像动态采集。
2. 测定注入显像剂净计数 注射前将装有^{99m}Tc-DTPA注射器垂直于探头中心,距离为30cm,采集1分钟,取得显像剂总计数。采集完成后相同方法取得显像剂在注射器中残余计数,二者相减得到注入显像剂净计数。

七、图像处理

使用ROI技术勾画双肾轮廓,并在双肾下缘勾画新月形本底区,取出各计数率值,并将注入显像剂净计数和受检者的身高和体重一并代入计算公式内,算出GFR。各单位γ照相机或SPECT均有自动生成GFR处理软件,可按规程操作得到GFR值。

八、正常影像所见

与肾动态影像相同。

九、注意事项

1. $^{99m}Tc\text{-}DTPA$ 放化纯度必须大于 95%,过多的游离 $^{99m}TcO_4^-$ 会影响测定值。

2. "弹丸式"注射质量是准确定量 GFR 的保证,数据采集结束后应测定肘前部注射点计数。如注射液漏至血管处,将影响定量准确性。

3. 正确勾画双肾的轮廓和本底是获得准确 GFR 值的基础。

4. 注入显像剂的活度应符合各自设备要求,避免过载。

5. 在测定移植肾 GFR 时,患者应取仰卧位,探头贴近髂窝的移植肾部位,其余操作步骤同前述。

第四节 肾有效血浆流量(ERPF)

肾有效血浆流量(ERPF)系指单位时间内流经肾单位的血浆流量。通常采用肾小管分泌型放射性药物 $^{131}I\text{-}OIH$、$^{99m}Tc\text{-}EC$ 等进行测量。此类药物静脉注射后随血流进入肾循环,一次流经肾脏时几乎能完全清除掉该物质,这便是肾脏的最大清除率。因为肾脏只能清除流经肾脏那一部分血液中的显像剂,因此测定该显像剂的最大清除率,便可以算出单位时间流经肾脏的血浆量,即肾有效血浆流量。

一、适 应 证

与肾小球滤过率相似,提供分侧肾小管分泌功能的定量指标。

二、禁 忌 证

无明确禁忌证。

三、显 像 剂

肾小管分泌型显像剂,使用剂量与肾动态显像相同。

四、给药方法与途径

与肾动态显像相同。

五、检查前准备

与 GFR 检查相同。

六、图像采集的操作步骤

与 GFR 检查相同。

七、图像处理

与 GFR 检查相同只是代入的处理软件不同。

八、正常影像所见

与肾动态影像相同。

九、注意事项

与 GFR 检查相同。

第五节 肾 图

肾图为双肾时间-放射性计数曲线,反映肾脏功能状态和尿路排泄的通畅情况。通常在肾动态显像同时获得。在无显像设备的单位和床前行移植肾监测时,才使用非显像核素肾图仪检测。以下均以非显像核素肾图做描述。

一、适 应 证

1. 了解双肾功能及上尿路通畅情况。
2. 移植肾的监测。
3. 肾输尿管术后疗效观察。
4. 尿路反流的诊断。

二、禁 忌 证

无明确禁忌证。

三、示 踪 剂

^{131}I-OIH,0.185 ~ 0.37MBq。

四、给药方法与途径

与肾动态显像相同。

五、数 据 采 集

1. 准备 检查当日常规饮水 200ml,显像前排空膀胱。
2. 体位 坐位或仰卧位,后位测定。移植肾取前位测定。
3. 仪器条件 调整仪器的各项条件,使两侧探头的探测效率处于同一水平。
4. 采集和处理 静脉"弹丸"样注射显像剂,同时启动测定开关,记录双肾区曲线 15 ~ 20 分钟,然后通过计算机处理曲线,计算有关定量参数。

六、正 常 所 见

1. 正常肾图曲线 a 段:静脉注射显像剂后 10 秒左右,肾图曲线快速上升段。此段

60%来自肾外血管床的放射性,10%来自肾血管床的放射性,30%来自肾小管上皮细胞的摄取。b段:a段之后的缓慢上升段,其上升速度主要与肾血流量和肾小管上皮细胞的功能有关。肾脏摄取示踪剂数量和速度,反映的是肾脏有效血浆量和肾小管功能。c段:b段之后的下降段,代表示踪剂由肾盂经输尿管入膀胱的下行过程。主要与尿流量和尿路通畅情况有关。

2. 肾图定量分析的主要指标和正常参考值

(1)高峰时间:<4.5分钟。

(2)半排时间:<8分钟。

(3)双肾峰时差:<1分钟。

(4)双肾峰值差:<30%。

(5)15分钟残留率:<50%。

七、注意事项

1. 检查前嘱患者排空小便。

2. 要保证"弹丸"注射质量。

3. 测定时探头要对准双肾部位,在采集数据早期,注意调整探头提高对位准确性。

4. 检查过程中,患者须保持体位不动。

5. 对近期内曾做静脉肾盂造影患者,应适当推迟检查时间。

第六节 肾功能检查介入试验

肾功能检查介入试验是利用药物,改变肾脏生理过程,获得更多的肾功能信息,达到诊断或鉴别诊断的目的。最常开展的有利尿介入试验和卡托普利(captopril)介入试验。

一、利尿介入试验

(一)适应证

1. 梗阻性肾盂积水与非梗阻性肾盂积水的鉴别诊断。

2. 肾盂积水手术后的疗效观察。

(二)禁忌证

无明确禁忌证。

(三)显像剂

同肾动态显像。

(四)给药方法与途径

同肾动态显像。

(五)图像采集

1. 患者准备和体位 同肾动态显像。

2. 呋塞米使用剂量 成人40mg/次,或按照0.5mg/kg体重计算但不超过40mg。小儿按照1mg/kg体重计算。

3. 采集方式 与肾动态显像相同。

4. 检查方法分为一次法和二次法 一次法是在常规肾动态显像采集15～20分钟后,即刻注射利尿剂,再继续采集 20 分钟;二次法通常是常规肾动态显像后次日,先注射利尿剂,3分钟后再注射显像剂行肾动态显像采集。

（六）采集条件和图像处理

同肾动态显像。

（七）注意事项

1. 必须保证足够的水负荷。

2. 显像前须排空膀胱。老年人和儿童必要时可留置并开放尿管,避免膀胱过度充盈造成显像剂滞留假象。

3. 注射呋塞米后,至少采集双肾影像 20 分钟以上。

二、卡托普利介入试验

（一）适应证

1. 提高单侧肾动脉狭窄的检出率。

2. 肾动脉狭窄术后疗效观察。

3. 指导血管紧张素转化酶抑制剂的使用。

（二）禁忌证

无特殊禁忌证。

（三）显像剂

与肾动态显像相同。

（四）给药方法与途径

与肾动态显像相同。

（五）图像采集

1. 患者准备　停服血管紧张素转换酶抑制剂 1 周,β 受体阻滞剂 3 天以上。其他同肾功能动态显像。

2. 体位　与肾动态显像相同。

3. 采集程序　在卡托普利介入试验前,常规行肾动态显像或肾图检查,作为基础对照。检查当日,口服卡托普利 25~50mg,每隔 15 分钟测一次血压,30 分钟时饮水 300~500ml,1小时,行介入后肾功能动态显像。

（六）采集条件和图像处理

同肾动态显像。

（七）正常影像所见

将介入试验肾动态显像与常规肾动态显像结果比较。若患侧肾影像出现和消退延缓,肾图曲线峰值降低、峰时和排泄明显延缓,或 GFR 降低,表明该试验为阳性,支持该侧肾动脉狭窄的诊断。

（八）注意事项

在口服卡托普利前后,必须定时监测血压,以防血压突然降低。

（李春林）

第十四章

内分泌系统

第一节　甲状腺静态显像

甲状腺静态显像是利用甲状腺具有摄取和浓聚放射性核素或其标记化合物的功能,通过显像仪器显示其甲状腺位置、大小、形态及其放射性分布状况,用于诊断和鉴别诊断某些甲状腺疾病。

一、适　应　证

1. 了解甲状腺的位置、大小、形态及功能状态。
2. 甲状腺结节的诊断与鉴别诊断。
3. 异位甲状腺的诊断。
4. 估计甲状腺重量。
5. 判断颈部肿块与甲状腺的关系。
6. 寻找甲状腺癌转移病灶,提示病灶是否适合^{131}I治疗,及评价^{131}I治疗效果。
7. 甲状腺术后残余组织及其功能的估计。
8. 各种甲状腺炎的辅助诊断等。

二、禁　忌　证

妊娠、哺乳期妇女禁用。

三、显　像　剂

1. $^{99m}TcO_4^-$ 与碘同属一族,可被甲状腺组织摄取和浓聚,但不能被有机化,因此只反映甲状腺的摄取功能,不能反映碘代谢或有机化情况。常规静脉注射剂量74～185MBq(2～5mCi)。

2. ^{131}I-碘化钠溶液 常规甲状腺显像口服剂量为1.85～3.7MBq(50～100μCi);寻找甲状腺癌转移灶口服剂量74～148MBq(2～4mCi)。

3. ^{123}I-碘化钠 空腹口服7.4～14.8MBq(200～400μCi)。

四、给药方法与途径

静脉注射或口服。

五、图像采集

1. 开始采集时间 $^{99m}TcO_4^-$ 一般情况下静注给药后 20～30 分钟进行;应用^{131}I空腹口服^{131}I后 24 小时显像;应用^{123}I显像者空腹口服^{123}I后 6～8 小时显像。

2. 体位 取仰卧位,肩下垫一枕头,颈部呈过度伸展状,充分暴露甲状腺部位。

3. 准直器选择 首选针孔准直器,亦可采用低能通用或高分辨平行孔准直器;或高能平行孔准直器(^{131}I时)。

4. 能窗设定 $^{99m}TcO_4^-$ 能峰 140keV,窗宽 20%;^{131}I 能峰 364keV,窗宽 20%;^{123}I 能峰 159keV,窗宽 20%。

5. 采集参数 矩阵:256×256 或 128×128,计数:200～500k。常规采集前位像,必要时采集斜位或侧位图像。平行孔准直器时探头尽可能贴近患者,针孔准直器时,调整距离以使靶器官影像占据视野的 80%,各个脏器相对固定,一般情况下所有患者都使用一致的探测距离。Zoom 系数:已能使靶器官的影像占据视野的 80% 为原则,适当的选择系数大小。

六、正常影像所见

正常甲状腺形态呈蝴蝶形,分左右两叶,居气管两侧,两叶的下 1/3 处由峡部相连,有时峡部缺如。每叶长约 4.5cm,宽约 2.5cm,前位面积约为 $20cm^2$,重量为 20～25g。两叶甲状腺放射性分布均匀,边缘基本整齐光滑。正常甲状腺两叶发育可不一致,可形成多种形态变异,少数患者可见甲状腺锥体叶变异。

七、注意事项

1. 用$^{99m}TcO_4^-$甲状腺显像剂时,患者无需作特殊准备;用^{131}I显像剂时,根据情况停用含碘食物及影响甲状腺功能的药物一周以上,(停用碘造影剂至少 3 周)检查当日空腹。长期服用甲状腺激素、碘制剂或用过含碘 X 线造影剂等可影响甲状腺对^{131}I的摄取。

2. 对于儿童及摄^{131}I率低于正常的患者,应用$^{99m}TcO_4^-$做显像剂。

3. 结节定位一定要准确,若结节与甲状腺组织有重叠时,要作斜位来鉴别结节有无功能。

第二节 甲状腺血流显像

甲状腺血流显像是将放射性核素经静脉"弹丸"式注射后,流经甲状腺时进行动态 γ 照相,以反映甲状腺血流情况,作为甲状腺功能、甲状腺肿块鉴别诊断的参考依据。通常与甲状腺静态显像或阳性显像一并进行。

一、适应证

1. 观察甲状腺功能亢进症和甲状腺功能减退时的甲状腺血流灌注。
2. 了解甲状腺结节血运情况,帮助判断甲状腺结节性质等。

二、禁忌证

无明确禁忌证。

三、显 像 剂

1. $^{99m}TcO_4^-$ 与碘同属一族,可被甲状腺组织摄取和浓聚,但不能被有机化,因此只反映甲状腺的摄取功能,不能反映碘代谢或有机化情况。剂量:370~725MBq(10~20mCi)。

2. ^{99m}Tc-MIBI 除能被心肌细胞选择性摄取外,也能聚集于功能亢进的甲状旁腺组织,机制不明。剂量:370~725MBq(10~20mCi)。

四、给药方法与途径

静脉"弹丸"方式注射给药。

五、图像采集

1. 开始采集时间 采用"弹丸"注射方式,自肘静脉注核素后,同时起动计算机进行动态采集。

2. 体位 取仰卧位,肩下垫一枕头,颈部呈过度伸展状,充分暴露甲状腺部位。

3. 准直器选择 平行孔低能通用或高分辨准直器。

4. 能窗设定 能峰140keV,窗宽20%。

5. 采集参数 矩阵:64×64或128×128,1~2秒/帧,共采集2分钟。探头尽可能贴近患者。

6. Zoom系数 以能使靶器官的影像占据视野的80%为原则,适当的选择系数大小。

六、图 像 重 建

采用ROI技术绘制出甲状腺血流和颈部血流的时间-放射性曲线,由曲线计算出甲状腺动脉和颈动脉血流的峰时和峰值,以及甲状腺结节部位与对侧相应部位的甲状腺血流比值。

七、正常影像所见

正常时,"弹丸"式静脉注射显像剂后,逐步见锁骨下静脉显像,8~12秒双颈动脉显像,两侧对称,甲状腺区无放射性浓聚;12~14秒时可见颈静脉显像;16秒左右甲状腺开始显像,其影像随时间延长而增强,至22秒左右甲状腺内放射性超过颈动脉、静脉,放射性分布也逐渐均匀一致。

八、注 意 事 项

弹丸式注射时,宜选择肘静脉较大的静脉血管,显像剂的体积应小于1ml,以保证弹丸注射的质量。如甲状腺有结节,则取对侧肘静脉注射显像剂。

第三节 甲状腺吸^{131}I功能试验

甲状腺吸^{131}I功能试验是了解甲状腺碘代谢的常用方法。甲状腺具有摄取和浓聚碘的能力,碘参与甲状腺激素合成、分泌的全过程。在空腹条件下,口服放射性^{131}I后,经胃肠吸收并随血流进入甲状腺,并迅速被甲状腺滤泡上皮细胞摄取,其摄取的量与速度与甲状腺的功能密切相关。因此,利用甲状腺功能测定仪获得不同时间的甲状腺摄碘率,以此来评价甲状腺的功能状态。

一、适 应 证

1. 甲状腺功能亢进症[131]I治疗前治疗剂量的计算。
2. 甲状腺功能亢进症和甲状腺功能减退症辅助诊断。
3. 亚急性甲状腺炎或慢性淋巴细胞性甲状腺炎的辅助诊断。
4. 了解甲状腺的碘代谢或碘负荷情况,鉴别诊断高碘和缺碘性甲状腺肿。
5. 用于甲状腺激素抑制试验和甲状腺兴奋试验。

二、禁 忌 证

妊娠期妇女、哺乳期妇女;儿童慎用,剂量减半。

三、示 踪 剂

[131]I-碘化钠溶液或胶囊74~370kBq(2~10μCi)。

四、给药方法与途径

空腹口服。

五、数 据 采 集

(一)患者准备

1. 很多含碘的药物、食物以及影响甲状腺功能的药物均能改变甲状腺摄[131]I功能,如果患者服用或食用了上述药物或食物,在接受本检查前应停服一段时间,以免对测量结果产生影响。其中包括:①含碘丰富的食物,如海带、紫菜、海蜇、海鱼虾等,可抑制摄[131]I率,根据食用量的多少,需停食2~4周;②含碘药物,如碘化物、复方碘溶液、含碘片等,可抑制摄[131]I率,根据服用量的多少和时间的长短,需停服2~8周;③影响甲状腺功能药物,如甲状腺片、抗甲状腺药,可影响摄[131]I率,需停服2~4周;④某些中草药,如海藻、昆布、贝母、牛蒡、木通等也能抑制摄[131]I率,根据服用量的多少和时间的长短,需停服2~6周。
2. 检查当日患者应空腹。

(二)检查方法

1. 空腹口服[131]I-碘化钠溶液或胶囊74~370kBq(2~10μCi),服药后继续禁食1小时。
2. 开机预热,使甲状腺功能仪处于正常测量状态。
3. 测量本底计数。
4. 测量标准源计数。将与患者服用的等量[131]I溶液或胶囊加入试管中,然后插入专用颈部模型内,测量标准源计数。标准源模型与患者甲状腺的几何位置应一致。
5. 患者于口服[131]I-碘化钠溶液或胶囊后2、4、24小时(或3、6、24小时)分别测量甲状腺部位放射性计数。

六、数 据 处 理

用以下方法计算出甲状腺摄[131]I率。

$$甲状腺^{131}I\ 率(\%)=\frac{甲状腺部位计数-本底}{标准源计数-本底}\times100\%$$

绘制摄^{131}I率曲线,并注明各时间点的摄^{131}I率及本实验室的正常参考值。

七、正常值及判断标准

在正常情况下,口服^{131}I后,甲状腺吸^{131}I率随时间的延长而逐渐升高,24小时达高峰。其正常值因各地区饮食、环境(土壤、空气等)含碘量的高低以及各单位所采用的测量仪器、方法的不同而有较大差异,所以各地区甚至各单位应建立自己的正常值及其诊断标准。一般2~3小时的吸^{131}I率为15%~25%,4~6小时的吸^{131}I率为20%~30%,24小时吸^{131}I率为30%~60%。2~6小时吸^{131}I率为24小时的50%左右,两者比值在0.37~0.6。儿童及青少年甲状腺吸^{131}I率高于成年人,年龄越小增高越明显。

八、注意事项

1. 严格控制含碘的药物、食物以及影响甲状腺功能的药物的影响是本项检查质控的关键。
2. 各单位应根据各自所用的设备条件和检测技术,建立自己的正常人参考值。
3. 摄^{131}I率测定也可采用两个时间点,但应包括24小时摄^{131}I率。
4. 受检者服用量必须与标准源放射性活度相同。
5. 若短期内同一患者重复测量摄^{131}I率,宜在口服^{131}I率前先测定甲状腺部位^{131}I残留本底,计算时予以扣除。
6. 如哺乳期妇女必须做此检查,服^{131}I后应停止哺乳48小时以上。

第四节　甲状腺激素抑制试验

甲状腺激素抑制试验(thyroid hormone suppression test)是利用正常甲状腺细胞的摄碘能力受 TSH 反馈调节,当血液中甲状腺激素浓度增高时,垂体分泌的 TSH 减少,继而降低甲状腺的摄碘率。所以当给予外源性 $T_3(T_4)$ 时,正常人的甲状腺摄碘率会下降;但甲亢时,由于体内存在非垂体性甲状腺刺激物质,这些物质刺激甲状腺引起摄碘率增高,且不受 TSH 控制,因此给予外源性 $T_3(T_4)$ 时,患者甲状腺的摄碘能力无抑制现象或抑制不明显。据此可判断甲状腺轴反馈调节是否正常。

一、适应证

1. 甲亢的辅助诊断。
2. 甲亢与缺碘性甲状腺肿的鉴别诊断。
3. 内分泌性突眼与眼眶肿瘤所致突眼的鉴别诊断。
4. 甲状腺轴反馈调节功能的研究。

二、禁忌证

1. 妊娠期妇女、哺乳期妇女。
2. 合并心脏病,特别是心绞痛、房颤和心衰者禁用。

三、示　踪　剂

^{131}I-碘化钠溶液 222kBq(6μCi)。

四、给药方法与途径

空腹口服。

五、数据采集与操作方法

1. 患者准备　检查前必须停服能影响碘摄取的食物和药物,根据食物和药物种类不同,停服的试剂长短不等,一般要求在 2～4 周或以上。检查当天需空腹,服用^{131}I后仍需禁食 1 小时。

2. 检查方法

(1)空腹口服^{131}I-碘化钠溶液 222kBq(6μCi)。

(2)测量 24 小时的摄碘率。

(3)口服干燥甲状腺制剂片,每次 40 毫克(mg),每日三次,连服 10～14 天;或口服三碘甲腺原氨酸(T_3)片,每次 40 微克(μg),每 8 小时一次,连服 7 天。

(4)空腹口服^{131}I-碘化钠溶液 222kBq(6μCi)。

(5)测量 24 小时的摄^{131}I 率。

(6)计算抑制率。

六、数 据 处 理

$$抑制率(\%) = \frac{第一次 24h 摄^{131}碘率 - 第二次 24h 摄^{131}碘率}{第一次 24h 摄^{131}碘率} \times 100\%$$

七、正常值及判断标准

抑制率 >50% 为甲状腺功能正常;抑制率 <25% 或不受抑制者提示甲状腺功能亢进;抑制率在 25%～50% 者为轻度或部分抑制,提示甲亢可疑,需结合临床或相关检查进行分析。

八、注 意 事 项

1. 本试验对合并有心脏病患者不宜应用,特别是心绞痛、心房纤颤及心力衰竭者禁用。

2. 服甲状腺片或 T_3 过程中,要求患者密切配合,按时服用。

3. 第二次吸^{131}I 率测定,口服^{131}I 率前宜先测甲状腺残留本底,计算时扣除,如发现第 1 次摄^{131}I 试验残留的放射性较高,则需加大第 2 次摄^{131}I 试验的剂量 2～3 倍,以使第 2 次数据准确可靠。

第五节　甲状旁腺显像

近年来发现,^{201}Tl 和^{99m}Tc-MIBI 除了能被心肌细胞选择性摄取外,还可以聚集于功能亢进的甲状旁腺组织,因而较广泛用于甲状旁腺显像,用于诊断甲状旁腺功能亢进。

一、适 应 证

1. 甲状旁腺功能亢进的诊断与术前定位。
2. 异位甲状旁腺的诊断。

二、禁 忌 证

无明确禁忌证。

三、显 像 剂

1. $^{99m}TcO_4^-$ 与碘同属一族,可被甲状腺组织摄取和浓聚,但不能被有机化。因此只反映甲状腺的摄取功能,不能反映碘代谢或有机化情况。剂量:185~370MBq(5~10mCi)。

2. ^{99m}Tc-MIBI 除能被心肌细胞选择性摄取外,也能聚集于功能亢进的甲状旁腺组织,机制不明。剂量:185~370MBq(5~10mCi)。

3. ^{201}Tl 74MBq(2mCi)。

四、给药方法与途径

静脉注射给药。

五、图 像 采 集

1. 体位 患者取仰卧位,固定头部。

2. 准直器选择 针孔准直器、平行孔通用或高分辨准直器。

3. 能窗设定 ^{201}Tl:能峰80keV,窗宽25%。$^{99m}TcO_4^-$:能峰140keV,窗宽20%。

4. 开始采集时间与采集参数 目前常用的方法有三种

(1) $^{201}Tl/^{99m}TcO_4^-$ 显像减影法:于肘静脉注射^{201}Tl74MBq(2mCi),10分钟后行前位甲状腺部位显像,矩阵256×256或128×128,计数100~300k,患者体位保持不动,然后再静脉注射$^{99m}TcO_4^-$74~185MBq(2~5mCi),15分钟后重复甲状腺部位显像,除能窗设定外,两次采集的条件应保持一致。Zoom系数:已能使靶器官的影像占据视野的80%为原则,适当的选择系数大小。

应用计算机图像处理软件将^{201}Tl甲状腺影像减去$^{99m}TcO_4^-$甲状腺影像,即得到甲状旁腺影像。也可将两种显像剂同时注射,15分钟后应用双核素显像法同时进行采集,再作相减处理。

(2) ^{99m}Tc-MIBI/$^{99m}TcO_4^-$ 显像减影法:采集参数同前。静脉注射^{99m}Tc-MIBI185MBq(5mCi),10~15分钟行甲状腺显像,然后再注射$^{99m}TcO_4^-$185MBq(5mCi),10~15分钟后重复甲状腺显像,将前者甲状腺影像减去后者,即为甲状旁腺影像。

(3) ^{99m}Tc-MIBI双时相法:采集参数同前。静脉注射^{99m}Tc-MIBI185MBq(5mCi)后,于15分钟和2~3小时分别在甲状腺部位采集早期和延迟影像。其早期影像主要反映甲状腺组织,2~3小时的延迟影像可反映功能亢进的甲状旁腺组织,此法比较简便,临床较常用。

六、图 像 处 理

用减影的方法将前一帧图像减去后一帧图像。

七、正常影像所见

甲状旁腺功能正常时,由于甲状旁腺的体积较小,通过目前的显像方法一般不能被显示,因此,减影处理后或延迟的影像,甲状腺区无局限性的放射性浓聚影,或仅见较淡的且大致均匀的甲状腺影像。

八、注意事项

1. 约有 10% 的人群有甲状旁腺异位,大多位于纵隔,对疑有甲状旁腺异位的患者,应加做胸部前位和后位显像。

2. 由于 ^{201}Tl 或 ^{99}Tc-MIBI 可以被多种恶性肿瘤组织选择性摄取,分析结果时,应注意排除胸部疾患,尤其是肺部恶性肿瘤及其转移病灶所引起的局部放射性聚集。

3. 甲状旁腺显像诊断的阳性率取决于瘤体大小,大于 1.5g 者阳性率较高,但对于较小的腺瘤容易漏诊。对于增生的阳性率也较低。

4. 应用 ^{201}Tl 显像法时,最好先作 ^{201}Tl 显像,然后再作 ^{99m}TcO$_4^-$ 显像,因为 ^{99m}Tc 的康普顿散射可以进入到 ^{201}Tl 的窗范围内,影响 ^{201}Tl 显像的图像质量。

5. 减影要求患者两次检查的体位一致,否则会造成假阳性。

第六节 甲状腺阳性显像

应用一些亲肿瘤的显像剂,使原 ^{131}I、^{123}I 或 ^{99m}Tc 扫描所见的冷结节处有放射性填充,称为甲状腺阳性显像,多提示为恶性病变。甲状腺阳性显像剂有很多,不同病理类型的甲状腺恶性肿瘤选用不同的阳性显像剂。本节仅介绍几种临床常用的甲状腺阳性显像。

一、^{201}Tl、^{99m}Tc-MIBI 显像

一些常用的心肌灌注显像剂,如 ^{201}Tl(^{201}TlCl)和 ^{99m}Tc-MIBI 静脉注入体内后,随血流直接进入肿瘤细胞,可被肿瘤细胞所摄取,呈较高浓集。应用显像仪器可显示浓集于肿瘤部位的高放射性或"热区",为肿瘤疾病的定位诊断和疗效监测提供有价值的资料。

(一)适应证

1. 疗前甲状腺病变良恶性的鉴别诊断。

2. 探测和定位诊断甲状腺癌及其转移灶。

3. 分化型甲状腺癌 ^{131}I 治疗后随访和疗效评估,特别是血清甲状腺球蛋白(Tg)增高而全身 ^{131}I 扫描阴性者。

4. 分化型甲状腺癌患者 ^{131}I 治疗后随访,不能停用甲状腺激素者。

5. 分化型甲状腺癌患者 ^{131}I 治疗后随访,近期内应用了 CT 增强造影剂,不能用 ^{131}I 扫描者。

(二)禁忌证

无明确禁忌证。

(三)显像剂

^{201}Tl 半衰期 73 小时,发射 135(12%)keV、167(18%)keV 的 γ 射线以及 69～83keV(93%)的 γ 射线(常规探测用)。^{201}Tl 血清除很快,在给药后的最初 24 小时内 4%～8% 的注

射剂量通过尿液排泄。全身半清除时间为8.9天,有效半衰期为2.3天。使用剂量为111~185MBq(3~5mCi)。

^{99m}Tc-MIBI为异腈类化合物,半衰期6小时,发射140keV的γ射线,主要经过肝胆和肾脏排泄。使用剂量为740~1110MBq(20~30mCi)。

(四)给药途径

静脉注射给药。

(五)图像采集

1. 患者准备 无特殊准备,向患者解释检查全过程,以取得配合。

2. 开始采集时间 注射后10~20分钟行早期像采集,2~3小时行延迟显像。

3. 患者体位 取仰卧位,肩下垫一枕头,颈部伸展,充分暴露甲状腺部位。

4. 准直器选择 首选针孔准直器,探测距离以使受检脏器占据视野的85%为原则,并同一脏器相对固定。次选平行孔低能通用或高分辨准直器,对位时要尽可能贴近受检部位。

5. 能窗设定 ^{201}Tl:能峰70keV,窗宽20~25%。^{99m}Tc-M1B1:能峰140keV,窗宽20%。

6. 采集条件

(1)平面像:矩阵256×256或128×128,总计数300~600k。

(2)断层像:矩阵64×64或128×128,3°~6°/帧,以总采集时间30分钟为限来分配每帧时间或计数。

(3)动态像:矩阵64×64或128×128,2秒/帧,总时间1~2分钟。

7. Zoom选择 以使靶器官图像占据视野的80%为原则,来相应选取系数大小。

(六)图像重建

目前常用的重建方法有两种:迭代与滤波。

(七)正常影像所见

胸部平面像中,颈部可见到双侧甲状腺影,双上肢、腋窝和胸部轮廓影清晰,中央部位可见心脏和纵隔影。双肺野放射性呈均匀和对称性分布,膈面下可见肝脏和脾脏影。

(八)注意事项

1. ^{201}Tl、^{99m}Tc-MIBI在甲状腺肿瘤内的浓聚与清除受多种因素影响,属非特异性肿瘤显像剂,有假阳性和假阴性,应结合病史、体征和其他相关检查进行综合分析。

2. 显像的阳性率受仪器的分辨率影响较大,小于1cm的肿瘤及其转移灶常难以发现。

3. ^{99m}Tc-MIBI在肝脏和胃肠道有较高的放射性分布,因此不利于肝脏和腹部的甲状腺癌转移灶的诊断。

4. 分析结果时,应充分考虑体位、注射途径、注射技术或肿瘤的病理情况所致的伪影、假阳性和假阴性。

二、^{99m}Tc(V)-DMSA显像

^{99m}Tc(V)-DMSA是一个单核化合物,具有由两个DMSA配体提供的4个巯基与一个锝酸根共价结合的正方形四锥体结构,分子式为$[^{99m}TcO_4(DMSA)_2]^-$形式,有三种几何异构体。它被肿瘤细胞浓聚的确切机制尚不清楚,有人认为$[^{99m}TcO_4(DMSA)_2]^-$在血浆内可稳定存在,它到达肿瘤细胞后发生水解反应,产生磷酸根(PO_4^{3-})样的锝酸根(TcO_4^{3-})参与细胞磷酸代谢。^{99m}Tc(V)-DMSA的哪一种异物体发挥亲和肿瘤的作用,正在进一步研究中。

（一）适应证

1. 甲状腺髓样癌及其转移灶的诊断。

2. 确定甲状腺髓样癌转移灶的部位及范围。

3. 甲状腺髓样癌术后残留病灶或复发病灶的探测。

4. 监测疗效。

5. 甲状腺髓样癌治疗后随访，寻找复发和转移灶。

（二）禁忌证

无明确禁忌证。

（三）显像剂

碱性环境下可获得 5 价锝标记的二巯基丁二酸，即 ^{99m}Tc(V)-DMSA，可用于骨骼、乳腺、甲状腺、软组织、头颈部肿瘤的显像剂。它在血浆内可稳定存在，与肿瘤细胞发生水解反应，产生磷酸根样的锝酸根参与细胞磷酸代谢，能量 140keV，常规显像时间 10～15 分钟，必要时进行 24 小时显像。使用剂量为 740～925MBq(20～25mCi)，儿童剂量减半。

（四）给药途径

静脉注射给药。

（五）图像采集

1. 患者准备 检查前排尿，向患者解释检查全过程，以取得配合。

2. 开始采集时间 注射后 10～15 分钟行常规采集，2～3 小时行延迟显像。

3. 患者体位 取仰卧位，肩下垫一枕头，颈部呈过度伸展状，充分暴露甲状腺部位。

4. 直器选择 首选针孔准直器，探测距离以使受检脏器占据视野的 85% 为原则，并同一脏器相对固定。次选平行孔低能通用或高分辨准直器，对位时要尽可能贴近受检部位。

5. 能窗设定 能峰 140keV，窗宽 20%。

6. 采集参数

（1）平面像：矩阵 256×256 或 128×128，总计数 300～600k。

（2）断层像：矩阵 64×64 或 128×128，3°～6°/帧，以总采集时间 30 分钟为限来分配每帧时间或计数。

（3）动态像：矩阵 64×64 或 128×128，2 秒/帧，总时间 1～2 分钟。

7. Zoom 选择 以使靶器官图像占据视野的 80% 为原则，来相应选取系数大小。

（六）图像重建

目前常用的重建方法有两种：迭代与滤波。

（七）正常影像所见

主要经肾脏排泄，膀胱以外各时相中肾脏放射性最高，腮腺、甲状腺、胃始终无放射性摄取，四肢大关节附近放射性始终可辨。颅壳清晰，脑实质无放射性分布，可有泪腺摄取，鼻咽部放射性最强，部分病例颌下腺区域及牙床骨有灶性增强，颈双侧大血管影逐渐变淡。

（八）注意事项

对甲状腺髓样癌诊断的准确性极高，但若患者治疗后，病灶的阳性率会下降，宜用 ^{99m}Tc-MIBI 作补充检查。

三、^{131}I-MIBG 显像

间位碘代苄胍类化合物是一类肾上腺神经原阻滞剂，可选择性作用于肾上腺素能神经

原受体,用^{131}I或^{123}I标记的间位碘代苄胍引入体内后可被甲状腺髓样癌及肾上腺髓质摄取而显影,可用以诊断甲状腺髓样癌原发灶及转移灶以及嗜铬细胞瘤等肾上腺髓质疾病。

(一)适应证

1. 甲状腺髓样癌的诊断。

2. 确定甲状腺髓样癌转移灶的部位及范围。

3. 甲状腺髓样癌术后残留病灶或复发病灶的探测。

4. 甲状腺髓样癌^{131}I-MIBG治疗后随访观察。

(二)禁忌证

无明确禁忌证。

(三)显像剂

1. ^{131}I-MIBG 成人剂量37~74MBq(1~2mCi),儿童酌减。

2. ^{123}I-MIBG 成人剂量185~370MBq(5~10mCi)或370MBq(10mCi)/1.7m^{2}体表面积。

(四)给药途径

缓慢静脉注射。

(五)图像采集

1. 患者准备

(1)检查前3天开始口服复方碘溶液每天三次,每次5~10滴,直至检查结束,以封闭甲状腺。

(2)检查前一周停用酚苄明、利血平、苯丙胺、可卡因、去甲麻黄碱、生物碱、6-羟基多巴胺、胰岛素及三环抗抑郁剂等药物。

(3)显像前一天晚上,服用缓泄剂清洁肠道。

2. 开始采集时间 注射后24、48小时行常规采集。

3. 患者体位 取仰卧位,肩下垫一枕头,颈部呈过度伸展状,充分暴露甲状腺部位。必要时根据临床需要加做其他体位。

4. 准直器选择 首选针孔准直器,探测距离以使受检脏器占据视野的85%为原则,并同一脏器相对固定。次选平行孔低能通用或高分辨准直器(^{123}I-MIBG);平行孔高能准直器(^{131}I-MIBG),对位时要尽可能贴近受检部位。

5. 能窗设定 ^{131}I-MIBG:能峰364keV,窗宽15%~20%。^{123}I-MIBG:能峰159keV,窗宽20%。

6. 采集参数

(1)平面像:矩阵256×256或128×128,总计数100~400k。

(2)断层像:矩阵64×64或128×128,3°~6°/帧,以总采集时间30分钟为限来分配每帧时间或计数。

(3)动态像:矩阵64×64或128×128,2秒/帧,总时间1~2分钟。

7. Zoom选择 以使靶器官图像占据视野的80%为原则,来相应选取系数大小。

(六)图像重建

目前常用的重建方法有两种:迭代与滤波。

(七)注意事项

1. ^{131}I-MIBG注射时需缓慢静脉注射,注射速度应大于30秒,由于MIBG为去甲肾上腺素类似物,注入体内后有可能加速颗粒内贮藏的去甲肾上腺素排出,从而引起高血压升高,因此,在注射显像剂时必须密切观察患者情况,其速度不能过快,如有不适反应,应暂缓或停止注射。

2. ^{131}I- MIBG 及 ^{123}I- MIBG 不是甲状腺髓样癌的特异性显像剂,有文献报道,^{99m}Tc(V)- DMSA 对甲状腺髓样癌的诊断敏感度优于 ^{131}I- MIBG。

3. 部分甲状腺髓样癌因摄取显像剂较少,可以不显影,导致假阴性结果。

4. 患者服用某些药物或瘤体较小也影响显像的阳性率。

5. 应注意排除心脏、肝、脾以及肠道放射性聚集导致的假阳性结果。

6. 显像前一天晚上应服用缓泻剂,显像前应排空膀胱。

第七节　寻找甲状腺癌转移灶

用核医学显像方法以寻找甲状腺癌转移灶所用的显像剂有很多。本节仅介绍 ^{131}I、^{201}Tl、^{99m}Tc- MIBI、^{99m}Tc(V) – DMSA。

一、^{131}I 显像

碘是甲状腺合成甲状腺激素的主要原料,甲状腺细胞具有钠/碘共转运体,甲状腺细胞通过钠/碘共转运体克服电化学梯度从血液循环中浓聚碘,所以,^{131}I 能被正常甲状腺组织摄取和浓聚。分化型甲状腺癌转移灶来源于甲状腺滤泡细胞,保留了正常甲状腺细胞的部分功能,具有摄取和浓聚 ^{131}I 的能力,但摄取和浓聚 ^{131}I 的能力明显低于正常甲状腺组织,所以当正常甲状腺存在时,分化型甲状腺癌转移灶 ^{131}I 扫描时大多数不显影。在寻找分化型甲状腺癌转移灶之前需去除正常甲状腺组织:采用手术切除或采用大剂量 ^{131}I 摧毁全部正常甲状腺组织。当正常甲状腺组织不存在时,70% ~80% 分化型甲状腺癌转移灶具有摄取和浓聚 ^{131}I 的能力,通过核医学显像仪器在体外可显示分化型甲状腺癌转移灶在体内的分布。

（一）适应证

1. 寻找有无分化型甲状腺癌转移灶。

2. 探测分化型甲状腺癌转移灶的位置、形态、大小。

3. 了解分化型甲状腺癌转移灶有无摄 ^{131}I 功能。

4. 分化型甲状腺癌 ^{131}I 治疗的疗效评估。

5. 分化型甲状腺癌 ^{131}I 治疗后随访。

（二）禁忌证

无明确禁忌证。

（三）显像剂

^{131}I,给药剂量 74 ~185MBq(2 ~5mCi)。

（四）给药途径

口服。

（五）图像采集

1. 患者准备　受检者检查前需停用甲状腺激素片 4 ~6 周,待血清 TSH 浓度大于 30mIU/L 时再行甲状腺癌转移灶显像,必要时还可注射基因重组人促甲状腺激素以刺激病灶摄取^{131}I,提高显像阳性率。停用含碘的药物、食物 4 周。患者检查当日空腹。

2. 开始采集时间 给药后 24 ~ 48 小时显像,必要时加做 72 小时显像。

3. 患者体位 患者一般取仰卧位,采集前位和后位全身显像,对可疑阳性病变根据需要加作侧位、特殊体位、局部静态显像或断层显像,以帮助定性与定位诊断。

4. 准直器选择 平行孔高能准直器,对位时尽可能贴近受检部位。

5. 能窗设定 能峰 364keV,窗宽 20%。

6. 采集参数

(1)全身像:矩阵 256 × 1024,扫描速度约为 15 ~ 20cm/min。

(2)平面像:矩阵 256 × 256 或 128 × 128,总计数 50 ~ 100k。

(3)断层像:矩阵 64 × 64 或 128 × 128,3° ~ 6°/帧,以总采集时间 30 分钟为限来分配每帧时间或计数。

(六)图像重建

目前常用的重建方法有两种:迭代与滤波。两者的差异与参数选择见第四章《核医学成像的参数选择原则》,另外各厂家有各自的专利,请认真参考。

(七)注意事项

1. 在寻找转移灶之前需去除正常甲状腺组织,或采用手术切除或采用大剂量^{131}I 摧毁全部正常甲状腺组织。

2. ^{131}I 对分化型甲状腺癌转移灶的诊断特异性好,但有一定的假阳性和假阴性,应结合病史、体征和其他相关检查进行综合分析。

3. 显像的阳性率受仪器的分辨率、病灶对^{131}I 的摄取程度、病灶大小影响较大:20% ~ 30% 分化型甲状腺癌转移灶不摄取^{131}I;小于 1cm 的肿瘤及其转移灶常难以发现。

4. 甲状腺髓样癌、未分化癌的原发灶及转移灶均不能浓聚^{131}I。所以不能用^{131}I 扫描寻找甲状腺髓样癌、未分化癌的转移灶。

5. 污染、生理性分布、分泌物、炎症等可导致假阳性。

二、^{201}Tl、^{99m}Tc- MIBI 显像

一些常用的心肌灌注显像剂,如^{201}Tl(^{201}TlCl)和^{99m}Tc- MIBI 静脉注入体内后,随血流直接进入肿瘤细胞,可被肿瘤细胞所摄取,呈较高浓集,称亲肿瘤或肿瘤阳性显像。应用核医学仪器可显示浓集于肿瘤部位的高放射性或"热区",为肿瘤疾病的定位诊断和疗效监测提供有价值的资料。

(一)适应证

1. 寻找甲状腺癌转移灶。

2. 了解甲状腺癌转移灶的位置、大小、形态。

3. 寻找分化型甲状腺癌转移灶,特别是全身^{131}I 扫描阴性而 Tg 增高者。

4. 分化型甲状腺癌患者^{131}I 治疗后随访,不能停用甲状腺激素者。

5. 分化型甲状腺癌患者^{131}I 治疗后随访,近期内应用了 CT 增强造影剂不能用^{131}I 扫描者。

(二)禁忌证

无明确禁忌证。

（三）显像剂

^{201}Tl 半衰期 73 小时，发射 135（12%）keV、167（18%）keV 的 γ 射线以及 69 ～ 83keV（93%）的 γ 射线（常规探测用）。^{201}Tl 血清除很快，在给药后的最初 24 小时内 4% ～ 8% 的注射剂量通过尿液排泄。全身半清除时间为 8.9 天，有效半衰期为 2.3 天。使用剂量为 111 ～ 185MBq（3 ～ 5mCi）。

^{99m}Tc-MIBI 为异腈类化合物，半衰期 6 小时，发射 140keV 的 γ 射线，主要经过肝胆和肾脏排泄。使用剂量为 740 ～ 1110MBq（20 ～ 30mCi）。

（四）给药途径

静脉注射给药。

（五）图像采集

1. 患者准备 无特殊准备，向患者解释检查全过程，以取得配合。

2. 开始采集时间 注射后 10 ～ 20 分钟行早期像采集，2 ～ 3 小时行延迟显像。

3. 患者体位 患者一般取仰卧位，采集前位和后位全身显像，对可疑阳性病变根据需要加作侧位、特殊体位、局部静态显像或断层显像，以帮助定性与定位诊断。

4. 准直器选择 平行孔低能通用或高分辨准直器，对位时要尽可能贴近受检部位。

5. 能窗设定 ^{201}Tl：能峰 70keV，窗宽 20% ～ 25%。^{99m}Tc-MIBI：能峰 140keV，窗宽 20%。

6. 采集参数

（1）全身像：矩阵 256 × 1024，扫描速度为 15 ～ 20cm/min。

（2）平面像：矩阵 256 × 256 或 128 × 128，总计数 300 ～ 600k。

（3）断层像：矩阵 64 × 64 或 128 × 128，3° ～ 6°/帧，以总采集时间 30 分钟为限来分配每帧时间或计数。

（六）图像重建

目前常用的重建方法有两种：迭代与滤波。

（七）正常影像所见

胸部平面像中，颈部可见到双侧甲状腺影，双上肢、腋窝和胸部轮廓影清晰，中央部位可见心脏和纵隔影。双肺野放射性呈均匀和对称性分布，膈面下可见肝脏和脾脏影。

（八）注意事项

1. ^{201}Tl、^{99m}Tc-MIBI 在甲状腺肿瘤内的浓聚与清除受多种因素影响，属非特异性显像剂，有一定的假阳性和假阴性，应结合病史、体征和其他相关检查进行综合分析。

2. 显像的阳性率受仪器的分辨率影响较大，小于 1cm 的肿瘤及其转移灶常难以发现。

3. ^{99m}Tc-MIBI 在肝脏和胃肠道有较高的放射性分布，因此不利于肝脏和腹部的甲状腺癌转移灶的诊断。

4. 分析结果时，应充分考虑体位、注射途径、注射技术或肿瘤的病理情况所致的伪影、假阳性和假阴性。

三、^{99m}Tc（V）-DMSA 显像

^{99m}Tc（V）-DMSA 是一个单核化合物，具有由两个 DMSA 配体提供的 4 个巯基与一个锝酸根共价结合的正方形四锥体结构，分子式为 $[^{99m}TcO_4(DMSA)_2]^-$ 形式，有三种几何异构体。它被肿瘤细胞浓聚的确切机制尚不清楚，有人认为 $[^{99m}TcO_4(DMSA)_2]^-$

在血浆内可稳定存在,它到达肿瘤细胞后发生水解反应,产生磷酸根(PO_4^{3-})样的锝酸根(TcO_4^{3-})参与细胞磷酸代谢。$^{99m}Tc(V)$-DMSA 的哪一种异物体发挥亲和肿瘤的作用,正在进一步研究中。

（一）适应证

1. 寻找甲状腺髓样癌转移灶。

2. 确定甲状腺髓样癌转移灶的部位及范围。

3. 甲状腺髓样癌术后残留病灶或复发病灶的探测。

4. 甲状腺髓样癌疗效监测。

5. 甲状腺髓样癌治疗后随访,寻找复发和转移灶。

（二）禁忌证

无明确禁忌证。

（三）显像剂

碱性环境下可获得5价锝标记的二巯基丁二酸,即$^{99m}Tc(V)$-DMSA,可用于骨骼、乳腺、甲状腺、软组织、头颈部肿瘤的显像剂。它在血浆内可稳定存在,与肿瘤细胞发生水解反应,产生磷酸根样的锝酸根参与细胞磷酸代谢,能量140keV,常规显像时间10～15分钟,必要时进行24小时显像。使用剂量为740～925MBq(20～25mCi),儿童剂量减半。

（四）给药途径

静脉注射给药。

（五）图像采集

1. 患者准备　检查前排尿,向患者解释检查全过程,以取得配合。

2. 开始采集时间　注射后5～10分钟、2小时行常规采集,必要时行24小时延迟显像。

3. 患者体位　患者一般取仰卧位,采集前位和后位全身显像,对可疑阳性病变根据需要加作侧位、特殊体位、局部静态显像或断层显像,以帮助定性与定位诊断。

4. 准直器选择　平行孔低能通用或高分辨准直器,对位时要尽可能贴近受检部位。

5. 能窗设定　能峰140keV,窗宽20%。

6. 采集参数

（1）全身像:矩阵256×1024,扫描速度为15～20cm/min。

（2）平面像:矩阵256×256或128×128,总计数300～600k。

（3）断层像:矩阵64×64或128×128,3°～6°/帧,以总采集时间30分钟为限来分配每帧时间或计数。

（六）图像重建

目前常用的重建方法有两种:迭代与滤波。

（七）正常影像所见

主要经肾脏排泄,膀胱以外各时相中肾脏放射性最高,腮腺、甲状腺、胃始终无放射性摄取,四肢大关节附近放射性始终可辨。

1. 头颈部　颅壳清晰,脑实质无放射性分布,可有泪腺摄取,鼻咽部放射性最强,部分病例颌下腺区域及牙床骨有灶性增强,颈双侧大血管影逐渐变淡。

2. 胸部　心脏、主动脉弓及锁骨下血管影较强,以后逐渐变淡,并胸骨影像出现,剂量大时,24小时可见肋骨像。年轻人肋软骨结合部位放射性摄取明显,女性双侧乳腺有片状摄取,与月经周期无关。

3. 腹部及盆腔　前位肝区放射性高于脾脏,胃底最低呈空泡状,倒 Y 血管影逐渐变淡,可见双侧髂前上棘,后位可辨脊柱及骶髂关节。

4. 四肢　大关节附近放射性最强,可辨大血管及长骨。

（八）注意事项

1. 熟悉、了解各器官生理性摄取。采集后选择最清晰图像,根据目测病灶放射性分布判读,病灶区放射性浓集高于对应正常组织为阳性,反之为阴性。亦可用勾画 ROI 半定量技术计算 T/NT 比值,以提高检出率。

2. 对甲状腺髓样癌诊断的准确性极高,但若患者治疗后,病灶的阳性率会下降,宜用 ^{99m}Tc-MIBI 作补充检查。

第八节　肾上腺皮质显像

胆固醇是合成肾上腺皮质激素的前身物,将放射性核素标记的胆固醇类似物引入体内后,同样能被肾上腺皮质所摄取并参与激素的合成,而且其摄取量的多少与皮质的功能有关,因此,通过肾上腺皮质显像可以显示肾上腺皮质的位置、形态、大小及其功能状态,有助于诊断某些肾上腺疾病。

一、适　应　证

1. 肾上腺皮质腺瘤的诊断。
2. 异位肾上腺的定位。
3. 原发性醛固酮增多症的诊断。
4. 肾上腺皮质增生的诊断与鉴别。
5. 肾上腺皮质腺癌的辅助诊断。

二、禁　忌　证

妊娠及哺乳期妇女不宜做此检查。

三、显　像　剂

1. ^{131}I-6-碘甲基-19-去甲基胆固醇(NP-59)
2. ^{131}I-19-碘代胆固醇(NM-145)
3. ^{131}I-6β-碘代胆固醇

成人使用剂量为 37MBq(1mCi)/1.7m^2 体表面积,儿童酌减。

四、给药方法与途径

静脉注射给药。

五、图像采集

1. 患者准备

（1）封闭甲状腺:注射显像剂前 3 天开始服用复方碘溶液,每天 3 次,每次 5~10 滴,直至检查结束,以减少甲状腺摄取游离放射性碘。

（2）在检查前停用利尿剂、ACTH、地塞米松、降胆固醇药以及避孕药等影响显像剂摄取的药物。

（3）在显像的前一天晚上，服用缓泻剂，以清洁肠道减少肠道的放射性干扰。

2. 显像方法

（1）采集开始时间：注射显像剂后分别于第 3、5、7 及 9 天进行采集。

（2）体位：取仰卧位，分别进行后位和前位肾上腺及其邻近部位的显像。

（3）准直器选择：高能平行孔准直器。

（4）能窗设定：能峰 364keV，窗宽 20%。

（5）采集参数：矩阵 256×256 或 128×128，计数 300~500k/帧，探头尽可能贴近患者。

六、正常影像所见

正常情况下，在注射显像剂后 5~9 天肾上腺显影清晰，由于右侧肾上腺靠近背部以及肝内放射性的影响，多数正常人的右侧肾上腺皮质影像浓于左侧，且位置也略高于左侧，但无左侧影像浓于右侧的现象。左侧肾上腺多呈卵圆形或半月形影像，而右侧多表现为圆形或锥形。据统计资料，左肾上腺长（3.8±0.58）cm，宽（2.8±0.52）cm；右侧肾上腺长（3.8±0.54）cm，宽（3.2±0.47）cm。

七、注意事项

1. 因 ^{131}I-碘代胆固醇注射液中含有少量的乙醇和助溶剂，少数患者用后可出现一过性面红、胸闷，甚至虚脱，故宜将注射液用生理盐水适当稀释，注速缓慢，注后严密观察和适当处理。

2. ^{131}I-碘代胆固醇经胆道入肠道，肠影可能干扰对肾上腺影像的观察，要注意排除肠道的放射性干扰。

3. 胆囊有时显影，在后位可被误认为右侧肾上腺影像，但取右侧位显像，胆囊影像靠前，肾上腺影像靠后，不难区分，必要时可做脂餐试验进一步鉴别。

4. 在常规肾上腺皮质显像后，为了进一步鉴别肾上腺皮质腺瘤与增生，可作抑制试验。本试验至少在常规显像后一个月进行。在注射显像剂前 2 天，开始口服地塞米松，每次 2mg，每 6 小时一次，直至检查结束。其显像时间和方法与常规肾上腺皮质显像相同。

第九节　肾上腺髓质显像

间位碘代苄胍类化合物是一类肾上腺神经原阻滞剂，可选择性作用于肾上腺素能神经原受体，而肾上腺髓质富含肾上腺素能受体。因此，用 ^{131}I 或 ^{123}I 标记的间位碘代苄胍引入体内后可被肾上腺髓质摄取而显影，用以诊断嗜铬细胞瘤等肾上腺疾病。

一、适　应　证

1. 嗜铬细胞瘤的定位诊断。

2. 确定恶性嗜铬细胞瘤转移灶的部位及范围。

3. 嗜铬细胞瘤术后残留病灶或复发病灶的探测。

4. 肾上腺髓质增生的辅助诊断。

5. CT 或超声显像有可疑的肾上腺病变,需进一步提供病变性质和功能状态者。

6. 恶性嗜铬细胞瘤[131]I- MIBG 治疗后随访观察。

7. 神经母细胞瘤、副神经节细胞瘤及其转移病灶的辅助诊断。

8. 不明原因高血压的鉴别诊断。

二、禁 忌 证

妊娠期、哺乳期妇女。

三、显 像 剂

1. [131]I- MIBG 间位碘代苄胍,是肾上腺素的类似物,能与肾上腺素受体特异结合,用于富含肾上腺素能受体的神经内分泌肿瘤的检测,如嗜铬细胞瘤等。成人剂量 $37 \sim 74MBq$（$1 \sim 2mCi$）,儿童酌减。

2. [123]I- MIBG 成人剂量 $185 \sim 370MBq$（$5 \sim 10mCi$）或 $370MBq$（$10mCi$）$/1.7m^2$ 体表面积。

四、给药方法与途径

静脉注射给药。

五、图 像 采 集

1. 患者准备

（1）检查前 3 天开始口服复方碘溶液每天三次,每次 $5 \sim 10$ 滴,直至检查结束,以封闭甲状腺。

（2）检查前一周停用酚苄明、利血平、苯丙胺、可卡因、去甲麻黄碱、生物碱、6- 羟基多巴胺、胰岛素及三环抗抑郁剂等药物。

2. 采集开始时间 注射显像剂后 24 小时和 48 小时（必要时 72 小时）。

3. 体位 取仰卧位,行后位和前位显像,显像的范围应包括头部、胸部、腹部和骨盆区域,以利于显示异位的髓质肿瘤,显像前嘱患者排空膀胱。必要时加斜位、侧位和全身显像。

4. 准直器选择 高能平行孔准直器。

5. 能窗设定 能峰 364keV,窗宽 20%。

6. 采集参数 矩阵 256×256 或 128×128,计数 $300 \sim 500k/$帧,探头尽可能贴近患者。

六、正常影像所见

在正常情况下,绝大多数的肾上腺髓质不显影,极少数在延迟显像中可较淡显影,两侧大致对称,正常人腮腺、肝脏、脾脏和心肌显影,因这些部位也是肾上腺素能受体分布较丰富的组织,故也可作为心肌受体显像剂。由于该显像剂主要经肾脏排泄,同时肝脏也是代谢的主要场所,故肝脏及膀胱均可显影,有时影响结果分析。

七、注意事项

1. 少数嗜铬细胞瘤因摄取显像剂较少,可以不显影,导致假阴性结果。

2. 患者服用某些影响肾上腺髓质摄取的药物或瘤体较小也影响显像的阳性率。

3. 肾上腺以外出现异常浓集灶时,应注意排除心脏、肝、脾以及肠道放射性聚集导致的假阳性结果。

4. 显像前一天晚上应服用缓泻剂,显像前应排空膀胱。

(贾　强)

第十五章

血液与淋巴系统

第一节 骨髓显像

骨髓显像,可分别对骨髓组织中的红细胞生成类细胞、网状内皮类细胞和粒细胞生成类细胞进行。放射性胶体骨髓显像为最常用的骨髓成像方法。其原理是骨髓间质中的单核-吞噬细胞具有吞噬和清除注入血液内的放射性胶体的功能而使骨髓显像。正常人和多数血液病患者,骨髓单核细胞的吞噬活性与骨髓造血功能相一致。因此,骨髓显像不仅能直接显示全身骨髓的分布和造血组织的总容量,而且还能显示身体各部位骨髓造血功能的变化,是研究骨髓功能和诊断造血系统疾病的重要手段。

一、适 应 证

1. 再生障碍性贫血(再障)的诊断和鉴别诊断。
2. 检测白血病患者全身骨髓的分布和活性,观察化疗后骨髓缓解过程和外周骨髓有无残余病灶。
3. 急、慢性溶血性贫血的鉴别诊断和疗效观察。
4. 真性红细胞增多症的辅助诊断和疗效观察。
5. 提示骨髓穿刺和活检的有效部位。
6. 骨髓梗死、多发性骨髓瘤和骨髓肿瘤转移灶的定位诊断。
7. 其他造血功能障碍疾病。

二、禁 忌 证

无明确禁忌证。

三、显 像 剂

骨髓显像的放射性药物主要有三类(表 15-1)。

表 15-1 骨髓显像的放射性药物

骨髓细胞类型	放射性示踪剂	通常使用剂量
单核-吞噬细胞系统	^{99m}Tc-硫胶体、植酸钠	555 ~ 740MBq
	^{198}Au-胶体	37MBq

续表

骨髓细胞类型	放射性示踪剂	通常使用剂量
粒细胞系统	^{111}In-HMPAO-白细胞	74~148MBq
	^{99m}Tc-抗粒细胞单抗	370~740MBq
红细胞系统	^{111}InCl$_3$	37~148MBq
	^{59}Fe-枸橼酸盐	740KBq
	^{52}Fe-枸橼酸盐	3.7MBq

四、给药方法与途径

静脉注射给药。

五、图像采集

1. 开始采集时间

(1)^{99m}Tc-硫胶体:静脉注射放射性^{99m}Tc-硫胶体 555~740MBq 后 20 分钟至 2 小时进行全身前位和后位显像。必要时作局部显像。

(2)抗粒细胞单克隆抗体:^{99m}Tc 标记的抗粒细胞单抗可用于骨髓显像及炎症或感染灶的定位显像。这种骨髓显像剂能提供非常好的中轴和四肢骨髓图像,检出异常部位及评价骨髓的分布。静脉缓慢注射 370~740MBq/0.25~0.5mg 的^{99m}Tc 标记抗粒细胞单抗后 4~5小时进行骨髓显像。

2. 体位 一般情况下患者平卧,行前、后位显像。

3. 准直器选择 平行孔低能通用或低能高分辨准直器(^{99m}Tc)。

4. 能窗设定 能峰 140keV,窗宽 20%(^{99m}Tc)。

5. 采集参数 全身采集时,矩阵 1024×256,速度 5~15cm/min。局部采集时矩阵 256×256或 128×128,计数 800~1000k。

六、正常影像所见

1. 正常骨髓显像 造血骨髓显影清晰,椎体、肋骨、骨盆形态完整,外周骨髓无扩张,骨髓的分布符合年龄特征。

2. 全身骨髓不显影 全身骨髓影像模糊,放射性分布普遍稀疏,甚至接近本底水平。

3. 全身骨髓低水平显影 全身骨髓显影低于正常水平,椎体及骨盆影像仍容易分辨。

4. 低水平显影伴局灶性增生 造血骨髓显影淡而模糊,在此基础上,在造血骨髓的范围内出现界限比较明确的局灶性的圆形浓集热点。

5. 造血骨髓扩张 黄骨髓分布区域出现对称性、节段性的放射性浓聚区,通常出现在长骨的远端。

6. 造血骨髓内局灶性缺损 造血骨髓显影基本清晰,但于椎体、肋骨或骨盆出现单一或多发性的局灶性的放射性缺损区。

7. ^{99m}Tc 标记的抗粒细胞抗体可用于骨髓造血细胞显像,判断异常部位及评价骨髓的分布。抗粒细胞抗体在正常人骨髓中均匀地分布,且不超过四肢长骨的近端 1/3 处,以中轴骨中聚集程度最高。局灶或区域性的放射性缺损区视为不正常。

七、注意事项

骨髓是人体对放射性损伤最敏感的组织之一。骨髓显像的放射性剂量主要作用于骨髓,应严格控制。因此,在骨髓显像时应避免使用长半衰期或有 α 射线的核素或标记物。

（一）99mTc-硫胶体

1. 正常人中,85% 以上的放射性胶体聚集在肝、脾,这影响了骨髓中显像剂的摄取,由于放射性胶体在肝脏的摄取常使中央骨骨髓不清晰,99mTc-硫胶体只能检出那些未被肝、脾重叠区域的骨髓局部病变。这对检查累及到骨髓的淋巴瘤和转移性疾病必须注意。

2. 正常成人的功能性造血骨髓（红髓）主要分布于躯干骨,称中央骨髓。四肢长骨的骨髓称为外周骨髓,仅肱骨头和股骨近端 1/4～1/3 髓腔为功能性骨髓,其他部位已全部退化为黄髓而不再显影。胶体骨髓显像可以清晰地显示全身功能性红髓的分布及各部位骨髓的活性。

3. 用硫胶体进行的骨髓单核-吞噬细胞系统显像,脾脏同时显影常能提供有用的信息。

（二）抗粒细胞单克隆抗体

静脉注射显像剂后,90% 以上的循环粒细胞携带该粒细胞单抗,但并不影响粒细胞的功能或产生细胞毒性作用。静脉注射后 5 小时,小于 21% 体内总放射量为肝脏摄取,脾脏仅占 8.5%,而 85% 的 99mTc-胶体显像剂则被肝脏摄取,15% 被脾脏摄取。

第二节　淋巴显像

在组织间隙内注入放射性标记的大分子或胶体物质,不能透过毛细血管基底膜而主要经毛细淋巴管吸收,并在向心性引流过程中部分被引流淋巴结窦内皮细胞所摄取,部分随淋巴液归入体循环,最后被肝、脾单核-吞噬细胞系统清除、用 γ 照相机可显示各级引流淋巴结（链）的分布、形态、相互关系及淋巴引流功能状态。

一、适应证

1. 了解局部引流淋巴结的解剖分布及生理功能。
2. 了解恶性淋巴瘤的累及范围。
3. 了解其他恶性肿瘤经淋巴系统转移的途径及程度。
4. 恶性肿瘤手术、放疗和化疗前后对比。
5. 淋巴结清除根治术后效果判断。
6. 经淋巴系统转移的恶性肿瘤的临床分期、治疗方案选择和预后判断。
7. 检测其他累及淋巴系统的良性疾病,包括:肢体淋巴水肿、乳糜尿、乳糜胸、腹水,乳糜心包和蛋白丢失性肠病。
8. 肢体水肿的病因诊断。

二、禁忌证

无明确禁忌证。

三、显　像　剂

淋巴显像剂应具有胶体的颗粒分散度小、稳定性高、局部注射后其注射部位残留少、清除速率较快、淋巴结的摄取率较高且滞留时间长、半衰期和 γ 射线能量合适等特点。适合淋巴显像的显影剂的胶体颗粒直径应小于 25nm，颗粒过小可使毛细血管直接吸收，导致血本底增高，显影效果差。颗粒过大，可致注射部位胶体滞留多。常用淋巴显像剂主要有三大类（表 15-2）。

表 15-2　常用淋巴显像剂

显像剂类型	放射性示踪剂	使用剂量
胶体类	^{99m}Tc-植酸钠	37~74MBq（1~2mCi）
	^{99m}Tc-硫化锑	37~74MBq（1~2mCi）
蛋白类	^{99m}Tc-人血清白蛋白	74~222MBq（2~6mCi）
	^{99m}Tc-HSA	
高聚物	^{99m}Tc-脂质体	37~74MBq（1~2mCi）
	^{99m}Tc-右旋糖酐	74~222MBq（2~6mCi）

其中，^{99m}Tc 标记的锑胶体和右旋糖酐（DX）是最常用的淋巴显像剂。

四、给药方法与途径

1. 注射部位和显像体位请参考表 15-3。

表 15-3　常用淋巴显像的注射部位和显像体位

显像区域	注射点	注射深度	显像体位
颈淋巴	（1）双侧耳后乳突部	皮下（0.5cm）	前、左右侧位
	（2）口内上下齿咬合线中点	黏膜下（0.2cm）	
腋淋巴	双手Ⅰ、Ⅱ指蹼	皮下（0.5~1cm）	前、左右侧位
胸廓内淋巴	双肋弓下 1~2cm，中线旁 3cm	腹直肌后鞘前（3~6cm）	前位
腹股沟髂部	双足Ⅰ、Ⅱ足蹼	皮下（0.5~1cm）	前、后位
盆腔内淋巴	（1）肛-尾骨尖连线中点	组织内（2~4cm）	后、前位
	（2）肛周 3 点、9 点		
病灶引流淋巴	病灶周缘	皮下或黏膜下	按需
纵隔淋巴	右下腹阑尾点下	腹腔内	前位

（1）盆腔淋巴显像，必要时，注射可同时作直肠指诊协助，以防误注入直肠壁。

（2）胸廓内淋巴显像，先注射患侧，显像一次后再注射健侧。

（3）病灶引流淋巴的特殊投药法，通过内镜，将显像剂分 3~5 点注入胃肠道、膀胱、支气管黏膜下或前列腺等器官包膜下，以观察上述部位的淋巴结引流情况，一般取仰卧位，须根据注射部位及局部引流淋巴结生理特征决定体位。每人每次用量不超过 185MBq。

(4)为改善效果,临床可联合应用上述方法(如胸骨旁 + 腋窝,或腹膜后 + 盆腔),亦可在同一部位多点位注射。

2. 体表标志 确定体表标志,有利于淋巴结解剖位置定位。常用体表标志见表15-4。

表 15-4 淋巴系统显像体表标志点

显像部位	前位标志点	侧位标志点	后位标志点
颈淋巴	下颏尖、胸骨上缘	外耳孔	
腋淋巴	肩峰、胸骨上缘	腋窝前、后缘中心	
胸廓内淋巴	剑突、胸骨上缘		
腹股沟,髂淋巴	耻骨联合、脐、剑突		尾骨尖、髂嵴
盆腔内淋巴	同上		尾骨尖、坐骨结节
其他	根据具体部位标出相关体表解剖标志点		

五、图 像 采 集

1. 开始采集时间 根据选用显像剂和检查目的决定显像时间。

(1)以 ^{99m}Tc-硫化锑胶体为例:

1)盆腔、颈部、特殊部位分别在注射后 30、60 和 120 分钟显像,必要时延迟显像。

2)腹膜后、腋窝、胸廓内部位在注射后 120 或 180 分钟显像,必要时延迟至 4 小时甚至 6 小时显像。

(2)以 ^{99m}Tc-DX 为例:动态显像采集时在远端注入显像剂后立即开始,静态显像时间一般在注射后的 2 小时内,必要时加作延迟采集。

2. 准直器选择 平行孔低能通用或针孔准直器。

3. 能窗设定 能峰 140keV,窗宽 20%。

4. 采集参数

(1)局部显像:矩阵 256 × 256 或 128 × 128,计数 300 ~ 1000k。

(2)全身显像:全身、下肢和躯干部淋巴显像时,可采用全身扫描,矩阵 1024 × 256,扫描速度 5 ~ 15cm/min。肝脾放射性过强时,可用铅片屏蔽。

(3)动态显像:为观察淋巴引流功能,可用颗粒小、淋巴引流快的显像剂。在远端注入显像剂后立即开始,以 30 ~ 60 秒/帧速度采集至 20 ~ 30 分钟结束。

六、正常影像所见

1. 腹膜后淋巴结排列成链,呈倒置 Y 形。从下向上依次为群集存在的腹股沟深、浅几组淋巴结,由 2 ~ 3 条链构成的腹主动脉旁淋巴结。其上端相当于第一腰椎水平为乳糜池,右上方可见肝脏轻度显影,腹内淋巴系因在体内深处,放射性分布低于腹股沟淋巴系。两次淋巴结分布大致对称,放射性密度相似,淋巴结链连续性良好。

2. 盆腔内淋巴结数量均甚少,故从后位常只能见到每侧 1 ~ 2 个闭孔淋巴结显像,两侧大小及放射性密度相似。前位可见髂总和主动脉旁淋巴结显影,但由于盆腔内毛细淋巴管少,吸收不好,故本法腹膜后淋巴结显像不十分清晰。

3. 胸骨旁 1 ~ 3cm 处分布于肋间隙的淋巴结上下相连成链状,每侧 3 ~ 7 个,胸腺上部淋巴结分布较集中,20% 正常人可见两侧之间存在交通支。注射技术正确者可见膈淋巴结显像。

4. 腋窝淋巴结群从腋部向上呈"八"形向颈根部集中,两侧大致对称,侧位见腋下淋巴结呈近似棱形分布于腋窝。

5. 颈部正位像可见注射点下方较大之耳后淋巴结,下接内侧颈深和外侧颈浅两条淋巴结链,两侧大致对称。侧位见耳后淋巴结下两条淋巴链呈"人"形,前支为颈深,后支为颈浅淋巴结。

6. 特殊方式给药后应根据注射局部引流淋巴结解剖学解释影像。

七、注意事项

1. 因注射部位特殊,检查前应向患者解释清楚,取得配合。

2. 进针后注药前应回抽针芯,以确认针头不在血管内,不致将显像剂注入体循环。

3. 肢体远端投药时,患者肢体应作主动运动,有助于显像剂的淋巴回流。在该肢体淋巴水肿时尤为重要。在其他部位注射时,应在注射后在注射点不断按摩,促进淋巴回流。

4. 双侧对称分布的淋巴结构显像时,原则上应先在患侧注射及显像,然后在对侧以同法及同样条件注射显像剂。

5. 如淋巴链不显影者应观察膈淋巴结(胸骨旁)、耳后淋巴结(颈部)及肝脏显像情况,以排除注射的技术误差。

第三节 脾脏显像

脾大原因较多,一般可分成五类:①炎症性;②充血性;③增生性;④浸润性;⑤囊肿或肿瘤。脾大常伴有贫血、白细胞减少、血小板减少或其他一些血液异常。脾大也常伴有骨髓细胞增生,肿大的脾脏内红细胞,白细胞和血小板的破坏也是周围血液中全血细胞减少或其他血细胞异常的主要原因,且导致骨髓细胞增生。

脾显像的原理可根据显像剂的不同分为两类:其一是利用脾脏内单核-巨噬细胞具有吞噬放射性胶体颗粒的作用进行脾显像,目前临床用于显像的胶体颗粒直径大多在 300~1000nm 以内(如^{99m}Tc-PHY,^{99m}Tc-硫胶体),静脉注射后仅少量浓集在脾脏内,脾脏显像结果并不十分理想。另一类方法是利用脾脏网状内皮细胞具有拦截和破坏衰老或损伤的红细胞的功能,脾脏可将血液中的变性红细胞吞噬到脾脏内进行脾脏显像。红细胞变性方法有化学变性和热变性两种,后者较为常用。

一、适应证

1. 脾移植后观察脾移植组织小块的存活。

2. 脾破裂和脾梗死的诊断。

3. 发现先天性脾发育异常如无脾、多脾和副脾。

4. 充血性脾大评价。

5. 增生性脾大评价。

6. 探测脾内肿瘤、囊肿和血管瘤等占位性病变。

7. 脾脏位置和大小。

8. 左上腹肿块的鉴别诊断。

二、禁　忌　证

无明确禁忌证。

三、显　像　剂

1. 胶体颗粒　^{198}Au 胶体、^{99m}Tc-植酸钠和硫化锝胶体。

（1）^{198}Au 胶体的颗粒较小，为 20～35nm，大部分为肝摄取，脾内放射性仅占注射量的 2%～3%，因此正常时肝显影而脾常不显影。只有脾功能亢进，脾内吞噬功能活跃时才有足量的放射性胶体进入脾脏使脾显影。因此，不宜作为好的脾显像剂。

（2）^{99m}Tc-植酸钠静脉注入血液后与血液中的钙离子螯合成 ^{99m}Tc-植酸钙胶体，其颗粒大小与 ^{198}Au 相似为 20～40nm，正常时约 90% 被肝脏摄取，仅 2%～3% 进入脾脏，故肝显影时，脾常不显影，也不是理想的脾显像剂。

（3）^{99m}Tc-硫胶体的颗粒较大，为 300～1000nm，进入脾脏较多，为 8%～10%，因此也可作为脾显像剂，但尚不够理想。

2. 放射性标记变性红细胞　红细胞变性有化学变性和热变性两种，其中 ^{99m}Tc 标记的热变性红细胞最常用，制作方法如下：

取 3ml 生理盐水溶解亚锡酸焦磷酸钠药合（含氯化亚锡 1mg，焦磷酸钠 10mg）后立即自静脉注入体内，15 分钟后自肘静脉抽取 5～6ml 血置于 10ml 无菌有盖的刻度离心管中，离心管内含 2ml ACD 保养液，均匀抗凝后加入 185～370MBq（5～10mCi）$^{99m}TcO_4^-$，再次充分混匀。将离心管置于（49.5℃±0.5℃水育箱中加热 30 分钟进行红细胞变性处理，取出后离心移去上清血浆，将管底的红细胞悬液用生理盐水稀释成 5ml 后自静脉注入患者体内。

四、给药方法与途径

静脉注射给药。

五、图　像　采　集

1. 开始采集时间　标记的变性红细胞静脉注入患者后 30～60 分钟进行静态平面显像。
2. 体位　前、后位，左侧位，左后位。
3. 准直器选择　平行孔低能通用或低能高分辨准直器（^{99m}Tc）。
4. 能窗设定　能峰 140keV，窗宽 20%（^{99m}Tc）。
5. 采集矩阵　256×256 或 128×128，采集计数 500～1000k。

六、正常影像所见

1. 静态显像　正常脾脏位于左上腹紧贴后腹壁，后位图像常呈卵圆形或逗点形，内侧有脾门凹陷，有时呈三角形或分叶状，平均纵径 10.7cm±1.7cm，横径平均为 6.5cm±1.0cm。脾脏内放射性分布均匀，但上端放射性较下端稀疏，内侧缘脾门处稍凹陷稀疏。左侧位观脾脏位于左膈下后穹隆处，形态呈较对称的椭圆形，平均纵径 9.1cm±1.7cm，横径平均为 6.6cm±1.1cm。

2. 动态显像　由于脾脏的血供主要来自脾动脉，而肝脏血供主要来自门静脉，因此采用后位进行脾动态显像时，脾脏较肝脏早 8～10 秒显像。

七、注意事项

1. 在增生性脾肿大中,脾脏是红细胞破坏的主要场所,溶血性贫血与脾大有关。由于脾内胶体的清除与红细胞加速破坏之间存在竞争性,脾脏^{99m}Tc胶体的摄取在溶血加快时会明显低于缓解期。

2. 当脾内存在肿瘤组织,脾可很大,呈斑点状或面圈样形态改变,肿瘤部位呈放射性稀疏或缺损区。缺损与疾病恶化时占位的扩大及化疗后占位缩小有关。

3. 脾切除后可发展副脾,由于胶体被肝脏摄取明显,且不是特异性的,用放射性胶体显像有时很难显示出副脾的存在。改用^{111}In标记的红细胞,血小板和淋巴细胞对脾切除后的残留脾或副脾组织显像有较好的特异性。

4. 应用^{99m}Tc-植酸钠时,脾显影的情况可作为脾功能亢进和亢进程度的一个指标,但不能作为脾脏的可靠显像剂。

（贾　强）

第十六章

骨 骼 系 统

第一节 全身骨显像

　　全身骨骼显像是骨显像最常用的显像方式,它一次显像就能展示全身所有骨骼情况。由于全身骨显像的这一特点,非常有助于临床了解骨骼疾病的全身病变特点和分布特点,发现隐匿病灶,从而为诊断和治疗提供较为系统的影像学依据。

　　骨骼由有机物和无机物组成,有机物包含着骨细胞、细胞间质(主要由葡萄醛酸和氨基己糖的聚合物组成)和胶原;无机物为占骨组织比重 2/3 的矿物质,矿物质中主要为羟基磷灰石晶体,它广泛分布于骨骼中,成年人骨骼中的晶体总面积可达 $3 \times 10^6 \mathrm{m}^2$,因此对体液中可交换的离子或化合物能充分发生离子交换或化学吸附作用。骨骼有病损时,病损区的骨骼可随血供大小,成骨旺盛或低下,出现成骨或溶骨两种变化,在新骨形成处,同时沉积较多的晶体,晶体表面能吸附大量的 ^{99m}Tc-MDP 类药物,显像时出现"热区",而溶骨区则表现为"冷区"。已知骨骼中未成熟的胶原能摄取 ^{99m}Tc-磷酸盐化物。

一、适 应 证

1. 有恶性肿瘤病史,早期寻找骨转移灶,治疗后随诊。
2. 评价不明显原因的骨痛和血清碱性磷酸酶升高。
3. 已知原发骨肿瘤,检查其他骨骼受累情况以及转移病灶。
4. 临床怀疑骨折。
5. 早期诊断骨髓炎。
6. 临床可疑代谢性骨病。
7. 诊断缺血性骨坏死。
8. 骨活检的定位。
9. 观察移植骨的血供和存活情况。
10. 探查、诊断骨、关节炎性病变和退行性病变。
11. 评价骨病治疗前后的疗效。

二、禁 忌 证

无明确禁忌证。

三、显　像　剂

骨显像剂以含 P—C—P 键的磷酸盐化合物的应用最为广泛,主要有^{99m}Tc-MDP。它在体内较为稳定,血液清除率快,骨摄取迅速。成年人使用剂量 555 ~ 925MBq(15 ~ 25mCi),体重高的患者可酌情加量;儿科患者剂量按 250μCi/kg 计算,最小剂量不应低于 2mCi。如因特殊原因所给显像剂的剂量低于上述剂量者,需适当延长采集时间,以弥补由此造成的计数率减低。

四、给药方法与途径

静脉注射给药。

五、图 像 采 集

1. 开始采集时间　一般情况下静注给药后 2 ~ 5 小时内进行,婴幼儿的骨显像剂从软组织中清除较成年人快,采集可在给药后 1.5 小时进行。

2. 体位　取仰卧位,不枕枕头,双上肢自然下垂,贴近躯干,双手五指分开平放,双下肢伸直足跟分开脚尖对齐,全身放松,平稳呼吸,保持不动。

3. 准直器选择　平行孔低能通用或高分辨准直器。

4. 能窗设定　能峰 140keV,窗宽 20%。

5. 采集参数　矩阵 256 × 1024,根据患者的身高以收集总计数 1500 ~ 2000k 为原则,来调整扫描速度。探头尽可能贴近患者。

六、正常影像所见

全身各部位的骨骼由于含有松质骨量不一,血运和代谢旺盛的程度不同,使得吸收骨显像剂的程度也不一。扁平骨(颅骨、肋骨、椎骨和髂骨)、大关节(肩关节、肘关节、腕关节和踝关节)等部位以及骨端均较长骨骨干的放射性浓集,并呈对称性分布。

七、注 意 事 项

1. 注射显像剂后 2 小时内患者饮用足够的水。

2. 避免尿液、显像剂对患者体表的污染。如发现已经污染,应先清除后再显像,或做断层显像予以鉴别。

3. 显像前去除身体上的金属物品以防导致伪影。

4. 近期使用钡剂者,患者需将钡剂排出后再约检查。

5. 在显像过程中让患者放松平躺,不得移动躯体。

6. 显像前患者排空小便。对因病不能排空小便者,如诊断需要,条件许可,可在显像前给患者导尿。

7. 对肾脏功能严重受损者、严重水肿患者,如图像质量差,根据需要,在条件许可下可适当推迟显像时间,以等待显像剂从软组织中排除,提高骨/软组织对比度。

8. 对于因各种原因全身显像无法清晰展示的病灶,可采用局部显像或断层显像以提高图像分辨率和质量,清晰显示解剖结构和局部变化。

9. 采集前摆位患者时,要告知患者检查时体位、采集持续时间、呼吸状态等需要配合的情况,以取得最好配合,保证图像质量。

第二节 骨断层显像

与全身骨显像比较,骨断层显像的优越性在于:①避免解剖结构重叠对显示病变部位和形态的影响;②提高深部解剖结构和病变的显示;③降低邻近组织或器官高放射性的影响;④区别体表放射性污染;⑤断层显像能获得靶与非靶组织的高信噪比和对比度,使诊断可靠性进一步提高。

一、适 应 证

1. 常在全身骨显像基础上进行。当全身骨显像怀疑因解剖结构重叠、深部病变或受邻近组织和器官的放射性干扰等,可行骨断层显像。

2. 临床和相关影像定位肯定,或病变仅位于局部骨骼,或病变较为局限者,可直接进行断层显像。

3. 对既往有局灶性或局部骨病变(如肿瘤、炎症、外伤等)进行定期随访。

4. 诊断与鉴别诊断局部应力性骨折、细微骨折和骨质疏松引起的节段性椎体压缩性骨折。

5. 诊断急性或早期骨髓炎,判断鼻窦炎或鼻腔疾病侵犯邻近头颅骨骼。

6. 怀疑局部骨、骨关节疾病,但 X 线结果未见异常者,或虽有异常改变但需进一步鉴别诊断者。

7. 脊柱、骶髂关节疾病的诊断与鉴别诊断。

二、禁 忌 证

无明确禁忌证。

三、显 像 剂

同全身骨显像。

四、给药方法与途径

同全身骨显像。

五、图 像 采 集

1. 开始采集时间 一般情况下静注给药后 2～5 小时内进行,婴幼儿的骨显像剂从软组织中清除较成年人快,采集可在给药后 1.5 小时进行。

2. 体位 一般取仰卧位,根据检查部位决定双臂上举或下垂,平稳呼吸,自然放松,保持不动。

3. 准直器选择与能窗设定 同全身骨显像。

4. 采集参数 矩阵 64×64 或 128×128,采集角度 3°～6°/帧,以总采集时间 30 分钟为限来分配每帧计数或时间,探头尽可能贴近患者。

六、图像重建

目前常用的重建方法有两种:迭代与滤波。

七、正常影像所见

全身各部位的骨骼由于含有松质骨量不一,血运和代谢旺盛的程度不同,使得吸收骨显像剂的程度也不一。扁平骨(颅骨、肋骨、椎骨和髂骨)、大关节(肩关节、肘关节、腕关节和踝关节)等部位以及骨端均较长骨骨干的放射性浓集,并呈对称性分布。

八、注意事项

1. 给患者对位时,探头围绕患者多旋转几圈,离患者越近越好,以提高图像的分辨率。
2. 与患者做好沟通,告知其检查过程中需要配合的事项,以期得到最佳配合,提高图像质量。
3. 请参阅第一节　全身骨显像。

第三节　三相骨显像

静态显像时骨摄取显像剂的程度反映了骨盐的代谢状况,而在许多骨、关节疾病中,骨盐的代谢状况相似。进一步了解病变血管空间的变异或血管形成的特征,对鉴别诊断和估计病程的时间有提示作用。不同的疾病或在疾病的不同时期,病变骨盐的代谢活跃状况与病变血管空间变异或血管形成程度的核素显像表现可以一致或者不一致。

血流相、血池相和常规静态骨显像合称为"三时相骨显像"。血流灌注相能显示血管走向,可得到大血管的位置、形态及充盈状况信息,显像剂浓聚或增高反映血管空间的变异。在血池相,显像剂摄取增高是由新生血管形成引起,是反应性肉芽组织和肿瘤的血管形成的特征。三时相骨显像适用于需了解局部病变血管空间变异或血管形成特征的各种骨骼、骨关节疾病。

一、适应证

1. 骨肿瘤的诊断、鉴别诊断和骨旁软组织肿瘤的鉴别诊断。
2. 诊断和鉴别诊断骨骼(如股骨头)缺血坏死。
3. 观察、检测移植骨的血供、成活状况。
4. 评价、诊断与鉴别诊断骨骼、骨关节创伤(如应力性骨折等)。
5. 评价、诊断与鉴别诊断骨、关节炎症(如骨髓炎、骨骼肌脓肿等)。
6. 临床需要了解、判断局部病变血供或血管形成状况的各种骨骼、骨关节疾病。

二、禁忌证

无明确禁忌证。

三、显像剂

同全身骨显像。

四、给药方法与途径

静脉注射给药。

五、图像采集

患者体位、准直器选择、能量设定请参照全身骨显像与断层显像。

1. 血流相

(1)示踪剂体积小于1ml,在进行静脉"弹丸"注射的同时,启动图像采集。

(2)采集参数:矩阵64×64或128×128,1~3秒/帧,共采集1~2分钟。

2. 血池相

(1)采集开始时间:静注给药后2~5分钟。

(2)采集参数:矩阵256×256或128×128,500~1000k/帧,共采集1~5帧。

3. 血流相

(1)采集开始时间:静注给药后2~5小时。

(2)采集参数:矩阵256×256或128×128,500~1000k/帧,采集1帧。

六、正常影像所见

血流灌注相可见大血管走向,软组织轮廓相继显示,身体两侧放射性分布对称,被注肢体侧可能提前显像5~10秒,在血池相可见软组织轮廓更为清晰,还可见骨骼内有无充血现象,但此时由于显像剂大部分仍在血液循环内,骨骼仍未见显示,延迟相时由于显像剂分别沉积于骨骼和自尿路排出,故骨骼与肾及膀胱均显示清楚。

七、注意事项

1. 静脉"弹丸"注射与采集启动时间一定要同时。

2. 各时相一定要严格遵照规定时间进行。

3. 与患者做好沟通,告知其检查过程中需要配合的事项,做好配合。

4. 请参阅第一节:全身骨显像。

第四节 骨关节与骨局部显像

与全身骨显像比较,骨骼、骨关节局部平面(包括特殊体位)的优越性在于:①避免解剖结构重叠对显示病变部位和形态的影响;②提高深部解剖结构和病变的显示;③降低邻近组织或器官高放射性的影响;④区别体表放射性污染,使诊断可靠性进一步提高。

一、适　应　证

1. 常在全身骨显像基础上进行。当全身骨显像怀疑因解剖结构重叠、深部病变或受邻近组织和器官的放射性干扰等,可行骨、骨关节局部平面(包括特殊体位)。

2. 临床和相关影像定位肯定,或病变仅位于局部骨骼、关节,或病变较为局限者,可直接进行局部平面(包括特殊体位)。

3. 对既往有局灶性或局部骨、骨关节病变(如肿瘤、炎症、外伤等)进行定期随访。

4. 观察股骨头血供状况和移植骨的血供、成活状况。

5. 诊断与鉴别诊断局部应力性骨折、细微骨折和骨质疏松引起的节段性椎体压缩性骨折。

6. 诊断急性或早期骨髓炎,判断鼻窦炎或鼻腔疾病侵犯邻近头颅骨骼。

7. 怀疑局部骨、骨关节疾病,但 X 线结果未见异常者,或虽有异常改变但需进一步鉴别诊断者。

8. 诊断局部骨关节功能紊乱(如颞下颌关节功能紊乱等)。

9. 监测人工关节松动或是否合并感染。

10. 脊柱、骶髂关节疾病的诊断与鉴别诊断。

二、禁　忌　证

无明确禁忌证。

三、显　像　剂

同全身骨显像。

四、给药方法与途径

同全身骨显像。

五、图像采集

1. 患者体位、能量设定、采集开始时间,请参照全身骨显像与断层显像。

2. 准直器选择　平行孔低能通用或高分辨准直器;针孔准直器。

3. 采集参数　矩阵 256×256 或 128×128,$500 \sim 1000k/$帧(针孔准直器时可酌减),平行孔准直器时,探头要尽可能贴近患者。针孔准直器时,不同的脏器或检查部位选用不同的固定探测距离(其原则是使靶器官图像占据视野的80%),并前后一致,对称双侧关节分别显像时,要以先采集一侧的采集时间,进行对侧的采集,两侧的探测距离必须一致。

4. Zoom 系数选择　以使靶器官的影像占据视野的80%为基准,适当的选择系数大小。

六、正常影像所见

正常关节处放射性增高,大关节如膝关节、肘关节、肩关节和髋关节等部位,影像清晰,放射性分布明显高于附近骨骼,两侧对称。

七、注意事项

1. 根据检查部位的情况,选择好准直器。

2. 针孔准直器时,要提前做好预试验,各个部位要有固定的探测距离,并所有患者都保持一致,特殊情况不能一致时一定要注明。

3. 局部骨显像比较灵活,根据病情需要,可选择多体位,以方便诊断。

4. 请参阅第一节:全身骨显像。

(贾 强)

第十七章

肿 瘤 显 像

第一节 ^{18}F-FDG PET/CT 肿瘤显像

肿瘤是危害人类健康的大敌。与正常组织相比,肿瘤具有细胞无序增殖、生长快,蛋白质合成加速,表达特定蛋白、受体增多等特殊生物学行为。因此肿瘤组织对 DNA 合成的前驱物质(核苷酸)的需求增加,对糖、脂、氨基酸等的消耗量也增多。利用肿瘤的这些特性,选用有针对性的化合物或生物分子,应用放射性核素标记,可探测肿瘤的生物学行为,达到显像诊断、监测肿瘤的目的。

一、显 像 原 理

^{18}F-FDG(F18-代脱氧葡萄糖)是葡萄糖的类似物,与之具有相似的生物学特性。静脉注射后,经细胞表面葡萄糖转运蛋白转运进入细胞,在细胞内磷酸化酶作用下转化为6-磷酸-FDG,由于其分子中的一个氧原子被^{18}F取代,不能继续参与三羧酸循环和糖原合成,也不能透过细胞膜再返回细胞外,从而滞留在细胞内。大多数肿瘤细胞表面葡萄糖转运蛋白-1 表达增高,对葡萄糖需求量增加,因而摄取浓聚^{18}F-FDG 增多。利用 PET 探测^{18}F 衰变时释放的两个飞行方向相反、能量均为 511keV 的 γ 光子,经计算机重建处理图像,显示^{18}F-FDG 的空间和数量分布,用于肿瘤的诊断。CT 提供解剖影像诊断信息和病灶定位参照,辅助射线衰减校正。

二、适 应 证

1. 鉴别病变的良、恶性。
2. 恶性肿瘤的分期、分型。
3. 监测肿瘤的治疗效果。
4. 恶性肿瘤的随访再分期。
5. 诊断肿瘤的复发和转移,尤其是肿瘤标志物升高时。
6. 寻找肿瘤的原发灶。
7. 肿瘤治疗后,其他影像发现局部异常时,鉴别残留肿瘤或复发与纤维化或坏死。
8. 指导活检穿刺定位。
9. 指导制订放疗计划。
10. 非肿瘤方面的应用,如判断感染、寻找隐匿感染灶,判断动脉硬化斑块稳定性等。

三、禁 忌 证

无明确禁忌证。

四、显 像 剂

^{18}F-FDG(F18-代脱氧葡萄糖),是葡萄糖的类似物,与之具有相似的生物学特性,静脉给药后 40~60 分钟在细胞内达到平衡浓度。

给药剂量:由于各厂家的仪器探测晶体(BGO、LSO、GSO 等)和探测线路不同,从而导致性能差异,因而所需的剂量亦不同,请参考各厂家的推荐剂量,根据公斤体重给药,如有可能最好做剂量模型试验,以期获得最佳剂量。

五、给药方法与途径

静脉注射给药。

六、图 像 采 集

1. 开始采集时间 静脉注射^{18}F-FDG,50 分钟后开始 PET/CT 采集。

2. 摆位 检查前嘱患者排尿,摘除佩饰、金属异物等,取仰卧位,自然放松。调整床上下位,将患者放置在机架中心,因为中心处仪器分辨率最佳。双臂上举,主要考虑为 CT 视野小于 PET 视野,如果部分双臂被卡掉,将影响 PET 图像的衰减校正,另外双臂对 CT 图像影响较大。

3. 采集范围和时间 从股骨上 1/3 开始向头侧进行采集,一般 5~7 个床位,主要考虑避开膀胱再充盈的放射性影响。

单机 PET 机架内装配有可伸缩透射源,将源伸出即可行透射扫描,扫描时间 2~3 分钟/每床位。PET/CT:CT 扫描取代了透射源的透射扫描,大大缩短了采集时间,透射扫描时间 15~30 秒。发射扫描根据不同的探测晶体及线路处理,时间有所差异。3D 采集一般 1~3 分钟/每床位;2D 采集时,时间加倍。

七、图 像 重 建

目前常用的重建方法有两种:迭代与滤波。两者的差异与参数选择见第四章《核医学成像的参数选择原则》,另外各厂家有自己的专利,请认真参考。

八、正常影像所见

^{18}F-FDG 是葡萄糖衍生物,在体内的生物行为与之类似。体内多数组织因基础代谢的能量需求,摄取或保留一定量的^{18}F-FDG。

1. 脑皮质 大脑皮质摄取^{18}F-FDG 很高,其分布决定于脑内组织结构,以及给药前后一段时间内脑的功能状态。灰质结构的摄取明显高于白质。大脑皮层、尾状核、豆状核、丘脑、小脑皮层均表现为明显而清晰的浓聚。

2. 心肌 禁食状态下,不控制血糖,约有 80% 的正常人心肌不显影。

3. 正常皮肤、脂肪组织、肌肉组织均有轻度的^{18}F-FDG 摄取。

4. 正常人眼肌、咽部特别是舌根部、扁桃体部有较强的放射性分布。甲状腺摄取程度个体差异大,呈现轻度到中度摄取。

5. 双肺野有轻微^{18}F-FDG 摄取,相对于周围组织呈"空白"区。纵隔呈现轻度摄取,部分中老年可见淋巴结轻、中度摄取。儿童胸腺呈现人字形轻、中度摄取。

6. 女性尤其是青年女性可见乳腺摄取^{18}F-FDG,其强度和胸部软组织相似。

7. 肝脏内葡萄糖 6-磷酸激酶的活性高,所以^{18}F-FDG 不会堆积在肝细胞内,其摄取程度为轻、中度。胆系内无放射性分布。脾脏呈现轻度摄取,正常胰腺一般不显像。

8. 胃肠系统的^{18}F-FDG 摄取个体差异很大,其强度变化从轻度到中度,通常呈条形分布。

9. 泌尿系是^{18}F-FDG 的排泄途径,要尽可能多饮水加速清除。

10. 女性子宫、卵巢、附件的^{18}F-FDG 摄取呈现轻、中度。

11. 骨皮质一般无^{18}F-FDG 摄取,但有些造血活性的骨髓组织有轻度摄取。

九、注意事项

1. 常规禁食 4 小时,可适量饮水,胸部检查禁食 12 小时,以减少心肌的影响。

2. 给药前测量血糖水平,如高于正常应降血糖处理,或择日再行检查。

3. 给药前后多饮水,少活动,少谈话,少咀嚼。

4. 脑部检查时,给药前后要静卧休息,控制视听。

5. 低温季节,给药前后要注意保暖,以减少棕色脂肪显影。

6. 了解有无外科手术、介入治疗、放化疗,一般需要 3~4 周后才适于检查。

7. 与患者做好沟通,告知其检查过程中需要配合的事项,取得配合,保证图像质量。

第二节 ^{201}Tl、^{99m}Tc-MIBI 亲肿瘤显像

一、显像原理

心肌灌注显像剂^{201}Tl 和^{99m}Tc-MIBI 也可被肿瘤细胞所摄取,称为亲肿瘤或肿瘤阳性显像剂。静脉注入体内后,可随血流通过主动转运或被动扩散机制进入肿瘤细胞,呈较高浓集,使用核医学成像仪器可显示浓集于肿瘤部位的高放射性或"热区",为肿瘤疾病的定位诊断和疗效监测提供有价值的信息。

^{201}Tl、^{99m}Tc-MIBI 在肿瘤内的集聚与清除受多种因素影响,属非特异性显像剂,有一定的假阳性和假阴性,应结合病史、体征和其他相关检查进行综合分析。

二、适应证

（一）颅脑肿瘤（^{201}Tl）

1. 脑肿瘤定性和定位诊断,以及判断恶性程度。

2. 脑肿瘤术后探测残留病灶、复发。

3. 评估放疗疗效,鉴别放射性坏死和复发。

（二）甲状腺肿瘤（^{201}Tl、^{99m}Tc-MIBI）

1. 甲状腺肿瘤良、恶性病变的鉴别,可不停用甲状腺激素。

2. 探测和定位诊断甲状腺癌转移灶。

3. 分化型甲状腺癌^{131}I 治疗后随访和疗效评估。

（三）甲状旁腺肿瘤（^{201}Tl、^{99m}Tc- MIBI）

1. 高钙血症甲状旁腺腺瘤的定位诊断。

2. 甲状旁腺腺瘤异位灶的探测。

3. 甲状旁腺肿瘤手术后疗效评估。

（四）乳腺肿瘤（^{99m}Tc- MIBI）

1. X 线乳腺摄片及超声检查呈高密度影,而难于鉴别其病变性质的乳腺肿块。

2. 乳腺癌淋巴结转移探测和辅助判断分期。

3. 高危人群的乳癌筛检。

（五）肺部肿瘤（^{99m}Tc- MIBI）

1. 肺部肿块良、恶性辅助诊断。

2. 寻找纵隔淋巴结转移灶。

3. 判断肺癌耐药情况。

三、禁　忌　证

无明确禁忌证。

四、显　像　剂

^{201}Tl 半衰期 73 小时,以电子俘获方式衰变,发射 69 ~ 83keV 的 γ 线(88%,常规探测用),伴有 135、165、167keV 的 γ 射线(12%)。^{201}Tl 血清除很快,在给药后的最初 24 小时内 4% ~8% 的注射剂量通过尿液排泄。全身半清除时间为 8.9 天,有效半衰期为 2.3 天。使用剂量为 111 ~ 185MBq(3 ~5mCi)。

^{99m}Tc-MIBI 为异腈类化合物,半衰期 6 小时,发射 140keV 的 γ 射线,主要经过肝胆和肾脏排泄。使用剂量为 740 ~ 1110MBq(20 ~30mCi)。

五、给　药　途　径

静脉注射。在疑有或确定病灶的对侧肘静脉注射,若怀疑双侧病灶,可经足背静脉注射。动态采集时作"弹丸"注射(体积 <1.0ml)。

六、图　像　采　集

1. 开始采集时间　注射后 10 ~20 分钟行早期像采集,2 ~3 小时行延迟显像。

2. 患者体位　取仰卧位,自然放松,将靶器官置于视野中间,根据检查需要,相应选取前后位,后前位和左右侧位成像。并根据检查部位决定双臂上举或下垂。

3. 准直器选择　平行孔低能通用或高分辨准直器,对位时要尽可能贴近受检部位。小脏器如甲状腺等,最好选用针孔准直器,探测距离以使受检脏器占据视野的 85% 为原则,并同一脏器相对固定。

4. 能窗设定　^{201}Tl:能峰 80keV,窗宽 20 ~25%。^{99m}Tc-MIBI:能峰 140keV,窗宽 20%。

5. 采集参数

（1）平面显像:矩阵 256 ×256 或 128 ×128,总计数 500 ~800k(针孔准直器时可酌减)。

（2）断层显像:矩阵 64×64 或 128×128,3°~6°/帧,以总采集时间 30 分钟为限来分配每帧时间或计数。

（3）动态显像:矩阵 64×64 或 128×128,2 秒/帧,总时间 1~2 分钟。

6. Zoom 选择 以使靶器官图像占据视野的 80% 为原则,来相应选取系数大小。

七、图像重建

平面显像和动态显像不需要重建。断层显像目前常用的重建方法有两种:迭代与滤波。两者的差异与参数选择见第四章《核医学成像的参数选择原则》,另外各厂家有各自的专利,请认真参考。

八、正常影像所见

胸部平面像中,颈部可见到双侧甲状腺影,双上肢、腋窝和胸部轮廓影清晰,中央部位可见心脏和纵隔影。双肺野放射性呈均匀和对称性分布,膈面下可见肝脏和脾脏影。

通常组织器官内显像剂分布大致均匀,无局灶性浓聚或减低区。对称性组织器官在显像图上两侧显像剂分布对称。分析结果时,应充分考虑体位、注射途径、注射技术或肿瘤的病理情况所致的伪影、假阳性和假阴性,如乳腺导管癌、硬癌或并发出血呈假阴性,纤维瘤则呈假阳性。

九、注意事项

1. ^{99m}Tc-MIBI 的标记率 >95%。

2. 乳腺肿瘤显像时,要选择可疑病变对侧肘静脉给药,以防止同侧注射渗漏造成的腋窝淋巴结假阳性。

3. ^{201}Tl 采集时,如可能应选用多能峰采集,以在短时间内收集更多计数,提高图像质量。

4. 显像的阳性率受仪器的分辨率影响较大,小于 1cm 的肿瘤及其转移灶常难以发现。

5. 根据检查部位的情况和显像方法,选择好准直器。

6. 针孔准直器时,要提前做好预试验,各个部位要有固定的探测距离,并所有患者都保持一致,特殊情况不能一致时一定要注明。

7. 采集计数率低时,可适当减少总计数,以避免采集时间过长,造成患者移位而影响图像质量。

8. 与患者做好沟通,告知其检查过程中需要配合的事项,取得配合,保证图像质量。

第三节 ^{99m}Tc(V)-DMSA 肿瘤阳性显像

一、显像原理

^{99m}Tc(V)-DMSA 用于甲状腺髓样癌、软组织肿瘤显像诊断。^{99m}Tc(V)-DMSA 是一个单核化合物,具有由两个 DMSA 配体提供的 4 个巯基与一个锝酸根共价结合的正方形四锥体结构,分子式为 $[^{99m}TcO_4(DMSA)_2]^-$ 形式,有三种几何异构体。它被肿瘤细胞浓聚的确切机制

尚不清楚,有人认为$[^{99m}TcO_4(DMSA)_2]^-$在血浆内可稳定存在,它到达肿瘤细胞后发生水解反应,产生磷酸根(PO_4^{3-})样的锝酸根(TcO_4^{3-})参与细胞磷酸代谢。$^{99m}Tc(V)$-DMSA的哪一种异物体发挥亲和肿瘤的作用,尚在进一步研究中。

二、适 应 证

1. 甲状腺髓样癌(MTC)的诊断,确定手术范围,探查残留病灶,随访疗效和寻找复发和转移灶。

2. 软组织肿瘤定性和定位,探测转移灶和骨骼浸润的累及范围以及放疗和化疗的疗效评估。

3. 肺部肿块的辅助定性定位诊断。

4. 甲状腺以外的头颈部恶性肿瘤的定性定位诊断。

三、禁 忌 证

无明确禁忌证。但本显像剂主要用于甲状腺髓样癌、软组织肿瘤显像诊断。

四、显 像 剂

碱性环境下可获得5价锝标记的二巯基丁二酸,即$^{99m}Tc(V)$-DMSA,它在血浆内可稳定存在,与肿瘤细胞发生水解反应,产生磷酸根样的锝酸根参与细胞磷酸代谢。给药剂量:740～925MBq(20～25mCi),儿童减半。

五、给 药 途 径

静脉注射给药。

六、图 像 采 集

1. 开始采集时间　给药后2小时显像,必要时进行24小时显像。

2. 患者体位　仰卧位,自然放松,将靶器官置于视野中间,根据检查需要,相应选取前后位,后前位和左右侧位成像。并根据检查部位决定双臂上举或下垂。

3. 准直器选择　平行孔低能通用或高分辨准直器,对位时要尽可能贴近受检部位。小脏器如甲状腺等,最好选用针孔准直器,探测距离以使受检脏器占据视野的85%为原则,并同一脏器相对固定。甲状腺检查选针孔准直器。

4. 能窗设定　能峰140keV,窗宽20%。

5. 采集参数

(1)平面显像:矩阵256×256或128×128,总计数500～800k(针孔准直器时可酌减)。

(2)断层显像:矩阵64×64或128×128,3°～6°/帧,以总采集时间30分钟为限来分配每帧时间或计数。

(3)动态显像:矩阵64×64或128×128,2秒/帧,总时间1～2分钟。

6. Zoom选择　以使靶器官图像占据视野的80%为原则,来相应选取系数大小。

七、图像重建

平面显像和动态显像不需要重建。断层显像目前常用的重建方法有两种：迭代与滤波。两者的差异与参数选择见第四章《核医学成像的参数选择原则》，另外各厂家有各自的专利，请认真参考。

八、正常影像所见

主要经肾脏排泄，膀胱以外各时相中肾脏放射性最高，腮腺、甲状腺、胃始终无放射性摄取，四肢大关节附近放射性始终可辨。某些良性软组织肿瘤、炎症病灶、组织创伤亦可示阳性，应密切结合病史、体征和其他检查资料进行综合分析。

1. 头颈部 颅壳清晰，脑实质无放射性分布，可有泪腺摄取，鼻咽部放射性最强，部分病例颌下腺区域及牙床骨有灶性增强，颈部双侧大血管影逐渐变淡。

2. 胸部 心脏、主动脉弓及锁骨下血管影较强，以后逐渐变淡，并胸骨影像出现，剂量大时，24 小时可见肋骨像。年轻人肋软骨结合部位放射性摄取明显，女性双侧乳腺有片状摄取，与月经周期无关。

3. 腹部及盆腔 前位肝区放射性高于脾脏，胃底最低呈空泡状，倒 Y 血管影逐渐变淡，可见双侧髂前上棘，后位可辨脊柱及骶髂关节。

4. 四肢 大关节附近放射性最强，可辨大血管及长骨。

九、注意事项

1. 对甲状腺髓样癌诊断的准确性极高，但若患者治疗后，病灶的阳性率会下降，宜用^{99m}Tc-MIBI 作补充检查。

2. 根据检查部位的情况，选择好准直器。

3. 针孔准直器时，要提前做好预试验，各个部位要有固定的探测距离，并所有患者都保持一致，特殊情况不能一致时一定要注明。

4. 与患者做好沟通，告知其检查过程中需要配合的事项，取得配合，保证图像质量。

第四节 ^{67}Ga 肿瘤显像

肿瘤组织积聚^{67}Ga 的机制，至今尚未十分清楚。一般认为其生物特性许多方面类似 3 价铁离子。静脉注入^{67}Ga 后血浆中至少有 4 种铁蛋白即转铁蛋白、铁蛋白、乳铁蛋白、含铁细胞可与之结合，但主要是输铁蛋白结合成输白蛋白复合物，再与肿瘤细胞表面的特异铁蛋白受体作用，而进入细胞内，沉积于胞浆溶酶体中。正在分裂的细胞比静止细胞吸收^{67}Ga 要多，肿瘤分化程度、血运丰富与否、肿瘤细胞渗透性和肿瘤组织中 pH 值均可影响肿瘤对^{67}Ga 的吸收。

一、适应证

1. 良、恶性肿瘤的鉴别诊断。

2. 肿瘤及转移灶定位诊断，寻找原发部位不明的可疑肿瘤病灶。

3. 肿瘤与结节病的鉴别诊断。

4. 恶性黑色素瘤辅助分期及术后随访。

5. 对有胸腔积液和肺不张的患者确定肿瘤扩散的范围及放疗的照射野。

6. 放疗和化疗效果的评价及复发或转移的判定。

7. 肺癌的辅助定性和辅助分期。

8. 骨骼病变的辅助定性。

9. 淋巴瘤　①治疗前观察肿瘤是否亲和^{67}Ga,辅助分期;②治疗中早期预测治疗反应,优化个体化疗方案;③治疗后治疗反应,诊断残留病灶。

二、禁　忌　证

无明确禁忌证。

三、显　像　剂

^{67}Ga 由回旋加速器生产,通过电子俘获衰变,半衰期 7.3 小时,发射能量为 93keV(40%)、185keV(24%)、300keV(16%)和 393keV(4%)的 γ 射线。使用剂量为 111 ~ 185MBq(3 ~ 5mCi),必要时可增加至 370MBq(10mCi)。

四、给　药　途　径

静脉注射给药。

五、图　像　采　集

1. 开始采集时间　给药后 48 ~ 72 小时平面显像,必要时做断层显像。

2. 患者体位　取舒适位,自然放松,将靶器官置于视野中间,根据检查需要,相应选取前后位,后前位和左右侧位成像。并根据检查部位决定双臂上举或下垂。

3. 准直器选择　平行孔中能通用准直器。对位时要尽可能贴近受检部位。

4. 能窗设定　三能峰采集,即 93、185 和 300keV。窗宽20%。

5. 采集参数

(1)平面显像:矩阵 256 × 256 或 128 × 128,总计数 300 ~ 500k。

(2)断层显像:矩阵 64 × 64 或 128 × 128、3° ~ 6°/帧,以总采集时间 30 分钟为限来分配每帧时间或计数。

6. Zoom 选择　以使靶器官图像占据视野的80%为原则,来相应选取系数大小。

六、图　像　重　建

平面显像和动态显像不需要重建。断层显像目前常用的重建方法有两种:迭代与滤波。两者的差异与参数选择见第四章《核医学成像的参数选择原则》,另外各厂家有各自的专利,请认真参考。

七、正　常　影　像　所　见

^{67}Ga 静脉注入体内与血浆转铁蛋白结合后,在血中运行,部分经尿、粪便排出,腹腔内多处放射性浓聚区属正常生理性分布。

1. 头颈部　鼻咽、泪腺、唾液腺较为明显。

2. 胸部 胸骨、胸椎及心脏可见放射性分布,哺乳期或口服避孕药女性常见双乳显像。

3. 腹部 肝影明显,24小时双肾、膀胱显像,未做清肠者结肠放射性较高。

4. 骨骼 有放射性影像,脊柱、盆骨、大关节和儿童的骨骺区较强。

八、注意事项

1. 选择好显像时间。

2. 要保证仪器的质量控制,正确选择显像条件。

3. ^{67}Ga显像必须在淋巴造影前进行。

4. 患者于检查前1周停用铁制剂,腹部检查前1天服用缓泄剂并于检查前清洁灌肠(大剂量延迟显像可免做)。

5. 采集计数率低时,可适当减少总计数,以避免采集时间过长,造成患者移位而影响图像质量。

6. 应多体位显像,必要时作断层显像。

7. 与患者做好沟通,告知其检查过程中需要配合的事项,取得配合,保证图像质量。

第五节 放射免疫显像

一、显像原理

肿瘤放免显像是以放射性核素标记的抗肿瘤抗体作为阳性显像剂的一种肿瘤探测技术。其原理是标记单抗经一定途径引入体内后,可特异性地与肿瘤细胞相应抗原结合,肿瘤部位放射性浓聚至一定浓度,用核医学仪器进行相应部位显像。

二、适应证

1. 经组织病理学诊断为靶抗原阳性肿瘤患者的术前分期。

2. 上述患者术后肿瘤复发及转移灶的探测。

三、禁忌证

靶抗原阴性的患者不宜做相关抗体显像。

四、显像剂

1. ^{131}I-McAb 完整抗体,主要浓聚于肝脏,显像时间24小时。抗体片段,主要浓聚于肾脏显像,时间8小时。γ射线能量364keV,半衰期8.01天。用量:74~148MBq(2~4mCi)。

2. ^{99m}Tc-McAb 抗体片段,主要浓聚于肾脏,显像时间2~4小时。射线能量140keV,半衰期6小时,用量370~740MBq(10~20mCi)。

五、给药途径

静脉注射给药。

六、图像采集

1. 开始显像时间 ^{131}I-McAb 完整抗体开始采集时间,给药后 24 小时;抗体片段开始采集时间,给药后 8 小时。^{99m}Tc-McAb 抗体片段开始采集时间给药后 2~4 小时。

2. 患者体位 仰卧位,自然放松,将靶器官置于视野中间,根据检查需要,相应选取前后位,后前位和左右侧位成像。

3. 准直器选择 ^{131}I 显像用平行孔高能通用准直器,^{99m}Tc 用平行孔低能通用准直器或平行孔低能高分辨准直器。

4. 能窗设定 ^{131}I 能峰 360keV,窗宽 20%。^{99m}Tc 能峰 140keV,窗宽 20%。

5. 采集参数

(1)平面显像:矩阵 256×256 或 128×128,^{131}I 总计数 300~500k,^{99m}Tc 总计数 500~800k。

(2)断层显像:矩阵 64×64 或 128×128、3°~6°/帧,以总采集时间 30 分钟为限来分配每帧时间或计数。

6. Zoom 选择 以使靶器官图像占据视野的 80% 为原则,来相应选取系数大小。

七、图像重建

平面显像和动态显像不需要重建。断层显像目前常用的重建方法有两种:迭代与滤波。两者的差异与参数选择见第四章《核医学成像的参数选择原则》,另外各厂家有各自的专利,请认真参考。

八、正常影像所见

1. 血池 检查全程心脏及全身大血管均显影,其放射性浓度随时间延长而渐趋下降。

2. 头颅部 脑实质、脑室及小脑均不显影,鼻咽部因血管丰富而呈"热区"。

3. 胸部 双肺野内可见放射性分布,其放射性浓度显著低于心血池及降主动脉,且随时间延长而降低。

4. 腹部 肝、脾及肾脏始终显影,放射性浓度因所用单抗种类不同而异。与完整抗体相比,采用抗体片段时,肝、脾内放射性浓度较低,而肾内放射性浓度较高。肝、脾内放射性浓度随时间延长而降低,肾内放射性浓度则无明显变化。标记抗体放化纯度合格时,胃及胃内容物无明显放射性分布。

5. 标记抗体在肝内代谢,部分代谢产物经胆系排入肠道,故肝内放射性分布不均匀,5~8 小时显像时,胆囊可显影,肠道内有少量放射性分布,16~24 小时胆囊及小肠内已无明显放射性存在,部分病例结肠内可见少量放射性存在。

6. 盆腔 注射标记抗体 5~8 小时膀胱内放射性较高,16~24 小时后部分病例膀胱依然显影,但明显减淡。

7. 淋巴结 标记抗体经皮下或黏膜下注射时,与所在部位引流区域相关的正常淋巴结显影,其浓度明显低于靶抗原阳性的转移淋巴结,静脉注射时,正常淋巴结不显影。

8. 骨骼 除非所用子抗与骨髓内细胞成分有交叉反应,否则全身正常骨骼均不显影。

九、注意事项

1. 保证正确的显像时间、仪器参数选择。

2. 采集计数率低时,可适当减少总计数,以避免采集时间过长,造成患者移位而影响图像质量。

3. 根据临床需要,选择多体位显像,必要时加做断层。

4. 与患者做好沟通,告知其检查过程中需要配合的事项,取得配合,保证图像质量。

(朱 虹)

第十八章

炎 症 显 像

放射性核素炎症显像在隐匿性感染病灶的定位诊断、关节炎及炎症性肠道疾病等的鉴别诊断、疗效评估等方面,有着重要的临床价值。它根据炎症的病理过程,在体外显像,因而是一种简便、安全、无创伤而灵敏度很高的检查方法。

第一节 放射性核素标记白细胞显像

放射性核素标记白细胞显像是目前公认的炎症显像的金标准。

一、适 应 证

1. 发热待查患者检测隐匿性感染病灶。
2. 术后或外伤后发热患者检测深部感染病灶。
3. 腹腔或盆腔炎症/感染病灶的探测。
4. 骨、关节炎症/感染病灶的检测及疗效评估,如骨髓炎、关节炎的诊断与疗效评估、人工关节的松动与感染病灶的鉴别诊断等。
5. 炎症性肠道疾病如溃疡性结肠炎、Crohn 病等的诊断、病变部位与范围的检测、疗效的评估。
6. 免疫抑制患者如接受器官移植的患者、接受抗癌药物治疗或放疗的恶性肿瘤患者及获得性免疫缺陷病(AIDS)患者、粒细胞减少症患者等感染病灶的诊断与鉴别诊断。
7. 血管炎症/感染病灶的检测,如血管移植片的感染等。

二、禁 忌 证

无明确禁忌证。

三、显 像 剂

^{99m}Tc-HMPAO-白细胞。制作方法如下:

1. 分离白细胞 抽取静脉血 30～40ml,置于消毒的枸橼酸-枸橼酸盐-葡萄糖(ACD)液(每 10ml 全血加 ACD 液 1.5～2ml)抗凝管中。为加速红细胞沉降,每 10ml 全血加入 6% 羟乙基淀粉 3ml 或 2% 甲基纤维素盐水溶液 1.5～2ml,轻轻摇匀,并将沉淀管倾斜 30°～45°,室温下静置 30～60 分钟。移取富含白细胞的血浆,450g 离心 5 分钟(也可以根据各实验室离心机条件,150g 离心 8 分钟),分离的上清液经 2000g 离心 5 分钟后,吸取不含血细胞的自家血浆备用。白细胞中加入生理盐水5ml,制成白细胞悬液。儿童的抽血量取决于患儿的体重和外周血细胞计数,最少为10~15ml。外周血中性粒细胞数应大于$(1~3)×10^3/ml$。

2. ^{99m}Tc-HMPAO 标记白细胞 抽取新鲜标记的^{99m}Tc-HMPAO$(370~1110MBq,1~3ml)$,加入白细胞混悬液内,室温孵育15~30分钟,150g离心5分钟,弃上清液。以生理盐水10ml清洗^{99m}Tc-HMPAO-白细胞2次,每次均经450g离心5分钟,最后用不含血细胞的自家血浆3~5ml重新悬浮^{99m}Tc-HMPAO-白细胞。

四、给药方法与途径

静脉注射^{99m}Tc-HMPAO-白细胞,成人剂量为370~1110MBq(10~30mCi),儿童剂量3.7~7.4MBq/kg(0.1~0.2mCi/kg),最小18~37MBq(0.5~1mCi),最大不超过成人的最大剂量。

五、图像采集

1. 患者体位 根据检查部位的不同,合理选择体位和方位,一般原则是取位舒适,自然放松,检查期间保持不动。

2. 采集开始时间 一般于药物注射后1~4小时显像,必要时可于16~24小时显像。

3. 准直器选择 平行孔低能通用或高分辨准直器。

4. 能窗设定 能峰140keV,窗宽20%。

5. 采集参数

(1)局部采集:矩阵256×256或128×128;计数500~1000k/帧。

(2)全身采集:矩阵1024×256;扫描速度15~20cm/min。

六、正常影像所见

静脉注射后,肺、肝、脾、骨髓及血池内即有放射性浓集,在最初4小时内肺及血池内的放射性逐渐减少,而肝脏及脾脏内放射性逐渐增加,注射后18小时肺及血池内已无放射性,而脾内的放射性浓集最高,其次是肝脏及骨髓,骨髓内呈对称性分布,主要在中轴骨髓。如脊柱及骨盆呈不对称性分布或者除肝、脾及骨髓外其他部位出现异常放射性浓集,即使较本底有轻微增加,就可能有临床意义,须仔细加以鉴别。正常^{111}In-Oxine-白细胞显像中,胃肠道及肾内无明显放射性浓集。^{99m}Tc-HMPAO 的水溶液会浓集于肠道,但肠道内放射性多数在静脉注射后2小时出现,如能早期显像可减少其干扰。此外,解离的^{99m}Tc通常经泌尿系统排泄,其放射性积聚会使相应部位的炎症性病变难以确定。约有10%的患者其胆囊可以显像,与急性胆囊炎的不同之处是,放射性聚集在胆囊内,而后者主要浓集在胆囊壁。

七、注意事项

1. 白细胞分离过程中动作要轻,以免损伤白细胞。

2. 由于肠道内会非特异性浓集^{99m}Tc-HMPAO-白细胞,在检测炎症性肠道疾病时,应于给药后2小时完成采集,或改用^{111}In-Oxine-白细胞显像。

3. 抗生素治疗对核素白细胞显像诊断的阳性率影响不大。

第二节 ^{67}Ga 炎症显像

^{67}Ga 和三价铁离子在原子结构、生物活性上均很相似，^{67}Ga 经静脉注射后，90% 与体内的运铁蛋白（transferrin）、铁蛋白（ferritin）及乳铁蛋白（lactoferrin）等结合，这些铁的结合蛋白均经肝脏代谢，在炎症病灶局部的白细胞内含有丰富的乳铁蛋白，因此，^{67}Ga 既可被肝脏摄取，又可被炎症灶中的白细胞摄取，其具体的摄取机制迄今仍不十分清楚，大致可归结为三种可能：①^{67}Ga 与白细胞内的乳铁蛋白结合后随白细胞迁移到炎症部位，浓集于病灶处；②^{67}Ga 亦以离子形式或运铁蛋白结合形式漏出血管而进入病灶，使病灶部位形成异常放射性浓集区；③^{67}Ga 被炎症部位的微生物摄取，生成铁蛋白-^{67}Ga 复合物而滞留于局部，使病灶部位形成异常的放射性浓集区。

一、适 应 证

同第一节。

二、禁 忌 证

无明确禁忌证。

三、显 像 剂

临床上均用无载体的 ^{67}Ga 枸橼酸盐，为无色澄明液体。国内生产的 ^{67}Ga 放射性浓度 >37MBq/ml，pH 6.0 ~ 7.5，放射化学纯度不低于 90%。成人一次静脉注射 ^{67}Ga 74 ~ 185MBq（2 ~ 5mCi），体积小于 10ml，一般在给药后 6 ~ 8 小时及 24 小时进行显像。能峰为 93、185 和 300keV 三个能峰。

四、给药方法与途径

静脉注射给药。成人一次静脉注射 ^{67}Ga 74 ~ 185MBq（2 ~ 5mCi），体积小于 10ml。

五、图 像 采 集

1. 患者准备 病变位于腹部时，显像前一天最好不做胃肠道钡剂造影；于显像前两天口服缓泻药或前一天灌肠以清洁肠道。

2. 患者体位 根据检查部位的不同，合理选择体位和方位，一般原则是取位舒适，自然放松，检查期间保持不动。

3. 采集开始时间 一般于药物注射后 6 ~ 8 小时显像及 24 小时显像，必要时加做 24 小时显像。

4. 准直器选择 平行孔中能准直器。

5. 能窗设定 能峰 93、185 和 300keV，窗宽 20%。

6. 采集参数

（1）局部采集：矩阵 256 × 256 或 128 × 128；计数 500 ~ 1000k/帧。

（2）全身采集：矩阵 1024 × 256；扫描速度 15 ~ 20cm/min。

六、正常影像所见

^{67}Ga 注入体内后,主要被肝、脾和骨髓所摄取,其中以肝脏内的浓集度最高,其次是骨髓系统,包括头颅、脊柱、肋骨、胸骨、肩胛骨、骨盆和长骨骨髓部位,放射性浓集呈对称性分布。另外,在软组织中的鼻咽部、泪腺、唾液腺及乳腺、外生殖器等处也有不同程度的浓集。注入^{67}Ga 的 10% ~25% 经过泌尿系统排泄,所以在注射后 12 ~24 小时可见肾及膀胱内出现放射性,另外,约有 10% 的放射性经肠道排泄而积聚在结肠内,并随着时间的推移随着肠蠕动向前移动,最终排出体外。因此,拟进行腹部显像前应做肠道准备,以最大限度地降低对影像质量的干扰。

七、注意事项

1. 由于肠道是^{67}Ga 主要排泄途径之一,肠道内放射性经常会干扰影像,因此除早期影像外,24 小时以后的各时相都应进行肠道准备。

2. ^{67}Ga 在病灶部位的浓集是非特异性的,除炎症病变外亦可浓集于肿瘤,故影像诊断一定要结合临床及其他检查结果。

3. 经用皮质激素或抗生素治疗的患者易于显示假阴性结果。

4. 绝大多数炎症病灶在 6~8 小时或 24 小时影像中显示异常,但有少数病例 48 小时后才呈现阳性,因此,要酌情加做 48 小时显像。

（林岩松）

全国医用设备使用人员业务能力考评

核医学影像技师专业考试大纲

中华人民共和国国家卫生计生委

人才交流服务中心

说　明

　　为更好地贯彻落实《大型医用设备管理办法》(卫规财发[2004]474号文)精神,中华医学会和国家卫生计生委人才交流服务中心自2004年开始分别组织对全国医用设备使用人员进行培训和专业技术知识统一考试。

　　为使应试者了解考试范围,国家卫生计生委人才交流服务中心组织有关专家编写了《全国医用设备资格考试大纲》,作为应试者备考的依据。考试大纲中用黑线标出的为重点内容,命题以考试大纲的重点内容为主。

全国医用设备使用人员业务能力考评
核医学影像技师专业考试大纲

第一章　核医学总论
1. 核医学的定义与内容
   (1) 定义
   (2) 内容
   (3) 发展简史
2. 放射性核素示踪技术
   (1) 示踪剂的概念
   (2) 示踪技术的原理
   (3) 示踪技术的优点
   (4) 示踪技术的缺点与局限性
   (5) 示踪技术的主要类型及应用
3. 放射性核素显像技术
   (1) 显像原理
   (2) 脏器或组织摄取显像剂的原理
   (3) 显像类型
   (4) 图像质量评价
   (5) 核医学显像的不足与图像融合

第二章　核物理基础
1. 原子核
   (1) 原子结构
   (2) 原子核结构
   (3) 放射性与放射性核素
2. 核的放射性衰变
   (1) α 衰变
   (2) β 衰变
   (3) β^+ 衰变
   (4) 电子俘获
   (5) γ 衰变
   (6) 内转换
3. 放射性活度

   (1) 放射性活度定义
   (2) 活度单位
   (3) 放射性浓度
4. 放射性核素的衰变规律
   (1) 衰变规律
   (2) 衰变常数
   (3) 半衰期
   (4) 递次衰变
5. 射线与物质的相互作用
   (1) 电离和激发
   (2) α 射线与物质的相互作用
   (3) β 射线与物质的相互作用
   (4) $\gamma(X)$ 射线与物质的相互作用
6. 电离辐射量及其单位
   (1) 照射量
   (2) 吸收剂量
   (3) 当量剂量
   (4) 有效剂量

第三章　核医学设备
1. 核医学仪器设备分类
   (1) 按用途分类
   (2) 按探测原理分类
2. 活度计
   (1) 活度计组成与工作原理
   (2) 活度计性能
   (3) 活度计的质量控制
3. 放射防护仪器
   (1) 个人剂量仪
   (2) 表面沾污检测仪
   (3) 环境辐射监测仪

4. SPECT 与 γ 相机
　　(1)SPECT 与 γ 相机结构
　　(2)SPECT 与 γ 相机原理概述
　　(3)SPECT 断层图像的重建
　　(4)SPECT 断层图像校正
　　(5)SPECT 与 γ 相机性能指标
5. CT
　　(1)CT 的工作原理
　　(2)CT 的基本结构与技术
　　(3)CT 性能指标
　　(4)CT 图像采集与处理
6. SPECT/CT
　　(1)SPECT/CT 特点
　　(2)SPECT/CT 中 CT 的作用
　　(3)SPETCT/CT 显像步骤
7. PET
　　(1)PET 工作原理
　　(2)PET 设备结构
　　(3)PET 主要性能指标
　　(4)PET 图像的采集
　　(5)PET 图像的校正
　　(6)PET 图像重建
8. 兼容型 ECT-SPECT/PET
　　(1)基本构成和成像原理及方法
　　(2)ECT 符合成像与 PET 成像的差异
9. PET/CT
　　(1)PET/CT 的原理、结构与性能
　　(2)PET/CT 图像的采集与处理
　　(3)PET/CT 图像与 PET 图像的区别
10. Micro PET
　　(1)Micro PET 的基本结构
　　(2)Micro PET 的性能
11. 非显像测量仪器
　　(1)非显像测量仪器概述
　　(2)非显像测量仪器性能指标

第四章　核医学成像参数选取原则
1. 准直器
　　(1)准直器的作用
　　(2)准直器的类型

　　(3)平行孔准直器
　　(4)针孔准直器
2. 图像采集参数
　　(1)矩阵
　　(2)动、静态采集
　　(3)断层采集
3. 图像重建参数
　　(1)滤波反投影
　　(2)迭代法

第五章　图像采集方式
1. 静态采集
　　(1)原理与定义
　　(2)临床应用范围
　　(3)示踪剂要求与给药方法
　　(4)参数选取
　　(5)注意事项
　　(6)图像质量评判标准
2. 动态采集
　　(1)原理与定义
　　(2)临床应用范围
　　(3)示踪剂要求与给药方法
　　(4)参数选取
　　(5)注意事项
　　(6)图像质量评判标准
3. 断层采集
　　(1)原理与定义
　　(2)临床应用范围
　　(3)示踪剂要求与给药方法
　　(4)参数选取
　　(5)注意事项
　　(6)图像质量评判标准
4. 门控采集
　　(1)原理与定义
　　(2)临床应用范围
　　(3)示踪剂要求与给药方法
　　(4)参数选取
　　(5)注意事项
　　(6)图像质量评判标准
5. List 采集

（1）原理与定义

（2）临床应用范围

（3）示踪剂要求与给药方法

（4）参数选取

（5）注意事项

（6）图像质量评判标准

第六章 核医学设备与成像的质量控制

1. 性能指标测试步骤与标准

（1）SPECT 平面部分

①均匀性

②空间分辨率

③空间线性

④灵敏度

⑤固有能量分辨率

⑥计数率特性

⑦探头屏蔽性能

（2）SPECT 断层部分

①断层均匀性

②断层空间分辨率

③旋转中心

④断层对比度

（3）伽玛照相机全身扫描部分

①全身扫描空间分辨率

②全身扫描系统均匀性

③全身扫描系统稳定性

（4）PET 部分

①空间分辨率

②灵敏度

③均匀性

④散射分数

⑤计数丢失

⑥随机符合

⑦噪声等效计数

（5）CT 部分

①空间分辨率

②密度分辨率

③噪声、均匀性

④CT 值线性

⑤CT 扫描剂量

（6）PET/CT 部分

2. 常规维护与预防性质量控制

（1）SPECT 平面部分

①能峰设定

②每日均匀性测试与校正

③数据库管理

④环境控制

⑤硬件除尘

（2）SPECT 断层部分

（3）PET 部分

①本地检测

②空白均匀性扫描

③标准化设定

④活性度与 SUV 校正

⑤数据库管理

⑥环境控制

⑦硬件除尘

（4）CT 部分

①球管预热

②探测器对管电压与管电流响应的校正

③CT 值的检测与校正

④环境控制

⑤数据库管理

（5）PET/CT 部分

3. 质量控制频度

（1）SPECT 质量控制频度

①SPECT 平面质量控制频度

②SPECT 断层质量控制频度

③SPECT 全身扫描质量控制频度

（2）PET/CT 质量控制频度

①PET 质量控制频度

②CT 质量控制频度

③PET/CT 质量控制频度

第七章 放射防护

1. 辐射的生物效应

（1）随机效应

（2）确定性效应

2. 放射防护的标准与原则

（1）放射性防护的标准

(2) 放射防护的基本原则

(3) 个人剂量限值

3. 核医学工作场所

(1) 选址

(2) 三个功能分区

4. 核医学工作中的防护

(1) 核医学中的辐射危害因素及防护措施

(2) 核医学工作中的放射防护要求

(3) 核医学中患者的防护原则及措施

(4) 工作人员的健康管理

(5) 剂量监测

5. 放射性废物处理

(1) 固体废物的处理

(2) 液体废物的处理

(3) 气体废物的处理

第八章　放射性药物

1. 放射性药物的制备

(1) 医用放射性核素的来源

(2) ^{99}Mo-^{99m}Tc 发生器

(3) 放射性药物的标记

2. 放射性药物的质量控制

(1) 质量检测的内容

(2) 放射性核纯度的测定

(3) 放射化学纯度的测定

3. 放射性药物的正确使用

(1) 正确使用总原则

(2) 小儿应用原则

(3) 妊娠及哺乳期妇女应用原则

4. 临床诊断常用的放射性药物

(1) ^{99m}Tc 标记的放射性药物

(2) 碘的放射性药物

(3) 其它放射性药物

(4) 正电子药物

第九章　神经系统

1. 脑血流灌注显像

(1) 原理

(2) 适应证

(3) 禁忌证

(4) 显像剂

(5) 给药方法与途径

(6) 图像采集

(7) 图像重建与分析

(8) 正常影像所见

(9) 注意事项

2. ^{18}F-FDG PET 脑显像

(1) 原理

(2) 适应证

(3) 禁忌证

(4) 显像剂

(5) 给药方法与途径

(6) 图像采集

(7) 图像重建

(8) 正常图像所见

(9) 注意事项

第十章　循环系统

1. 心肌灌注显像

(1) 原理

(2) 适应证

(3) 禁忌证

(4) 显像剂

(5) 给药方法与途径

(6) 图像采集

(7) 图像重建与处理

(8) 注意事项

2. 硝酸甘油介入试验心肌灌注显像

(1) 原理

(2) 适应证

(3) 禁忌证

(4) 显像剂

(5) 给药方法与途径

(6) 图像采集

(7) 图像重建

(8) 注意事项

3. 平衡门控心血池显像

(1) 原理

(2) 适应证

（3）禁忌证

（4）显像剂

（5）给药方法与途径

（6）图像采集

（7）图像处理

（8）正常影像所见

（9）注意事项

4. 首次通过心血池显像

　（1）原理

　（2）适应证

　（3）禁忌证

　（4）显像剂

　（5）给药方法与途径

　（6）图像采集

　（7）图像处理

　（8）正常图像所见

　（9）注意事项

5. ^{18}F-FDG 心肌葡萄糖代谢显像

　（1）原理

　（2）适应证

　（3）禁忌证

　（4）显像剂

　（5）给药方法与途径

　（6）图像采集

　（7）图像重建与处理

　（8）正常图像所见

　（9）注意事项

6. 放射性核素大动脉显像

　（1）原理

　（2）适应证

　（3）禁忌证

　（4）显像剂

　（5）给药方法与途径

　（6）图像采集

　（7）正常影像所见

　（8）注意事项

7. 放射性核素静脉显像

　（1）原理

　（2）适应证

　（3）显像剂

（4）给药方法与途径

（5）图像采集

（6）注意事项

第十一章　消化系统

1. 食道通过显像

　（1）原理

　（2）适应证

　（3）禁忌证

　（4）病人准备

　（5）显像剂

　（6）给药方法与途径

　（7）图像采集

　（8）图像重建

　（9）正常影像所见

　（10）注意事项

2. 胃食道反流显像

　（1）原理

　（2）适应证

　（3）禁忌证

　（4）显像剂

　（5）给药方法与途径

　（6）图像采集

　（7）图像重建

　（8）正常影像所见

　（9）注意事项

3. 胃排空显像

　（1）原理

　（2）适应证

　（3）禁忌证

　（4）显像剂

　（5）给药方法与途径

　（6）图像采集

　（7）图像重建

　（8）正常影像所见

　（9）注意事项

4. 十二指肠-胃反流显像

　（1）原理

　（2）适应证

　（3）禁忌证

(4) 显像剂

(5) 给药方法与途径

(6) 图像采集

(7) 图像处理

(8) 正常影像所见

(9) 注意事项

5. 消化道出血显像

  (1) 原理

  (2) 适应证

  (3) 禁忌证

  (4) 显像剂

  (5) 给药方法与途径

  (6) 图像采集

  (7) 正常影像所见

  (8) 注意事项

  (9) ^{99m}Tc 标记红细胞法与胶体法比较

6. 异位胃黏膜显像

  (1) 原理

  (2) 适应证

  (3) 禁忌证

  (4) 显像剂

  (5) 给药方法与途径

  (6) 图像采集

  (7) 正常影像所见

  (8) 注意事项

7. 放射性核素肝胆动态显像

  (1) 原理

  (2) 适应证

  (3) 禁忌证

  (4) 显像剂

  (5) 给药方法与途径

  (6) 图像采集

  (7) 图像处理

  (8) 正常影像所见

  (9) 注意事项

8. 肝血流灌注和肝血池显像

  (1) 原理

  (2) 适应证

  (3) 禁忌证

  (4) 显像剂

(5) 给药方法与途径

(6) 图像采集

(7) 图像处理

(8) 正常影像所见

(9) 注意事项

9. 门静脉分流显像

  (1) 原理

  (2) 适应证

  (3) 禁忌证

  (4) 显像剂

  (5) 给药方法与途径

  (6) 图像采集

  (7) 图像处理

  (8) 正常影像所见

  (9) 注意事项

第十二章　呼吸系统

1. 肺灌注显像

  (1) 原理

  (2) 适应证

  (3) 禁忌证

  (4) 显像剂

  (5) 给药方法与途径

  (6) 图像采集

  (7) 图像重建

  (8) 正常影像所见

  (9) 注意事项

2. 肺通气显像

  (1) 原理

  (2) 适应证

  (3) 禁忌证

  (4) 显像剂

  (5) 给药途径与方法

  (6) 图像采集

  (7) 图像重建

  (8) 正常影像所见

  (9) 注意事项

第十三章　泌尿系统

1. 肾动态显像

（1）原理

（2）适应证

（3）禁忌证

（4）显像剂

（5）给药方法与途径

（6）图像采集

（7）图像处理

（8）正常影像所见

（9）注意事项

2. 肾静态显像

（1）原理

（2）适应证

（3）禁忌证

（4）显像剂

（5）给药方法与途径

（6）图像采集

（7）正常影像所见

（8）注意事项

3. 肾小球滤过率测定（GFR）

（1）原理

（2）适应证

（3）禁忌证

（4）显像剂

（5）给药方法与途径

（6）图像采集

（7）图像处理

（8）正常影像所见

（9）注意事项

4. 肾有效血浆流量（ERPF）

（1）原理

（2）适应证

（3）禁忌证

（4）显像剂

（5）给药方法与途径

（6）图像采集

（7）图像处理

（8）正常影像所见

（9）注意事项

5. 肾图

（1）原理

（2）适应证

（3）禁忌证

（4）显像剂

（5）给药方法与途径

（6）图像采集

（7）正常所见

（8）注意事项

6. 肾功能检查介入试验

（1）利尿剂介入试验

1）原理

2）适应证

3）禁忌证

4）显像剂

5）给药方法与途径

6）图像采集

7）采集条件和图像处理

8）正常影像所见

9）注意事项

（2）巯甲丙脯酸介入试验

1）原理

2）适应证

3）禁忌证

4）显像剂

5）给药方法与途径

6）图像采集

7）采集条件和图像处理

8）正常影像所见

9）注意事项

第十四章　内分泌系统

1. 甲状腺静态显像

（1）原理

（2）适应证

（3）禁忌证

（4）显像剂

（5）给药方法与途径

（6）图像采集

（7）正常影像所见

（8）注意事项

2. 甲状腺血流显像

（1）原理

（2）适应证

（3）禁忌证

（4）显像剂

（5）给药方法与途径

（6）图像采集

（7）图像重建

（8）正常影像所见

（9）注意事项

3. 甲状腺吸^{131}I功能试验

（1）原理

（2）适应证

（3）禁忌证

（4）示踪剂

（5）给药方法与途径

（6）数据采集

（7）数据处理

（8）正常值及判断标准

（9）注意事项

4. 甲状腺激素抑制试验

（1）原理

（2）适应证

（3）禁忌证

（4）示踪剂

（5）给药方法与途径

（6）数据采集与操作方法

（7）数据处理

（8）正常值及判断标准

（9）注意事项

5. 甲状旁腺显像

（1）原理

（2）适应证

（3）禁忌证

（4）显像剂

（5）给药方法与途径

（6）数据采集

（7）数据处理

（8）正常影像所见

（9）注意事项

6. 甲状腺阳性显像

（1）^{201}Tl、^{99m}Tc-MIBI 显像

1）原理

2）适应证

3）禁忌证

4）显像剂

5）给药途径

6）图像采集

7）图像处理

8）正常影像所见

9）注意事项

（2）^{99m}Tc（V）-DMSA 显像

1）原理

2）适应证

3）禁忌证

4）显像剂

5）给药途径

6）图像采集

7）图像处理

8）正常影像所见

9）注意事项

（3）^{131}I-MIBG 显像

1）原理

2）适应证

3）禁忌证

4）显像剂

5）给药途径

6）图像采集

7）图像重建

8）注意事项

7. 寻找甲状腺癌转移灶

（1）^{131}I 显像

1）原理

2）适应证

3）禁忌证

4）显像剂

5）给药途径

6）图像采集

7）图像重建

8）注意事项

（2）^{201}Tl、^{99m}Tc-MIBI 显像

1）原理

2）适应证

3）禁忌证

4）显像剂

5）给药途径

6）图像采集

7）图像重建

8）正常影像所见

9）注意事项

(3) ^{99m}Tc(V)-DMSA 显像

1）原理

2）适应证

3）禁忌证

4）显像剂

5）给药途径

6）图像采集

7）图像重建

8）正常影像所见

9）注意事项

8. 肾上腺皮质显像

(1) 原理

(2) 适应证

(3) 禁忌证

(4) 显像剂

(5) 给药方法与途径

(6) 图像采集

(7) 正常影像所见

(8) 注意事项

9. 肾上腺髓质显像

(1) 原理

(2) 适应证

(3) 禁忌证

(4) 显像剂

(5) 给药方法与途径

(6) 图像采集

(7) 正常影像所见

(8) 注意事项

第十五章 造血与淋巴系统

1. 骨髓显像

(1) 原理

(2) 适应证

(3) 禁忌证

(4) 显像剂

(5) 给药方法与途径

(6) 图像采集

(7) 正常影像所见

(8) 注意事项

2. 淋巴显像

(1) 原理

(2) 适应证

(3) 禁忌证

(4) 显像剂

(5) 给药方法与途径

(6) 图像采集

(7) 正常影像所见

(8) 注意事项

3. 脾脏显像

(1) 原理

(2) 适应证

(3) 禁忌证

(4) 显像剂

(5) 给药方法与途径

(6) 图像采集

(7) 正常影像所见

(8) 注意事项

第十六章 骨骼系统

1. 全身骨显像

(1) 原理

(2) 适应证

(3) 禁忌证

(4) 显像剂

(5) 给药方法与途径

(6) 图像采集

(7) 图像重建

(8) 正常影像所见

(9) 注意事项

2. 骨断层显像

(1) 原理

（2）适应证
（3）禁忌证
（4）显像剂
（5）给药方法与途径
（6）图像采集
（7）图像重建
（8）正常影像所见
（9）注意事项

3. 三相骨显像
（1）原理
（2）适应证
（3）禁忌证
（4）显像剂
（5）给药方法与途径
（6）图像采集
（7）正常影像所见
（8）注意事项

4. 骨关节与骨局部显像
（1）原理
（2）适应证
（3）禁忌证
（4）显像剂
（5）给药方法与途径
（6）图像采集
（7）正常影像所见
（8）注意事项

第十七章　肿瘤疾病

1. ^{18}F-FDG PET 肿瘤显像
（1）原理
（2）适应证
（3）禁忌证
（4）显像剂
（5）给药方法与途径
（6）图像采集
（7）图像重建
（8）正常影像所见
（9）注意事项

2. ^{201}Tl、^{99m}Tc-MIBI 亲肿瘤显像
（1）原理

（2）适应证
（3）禁忌证
（4）显像剂
（5）给药途径
（6）图像采集
（7）图像重建
（8）正常影像所见
（9）注意事项

3. ^{99m}Tc(V)-DMSA 肿瘤阳性显像
（1）原理
（2）适应证
（3）禁忌证
（4）显像剂
（5）给药途径
（6）图像采集
（7）图像重建
（8）正常影像所见
（9）注意事项

4. ^{67}Ga 肿瘤显像
（1）原理
（2）适应证
（3）禁忌证
（4）显像剂
（5）给药途径
（6）图像采集
（7）图像重建
（8）正常影像所见
（9）注意事项

5. 放射免疫显像
（1）原理
（2）适应证
（3）禁忌证
（4）显像剂
（5）给药途径
（6）图像采集
（7）图像重建
（8）正常影像所见
（9）注意事项

第十八章　炎症显像

1. 放射性核素标记白细胞显像
   （1）原理
   （2）适应证
   （3）禁忌证
   （4）显像剂
   （5）给药途径
   （6）图像采集
   （7）正常影像所见
   （8）注意事项
2. ^{67}Ga 炎症显像
   （1）原理
   （2）适应证
   （3）禁忌证
   （4）显像剂
   （5）给药途径
   （6）图像采集
   （7）正常影像所见
   （8）注意事项

3. 标记人非特异性 IgG 显像
   （1）原理
   （2）适应证
   （3）禁忌证
   （4）显像剂
   （5）给药途径
   （6）图像采集
   （7）正常影像所见
   （8）注意事项
4. 抗人粒细胞单克隆抗体显像
   （1）原理
   （2）适应证
   （3）禁忌证
   （4）显像剂
   （5）给药途径
   （6）图像采集
   （7）正常影像所见
   （8）注意事项

参考文献

1. 中华人民共和国卫生部医政司.核医学诊断与治疗规范.北京:科学出版社,1997.

2. 全国卫生专业技术资格考试专家委员会.核医学技术(中级).北京:人民卫生出版社,2009.

3. 全国卫生专业技术资格考试专家委员会.核医学(中级).北京:人民卫生出版社,2009.

4. 田嘉禾.PET、PET/CT 诊断学.北京:化学工业出版社医学出版分社,2007.

5. 马寄晓.实用临床核医学.北京:原子能出版社,1990.

6. 潘中允.临床核医学.北京:原子能出版社,1994.

7. 王鸣鹏.CT 检查技术学.上海:复旦大学出版社,2004.

8. National Electrical Manufacturers Association. NEMA NU 1-1994, Performance measurements of Gamma cameras [S]. Washington DC:NEMA,1994.

9. National Electrical Manufacturers Association. NEMA NU 1-2001, Performance measurements of Gamma cameras [S]. Rosslyn:NEMA,2001.

10. National Electrical Manufacturers Association. NEMA NU 1-2007, Performance measurements of Gamma cameras[S]. Rosslyn:NEMA,2007.

11. National Electrical Manufacturers Association. NEMA NU 2-1994, Performance measurements of positron emission tomography[S]. Washington DC:NEMA,1994.

12. National Electrical Manufacturers Association. NU 2-2001, Performance measurements of positron emission tomography[S]. Rosslyn:NEMA,2001.

13. National Electrical Manufacturers Association. NEMA NU 2-2007, Performance measurements of positron emission tomography[S]. Rosslyn:NEMA,2007.

14. National Electrical Manufacturers Association. NEMA NU 2-2012, Performance measurements of positron emission tomography[S]. Rosslyn:NEMA,2012.